M. M. Ash/J. Schmidseder

Schienentherapie

Major M. Ash
Josef Schmidseder

Schienentherapie

2., neubearbeitete Auflage

Urban & Fischer Verlag • München • Jena

Anschrift der Autoren:

Prof. Dr. Dr. Major M. Ash
University of Michigan
School of Dentistry
Ann Arbor, Michigan

Dr. Josef Schmidseder
Mariannenstr. 5
80538 München

Prof. Dr. Carolyn M. Ash
University of Detroit Mercy
Detroit, Michigan

Deutsche Übersetzung von:

Dr. R. Bahro, Tübingen; Dr. Frank Lobeck, Bergisch-Gladbach; Dr. Josef Schmidseder, München; Prof. Dr. Dr. G.-H. Schumacher, Marburg

Die Deutsche Bibliothek – CIP-Einheitsaufnahme
Ash, Major M.:
Schienentherapie / Major M. Ash ; Josef Schmidseder. [Dt. Übers. von: R. Bahro ...]. - 2., neubearb. Aufl. - München ; Jena : Urban und Fischer, 1999
   1. Aufl. u.d.T.: Ash, Major M.: Schienentherapie
   ISBN 3-437-05030-3

Programmleitung: Ursula Illig, München
Lektorat: Ulrike Kriegel, Cornelia Steininger, München
Herstellung: Peter Sutterlitte, München
Reproduktionen: Repro Ludwig, Zell am See
Satz: Design-Typo-Print, Ismaning
Druck und Bindung: Franz Spiegel Buch, Ulm
Zeichnungen: Prof. William Brudon, Ann Arbor
Umschlaggestaltung: ppu ulm GmbH, Ulm

Aktuelle Informationen finden Sie im Internet unter den Adressen:
Urban & Fischer: http://www.urbanfischer.de

Vorwort zur 2. Auflage

Die Zahnmedizin hat sich in den letzten zwei Jahrzehnten so dramatisch verändert, daß es kaum noch Lehrinhalte gibt, die nicht verändert wurden oder verändert werden sollten.

So sind die klassischen Zahnkrankheiten Karies und Parodontitis stark zurückgegangen. Führte ich noch vor zwanzig Jahren eine schulzahnärztliche Untersuchung durch, so gab es kaum ein Kind, das nicht wegen Karies zum Zahnarzt geschickt werden mußte. Heute gibt es bereits viele Kinder, die kariesfrei aufwachsen. Ja, es gibt Gegenden, in denen die Mehrheit der Zwölfjährigen noch keine Füllung aufweist.

Noch vor zwanzig Jahren gab es kaum einen Patienten in der Altersgruppe über vierzig Jahre, der nicht entweder eine Totalprothese trug oder an den verbliebenen Zähnen nicht eine fortgeschrittene Parodontose zeigte. Heute hingegen gibt es sehr viele Patienten, die eigene gesunde Zähne haben.

Die Karies wird in den nächsten Jahrzehnten in den zivilisierten Ländern aussterben. Monoklonale Antikörper werden auf den Markt kommen, die verhindern, daß der Streptococcus mutans sich anhaften kann, ebenso wie gentechnisch veränderte Streptokokken und Laktobazillen, die keine Milchsäure mehr produzieren und so auch nicht mehr kariogen sind. Auch eine Kariesimpfung wird diesen Prozeß noch beschleunigen, eine Parodontitisimpfung befindet sich kurz vor der klinischen Erprobung.

All das wird dazu führen, daß man einer stark anwachsenden Bevölkerungsgruppe, die auch zunehmend ein höheres Alter erreicht, ihre eigenen Zähne erhalten können wird. Deshalb wird auch die Bedeutung der Funktionstherapie – speziell der Schienentherapie – im gleichen Maße zunehmen.

Es gibt zur Zeit die unterschiedlichsten Schienenkonzepte, doch kein anderes Konzept kann den wissenschaftlichen Hintergrund aufweisen wie die Michigan-Schiene, deren Vater Major M. Ash ist, der große Lehrer der Okklusion, oralen Physiologie und Funktionstherapie.

München 1999   J. Schmidseder

Vorwort zur 1. Auflage

In den ersten Tagen unseres Menschseins erleben wir die Welt durch den Mund, erst später durch die Augen und das Gehör. Die orale Phase steht somit am Anfang unserer Entwicklung. Das erklärt auch, warum wir Schmerzen im oralen Bereich besonders stark empfinden und wahrnehmen. Der orofaziale Bereich ist eine der sensibelsten Zonen des menschlichen Körpers. Ein bedeutender Anteil der Schmerzen, mit denen wir Zahnärzte täglich in unseren Praxen konfrontiert werden, hat seine Ursache in den Kiefergelenken oder der Gesichtsmuskulatur. Während Karies oft nicht weh tut und auch Parodontitis selten mit Schmerzen verbunden ist, wird eine Kiefergelenkstörung oder eine Gesichtsmuskeldysfunktion nur durch das Symptom Schmerz realisiert.

In diesem Buch wird eine Therapieform beschrieben, die reversibel ist, was in der Medizin nur sehr selten gegeben ist. Deshalb ist es auch bedauerlich, daß das Mittel der Wahl, nämlich die Michigan-Schiene, nicht zum Standardrepertoire eines jeden Zahnarztes gehört. Die Aufbißschienentherapie ist Zahnmedizin im ursprünglichen Sinn. Mit dieser Therapie können wir in vielen Fällen Schmerzen verhindern, lindern oder beseitigen.

Am Anfang einer jeden Therapie steht natürlich die Diagnose. Deshalb ist auch ein bedeutender Anteil dieses Buches der klinischen Untersuchung von Patienten gewidmet. Denn die Untersuchung ist immer noch die beste Möglichkeit, Kiefergelenk- und Muskelfunktionsstörungen zu identifizieren.

Der Kiefergelenk- und Gesichtsmuskelschmerz hat im übrigen immer etwas mit der Okklusion der Zähne zu tun. Somit ist die Okklusionstherapie der Zähne eine Domäne der Zahnmedizin. Mit der funktionellen Okklusion haben wir ein therapeutisches Konzept, das wir zum Wohl unserer Patienten einsetzen sollten und müssen.

In der Füllungstherapie gibt es nur einen Standard: den Goldstandard. Die Hersteller von keramischen Zahnersatzmaterialien und von Kompositwerkstoffen werden noch viele Jahre damit beschäftigt sein, bis sie einen Ersatzstoff finden, der funktionell so perfekt ist wie Gold.

Angenommen, wir suchten einen Goldstandard der Therapie von Kiefergelenk- und Gesichtsmuskeldysfunktionen – es könnte nur die Michigan-Schienentherapie sein. Denn im Gegensatz zu anderen zahnärztlichen Therapieformen verursachen wir damit keine Beschwerden, sondern lindern oder beseitigen nachweislich die Schmerzen!

Im übrigen muß uns bei der Therapie von Kiefergelenk- und Muskeldysfunktionen eines klar sein: Noch kennen wir nicht alle ätiologischen Faktoren. Aber es ist unsere Aufgabe als Zahnmediziner, alle gegebenen klinischen Faktoren in einem entsprechenden therapeutischen Konzept zu vereinen und darauf aufbauend die Therapie einzuleiten.

München 1995   J. Schmidseder

Inhaltsverzeichnis

1

Einleitung

1.1 Terminologie

In der Literatur werden die Begriffe **Aufbiß-schiene, Bißplatte, okklusale Schiene, Mundschutz** und **Orthesen (orthotics)** für **interokklusale Geräte** oder **Vorrichtungen** zur Behandlung einer Vielzahl von medizinischen und zahnmedizinischen Erkrankungen verwendet. Alle hier betrachteten Apparaturen werden zwischen den Okklusalflächen der Oberkiefer- und Unterkieferzähne eingesetzt. Die meisten von ihnen haben eine schienende Wirkung, die an ihrer Verankerung beteiligt ist. Alle verändern die Position des Unterkiefers in der Vertikaldimension und/oder nach anterior.

Orthetische Vorrichtungen, einschließlich Aufbißschienen, Bißführungsplatten und anderer intraoraler Geräte, werden in der orthetischen Behandlung von okklusalen Dysfunktionen, Kiefergelenk- und Muskelfunktionsstörungen (TMD = temporomandibular disorders = Myoarthropathien), Okklusionsstörungen und Bißlageanomalien und in neuerer Zeit auch zur Behandlung von Schnarchen und obstruktiver Schlafapnoe (OSA) eingesetzt.

Offensichtlich können sich diese verschiedenen Funktionsstörungen sowohl in ihrer Ätiologie als auch in dem angestrebten Ziel ihrer Behandlung erheblich unterscheiden. Der Begriff **okklusale Dysfunktion** bezieht sich auf funktionelle oder strukturelle Störungen jeglichen Bestandteils des Kausystems, das in Beziehung zur Okklusion stehen kann.

Eine **Aufbißschiene** ist eine orthetische Vorrichtung, die an den Okklusalflächen der Oberkiefer- oder Unterkieferzähne befestigt wird, um die okklusale Beziehung zwischen den Zahnbogen zu verändern. Aufbißschienen bestehen aus harten PMMA-Kunststoff-, Composite- oder Harzwerkstoffen und werden an den Zähnen durch Klammern und/oder durch Einrasten von passend vorgeformten Bereichen der Kunststoffplatte in Unterschnitte der anatomischen Krümmung der natürlichen Zahnkrone und/oder in die Approximalräume fixiert (snap-fit retention).

Der Begriff **Aufbiß** bezeichnet eine ebene Oberfläche (Plateau), mit dem die Zähne okkludieren, z.B. ein anteriores Aufbißplateau aus Kunststoff im Frontzahnbereich einer Hawley-Apparatur. Es kann sich aber auch um eine Vorrichtung handeln, die die Okklusalflächen aller Zähne umfaßt. Die Michigan(MI)-Stabilisierungsschiene ist eine Aufbißschiene mit Eckzahnführung und „freedom in centric" (ungehinderte Bewegung in zentrischer Relation). Der Begriff Aufbißschiene wird nicht für Vorrichtungen verwendet, bei denen die Höckerspitzen der Zähne in tiefe Aussparungen in der Okklusalfläche der Schiene einbeißen.

Eine **Bißplatte** ist ein Gerät mit einer flachen Okklusalebene für alle antagonistischen Zähne und weist keine Eckzahnführung auf.

Nightguard (wörtlich „Nachtschutz, Nachtwächter") heißen Apparaturen, die nachts getragen werden, um die Zähne vor den

Folgen von Parafunktionen wie Pressen und Knirschen zu schützen. Werden sie tagsüber getragen, spricht man von einem **Bißschutz** (biteguard). Zumeist handelt es sich um Aufbißschienen, Stabilisierungsschienen aus hartem Kunststoff. Mundschutze (mouthguards) sind Schutzvorrichtungen aus weichen, elastisch federnden Materialien, die sowohl die Oberkiefer- als auch die Unterkieferzähne umfassen. Sie werden vor allem zum Einsatz bei Kontaktsportarten angefertigt.

Retainer, z.B. der Hawley-Retainer, haben die Funktion, Zähne in Position zu halten. Wird eine solche Apparatur jedoch zur Bißhebung oder zur Bewegung von Frontzähnen eingesetzt, spricht man von einer Hawley-Apparatur.

Eine **funktionskieferorthopädische Apparatur** ändert die Lage des Unterkiefers, indem sie ihn in Vorschubposition und/oder in Öffnungsposition bringt. Sie erzielt ihre Wirkung durch Positionsänderung des Unterkiefers. Es können auch Komponenten enthalten sein, um die Zahnbogen zu „entwickeln" (z.B. zu erweitern) oder einen offenen Biß zu schließen. Solche Apparaturen werden auch eingesetzt, um eine anteriore Repositionierung zur Behandlung von Dislokationen des Discus mandibularis durchzuführen.

Unterkiefervorschubschienen, die funktionellen Apparaturen ähneln, werden für die Behandlung der obstruktiven Schlafapnoe (OSA) eingesetzt.

1.2 Allgemeine Überlegungen zur Gestaltung

Unabhängig von der beabsichtigten Wirkung eines interokklusalen Geräts sollte das Ergebnis seines Einsatzes ausreichend vorhersagbar sein. Unglücklicherweise ist dies nicht immer der Fall gewesen, weil häufig die Indikation und die Kontrolle einer be-stimmten Vorrichtung nicht angemessen berücksichtigt wurden. Die Nebenwirkungen der Schienengestaltung sollten ebenso bekannt sein wie ihre angestrebte Hauptwirkung. So sollte z.B. eine Knirscherschiene nicht nur einige, sondern alle Kauflächen abdecken; anderenfalls werden Intrusion und/oder Extrusion von Zähnen resultieren. Ein gewisses Maß an Kontrolle der okklusalen Stabilität sollten alle interokklusalen Geräte gewährleisten.

„**Stabilisierende** Kontrolle" bedeutet die Erhaltung der Okklusion in dem vor der Behandlung vorliegenden Zustand. „**Führende** Kontrolle" bezieht sich auf die Kontrolle der okklusalen Instabilität während der Behandlung mit dem Ziel einer stabilen Okklusion. Ein Beispiel für ersteres ist die stabilisierende Aufbißschiene, die alle Kauflächen umfaßt. Ein Beispiel für letzteres sind festsitzende kieferorthopädische und einige herausnehmbare funktionskieferorthopädische Apparaturen.

1.3 Ziele der Anwendung von Schienen und anderen Apparaturen

Für die Funktionsweise der verschiedenen Schienentypen werden physiologische und psychologische Mechanismen diskutiert, biomechanische und Plazeboeffekte.

Der letztendlich ausschlaggebende Mechanismus für die Wirksamkeit jeglicher Art von interokklusalem orthetischem Gerät ist möglicherweise noch nicht entdeckt worden.

Die Ziele der Therapie mit **Aufbißschienen** sind:

▶ Verringerung der Aktivität kontraktiler Kaumuskelelemente
▶ Senkung der Belastung der Kiefergelenke
▶ Vermeidung übermäßiger abrasiver Abnutzung der Zähne
▶ Reduzierung von Kiefergelenkbelastung durch Knirschen (Bruxismus).

Es gibt Hinweise auf die Wirksamkeit von Schienentherapie für Kiefergelenk- und Muskelfunktionsstörungen einschließlich der Kontrolle von Schmerzen im Zusammenhang mit muskulären Funktionsstörungen. Eine Bißplatte wird wegen des Fehlens einer Eckzahnführung meist nur eingeschränkte Wirksamkeit bei der Erreichung der ersten beiden Behandlungsziele haben.

Bei der Behandlung der anterioren Diskusverlagerung mit Reduktion im Rahmen von Kiefergelenk- und Muskelfunktionsstörungen werden **Geräte zur mandibulären Repositionierung** mit dem Ziel der Rückverlagerung des Diskus in eine normale oder therapeutische Position eingesetzt. Selbst wenn der Diskus vollständig repositioniert werden kann (problematisch), ist es in der Regel notwendig, folgende Anforderungen zu erfüllen, um die erreichte Position zu sichern:

- Halten des Unterkiefers in einer anterioren Position bei Kieferschluß
- Schließen eines durch mandibuläre Entwicklung entstandenen offenen Bisses mittels kieferorthopädischer Apparaturen und okklusaler Rekonstruktion
- anschließend nächtliches Tragen eines orthetischen Geräts durch den Patienten.

Repositionierungsgeräte scheinen keine Wirkung bei transversalen Diskusverlagerungen zu zeigen. Auch die Rückverlagerung des Unterkiefers anstelle seiner Fixierung in vorverlagerter Position ist problematisch. Die Modifikation von funktionskieferorthopädischen Apparaturen zur Repositionierung des Unterkiefers kann auch mit zusätzlichen Behandlungszielen bei der Dehnung des Oberkieferzahnbogens und bei der Behandlung von Angle-Klasse-II,1- oder -II,2-Bißlageanomalien zusammenhängen.

Das Ziel des Einsatzes für **Repositionierungsgeräte bei der Behandlung der ob-** struktiven Schlafapnoe ist es, die Verlegung der oberen Atemwege während des Schlafs zu verhindern. Im allgemeinen erreichen die Apparaturen 4–5 mm Öffnung und etwa 70% der maximalen Protrusion des Unterkiefers; allerdings kann eine individuelle Anpassung dieser Werte an den jeweiligen Patienten erforderlich sein.

Das Ziel des Einsatzes von nächtlich oder tagsüber zu tragenden **Bißschutzen** (nightguard oder biteguard) ist der Schutz der Okklusion, seien es nun natürliche, restaurierte oder implantierte Zähne, vor den Auswirkungen von okklusalen Traumen durch Pressen und Knirschen.

1.4 Klassifikation von Schienen und Geräten

Apparaturen können nach verschiedenen Gesichtspunkten klassifiziert werden: Entsprechend ihrer beabsichtigten Funktion und ihrer Gestaltung (Tab. 1-1), entsprechend dem Grad der okklusalen Abdeckung/Umfassung, der kieferorthopädischen Behandlungsbedürftigkeit, Plazierung im Oberkiefer- oder Unterkieferzahnbogen oder entsprechend der verwendeten Materialien.

1.5 Physiologie und Pathologie der Schienentherapie

Die hier betrachteten interokklusalen Geräte haben, entsprechend ihrer Konstruktion, eine oder mehrere der folgenden **Auswirkungen:**

- Veränderung der Position des Unterkiefers, vertikal und/oder protrudierend
- Veränderung von Muskellänge und -programmierung
- eine psychophysiologische Antwort, seien es Plazebo-, Anpassungs-, Toleranzwirkung oder Wirkungen durch die Mitarbeit

(Compliance) des Patienten oder Compliance-Effekte

▸ räumliche Änderungen im Kondylus-Diskus-Komplex
▸ Milderung von Schmerz, Kopfschmerz, und subjektiven Hörstörungen
▸ Änderung der Zahnstellung, beabsichtigt oder unbeabsichtigt durch Mängel in der Konstruktion
▸ Schutz der Zähne und der Lippen.

Obwohl die Wirksamkeit einiger dieser Geräte für die Mehrzahl der Patienten vorhersagbar ist, bleibt die pathophysiologische Grundlage für unerwünschte Nebenwirkungen oft unklar. Die Auswirkungen auf menschliches Verhalten, Zahnstellung und Kiefergelenkfunktion/Muskelfunktion standen im Mittelpunkt umfangreicher wissenschaftlicher Untersuchungen.

1.5.1 Vergrößerte vertikale Dimension

Wenn interokklusale Geräte die vertikale Dimension vergrößern, wird auch die **funktionelle Länge der Elevatormuskeln** gesteigert. Maximale Spannung wird entwickelt, wenn der Muskel seine Ruhelänge hat. Jeder Mensch hat eine Vertikaldimension mit maximaler Muskelwirkung größer als diejenige bei Schlußbiß. Die Elevatormuskeln sind am entspanntesten, wenn der Unterkiefer in Ruheschwebelage ist. Bei einer erhöhten Vertikaldimension ist die elektromyographische Aktivität des M. temporalis, pars anterior verringert. In dem Maß, wie sich die vertikale Dimension gegenüber der Kontaktposition erhöht, vermindert sich die Muskelleistung.

Allerdings muß eine erhöhte Belastung des Kiefergelenks bei dickerer Schiene berücksichtigt werden. Die Anpassung an einen neuen Interokklusalabstand (freeway space) geschieht unmittelbar mit Erhöhung der vertikalen Dimension durch eine Schiene. Demzufolge arbeiten die Muskeln bei eingesetzter Schiene in Kontaktposition wirksamer und sind weniger aktiv bei Bewegungsfunktionen. Änderungen der Ruhelage und Verringerung der Muskelaktivität vollziehen sich innerhalb von 5 bis 7 Tagen, bei langfristig erhöhter Vertikaldimension finden jedoch adaptive Veränderungen statt, die anatomische Struktur des Muskels kann sich verändern.

Die Erhöhung der Vertikaldimension verändert die **Position der Kondylen** nach unten vorne in Abhängigkeit vom Ausmaß der Öffnung. Bei der Behandlung von Kiefergelenkerkrankungen mit einer Stabilisationsschiene wird die Behandlungsdauer durch eine Erhöhung der Vertikaldimension vermindert. Die Erhöhung darf nicht das Schlucken stören. Eine solche Störung kann daran erkannt werden, daß der Patient beginnt, den Kopf nach hinten zu neigen, um zu schlucken. Wenn es durch Unterkiefergeräte mit lediglich partieller okklusaler Abdeckung zu Intrusionen gekommen ist, sind viele Patienten nicht in der Lage, sich auf den Verlust der vertikalen Dimension einzustellen, der mit der Entwicklung eines seitlich offenen Bisses verbunden ist.

1.5.2 Eckzahnführung

Eckzahnführung oder eckzahngeschützte Artikulation auf der Michigan(MI)-Aufbißschiene bewirkt eine seitliche Disklusion bei lateralen und protrusiven Unterkieferexkursionen. Dies kann z.B. in Form einer Rampe geschehen, die ausschließlich mit dem antagonistischen Eckzahn Kontakt hat, so daß sie alle Bewegungen aus der „Zentrik" heraus vollständig führt. Eckzahnführung, insbesondere mit starker Neigung, führt zu einer beachtlichen **Reduzierung der kontraktilen Aktivität der Schließermuskeln.** Solch eine Reduzierung der kontraktilen Aktivität gilt für Kauaktionen, Knirschen und exzentrisches Pressen der Zähne. Neben der Verringerung der Muskelaktivität wird, in Abhängigkeit von Höhe und Neigung der Rampe und der Dicke der Schiene, auch Kiefergelenkknacken bei Latero- und Protrusionsbewegungen positiv beeinflußt.

Während die Schiene getragen wird, kann Kiefergelenkknacken bei Lateralbewegungen auf der Mediotrusionsseite und bei Protrusion in beiden Gelenken vermindert oder beseitigt werden. Dies wirkt sich im Rahmen einer Behandlung insbesondere bei schmerzhaftem Knacken positiv aus. Allerdings ist die dauerhafte Beseitigung von Kiefergelenkknacken schwierig und kaum vorhersagbar. Da die kontraktile Aktivität der Muskeln und infolgedessen die Gelenkbelastung reduziert werden, ist eine Schmerzlinderung wahrscheinlicher.

1.5.3 Gelenkscheibe (Discus articularis)

Eine anatomisch normale Lage und eine ebensolche Struktur des Diskus sind ebenso wie ein physiologisch normales Bewegungsmuster des Diskus Grundvoraussetzungen für die Gesundheit und das Wohlbefinden des Patienten. Eine Diskusverschiebung oder Diskusstörung kann nach vorn und/oder seitlich auftreten, mit Reduktion mit oder ohne gelegentliches „Einfangen" oder ohne Reduktion. Bei verlagertem Diskus ist es das Behandlungsziel, den Diskus zu reponieren und eine normale Position und ein normales Bewegungsmuster zu erhalten.

Mit einer reversiblen Okklusionstherapie mittels eines interokklusalen orthopädischen Geräts, wie z.B einer Aufbißschiene, ist dies möglicherweise zu erreichen. In wenigen Fällen mit anhaltenden Schmerzen kann eine chirurgische Intervention erforderlich sein. In Fällen mit reduzierender Diskusverlagerung, die nicht auf konservative, reversible Behandlung anspricht, können orthopädische Geräte erforderlich sein, um die normale Position der Diskus-Gelenk-Einheit zu erreichen. Diese Position muß anschließend durch kieferorthopä-

dische und/oder restaurative Therapie sowie nächtliches Tragen eines orthetischen Geräts erhalten werden.

1.5.4 Belastung des Kiefergelenks

Für die Auswahl von Geräten zur Behandlung von Kiefergelenk- und Muskelfunktionsstörungen wird die Gelenkbelastung als wichtiges Kriterium angesehen. Stabilisations-Aufbißschienen erhöhen die Belastung der Zähne und senken die Belastung der Gelenke. Mit anterioren Aufbißschienen werden allerdings – trotz Absenkung der Kaukräfte – die auf die Gelenke wirkenden Kräfte erhöht.

Um die auf die Kiefergelenke wirkenden Gelenkkräfte (mechanische Belastungen und Überlastungen) zu reduzieren, muß die Vertikaldimension (Dicke) der Schiene möglichst gering gehalten werden. Die okklusalen Kontaktbereiche sollen so klein wie möglich und gleichmäßig über alle Okklusalflächen verteilt sein.

Seitenzahnkontakte auf der Stabilisierungs-Aufbißschiene schützen das Kiefergelenk vor Verschiebungen. Die klinischen Konsequenzen von Kiefergelenkbelastung mit Verlust der hinteren Zähne und Einsatz von Geräten ohne posteriore Abstützung können nur indirekt mit dem Erfolg einer Langzeitbehandlung in Beziehung gesetzt werden.

Unabhängig von diesen Überlegungen muß bei der Anwendung von Geräten, die die Kauflächen nicht vollständig abdecken, stets mit einer okklusalen Instabilität gerechnet werden.

1.5.5 Vorverlagerung des Unterkiefers

Eine Protrusionsbewegung beinhaltet eine Änderung der vertikalen Dimension, neue Ausrichtung des Unterkiefers relativ zum Oberkiefer, eine Veränderung in der Position des Kondylus-Diskus-Komplexes, eine Änderung der Muskelaktivität und eine Vergrößerung der Pharynxdimensionen. Diese Veränderungen treten auf unabhängig davon, ob das Repositionierungsgerät zur Behandlung einer anterioren Diskusverlagerung oder zur Behandlung der obstruktiven Schlafapnoe eingesetzt wird.

Der Grad der vertikalen Öffnung und der Vorverlagerung des Unterkiefers ist abhängig von den verschiedenen Behandlungszielen: Repositionierung des Diskus über den Kondylus (TMD) bzw. Erweiterung des Oropharynx und des Hypopharynx bei obstruktiver Schlafapnoe. Im letzteren Fall sind die vertikale Öffnung und die Protrusion nicht vergleichbar mit der Distanz, um die der Unterkiefer vorgeschoben wird, um eine „normale" räumliche Beziehung im Kondylus-Diskus-Komplex wiederherzustellen.

Im Rahmen der Therapie einer Diskusverlagerung wird das Gerät zunächst ständig getragen. Um den Unterkiefer bei Kieferschluß in protrudierter Position zu halten, kann tagsüber ein ästhetisch unauffälliges Gerät getragen werden. Der Erfolg der Behandlung kann von der Bereitschaft des Patienten, die Protrusion zu tolerieren, abhängig sein oder dauerhaft von okklusaler Rekonstruktion und/oder Kieferorthopädie. Zur Behandlung der obstruktiven Schlafapnoe, bei der die Dysfunktion während des Schlafs auftritt, wird das Gerät nachts getragen. Funktionelle Geräte, die nasale Beatmung mit kontinuierlich positivem Atemwegsdruck (n-CPAP, nasal continuous positive airway pressure) und chirurgische Techniken sind gegenwärtig gebräuchliche therapeutische Strategien. Falls die Therapie mit einem interokklusalen Gerät keinen Erfolg hat, kann es als diagnostisches Hilfsmittel zur Identifizierung solcher Patienten betrachtet werden, die höchstwahrscheinlich von einer chirurgischen Intervention profitieren würden.

1.6 Kiefergelenk- und Muskelerkrankungen

Funktionelle und strukturelle Störungen der Kiefergelenke und der damit verbundenen Muskeln sind in erster Linie nach der vermuteten Hauptlokalisation und/oder der Ursache der Symptome benannt worden, z.B. temporomandibuläre Erkrankungen (TMD) oder kraniomandibuläre Erkrankungen (CMD), um nur zwei Oberbegriffe zu nennen. Ungeachtet der zur Beschreibung der verschiedenen Grade von Schmerz und Funktionsstörung verwendeten unterschiedlichen Bezeichnungen sind die **Hauptsymptome** allen gemeinsam:

▸ Schmerz (einschließlich Kopfschmerz)
▸ Einschränkung der Unterkieferbeweglichkeit
▸ Gelenkgeräusche
▸ Überempfindlichkeit von Muskeln und Gelenken.

1.6.1 Ätiologie

Die Entstehung von Kiefergelenk-/Muskelerkrankungen ist **multifaktoriell,** d.h., es sind viele ätiologische Faktoren beteiligt: akute und chronische, externe und interne Traumaformen ebenso wie zentral (psychisch) und lokal (okklusal) induzierte muskuläre Dysfunktion sind die wahrscheinlichsten Gründe für Kiefergelenk-/Muskelfunktionsstörungen. Ein akutes Trauma oder eine akute Verletzung der Kiefer als Folge von Auto- oder Sportunfällen scheint eher als Ursache von Kiefergelenk-/Muskel-Funktionsstörungen in Frage zu kommen als ein chronisches Trauma im Zusammenhang mit Pressen und Knirschen der Zähne (Bruxismus). Allerdings muß die Bedeutung von Bruxismus und psychischen Faktoren bei der Entwicklung von Kiefergelenk-/Muskelfunktionsstörungen erkannt werden, wenn die Behandlung erfolgreich sein soll. Das gilt insbesondere für Patienten mit verinnerlichtem Streß und solche, die bereits traumatisch vorgeschädigte Gelenke aufweisen.

1.6.2 Diagnose

Die Diagnose einer Kiefergelenk-/Muskelerkrankung ergibt sich vor allem aus der **Beurteilung des Patienten durch den Behandler** und, falls indiziert, durch andere geeignete diagnostische Verfahren, z.B. Röntgen, Arthrographie (Röntgenkontrastaufnahmen des Kiefergelenks), Kernspintomographie und Arthroskopie. Die drei letztgenannten Verfahren sind im allgemeinen der diagnostischen Unterstützung bei Entscheidungen über die Durchführung irreversibler Behandlungsmaßnahmen vorbehalten. Kernspintomographie ist üblicherweise nur bei nicht-reduzierender Diskusverlagerung indiziert. Röntgenaufnahmen können Arthritiden und Frakturen ausschließen, bei den meisten Kiefergelenk-/Muskelerkrankungen gibt es allerdings keine sicheren radiologischen Anhaltspunkte. Gegenwärtig sind die Arthrographie (invasive Technik) sowie die Kernspintomographie (nicht-invasiv) am nützlichsten für Weichgewebsdarstellungen und tomographische Techniken für die Darstellung von Hartgeweben. Diese bildgebenden Verfahren sind bei konservativer (reversibler) Therapie nicht indiziert. Im Gegensatz zu schräg transkranialen Röntgenprojektionen, die mit üblichen Praxisröntgeneinrichtungen durchgeführt werden können, werden andere bildgebende Techniken in der Regel in externen Spezialeinrichtungen ausgeführt. Die Routinediagnostik beschränkt sich auf die klinische Untersuchung. Überweisungen zur weiteren Beurteilung sollten präzise formuliert sein und sich auf Symptome und Anzeichen beziehen, die in der klinischen Untersuchung festgestellt wurden. Die psychosozialen Aspekte von chronischen Schmerzzuständen müssen in Betracht gezogen werden, bevor

eine irreversible Therapieform begonnen wird.

1.6.3 Behandlung

Die Behandlung sollte sich auf die Ursache der Symptome richten oder zumindest die Bedingungen für Erholung von den Symptomen schaffen. Die meisten Patienten mit Kiefergelenk-/Muskeldysfunktion werden anfangs mit **konservativen, reversiblen** Therapieformen, einschließlich medikamentöser, physiotherapeutischer oder beratender Maßnahmen und stabilisierender Aufbißschienen, behandelt. Wenn ein Patient nicht auf konservative Behandlung anspricht und die Lebensqualität deutlich durch die Intensität des Schmerzes im Kiefergelenk beeinträchtigt wird, werden andere Behandlungsmöglichkeiten in Betracht gezogen.

Zeigen Patienten psychische Störungen und psychosoziale Dysfunktionen („illness behaviour" = „Krankheitsverhalten") und erscheinen sie aufgrund chronischer Kiefergelenkschmerzen unfähig, mit den Anforderungen des täglichen Lebens zurechtzukommen, ist eine mehrdimensionale Beurteilung der Patienten erforderlich.

Die Strategie zur Entscheidung über den Zeitpunkt der Durchführung einer **irreversiblen** Behandlung basiert auf der Reaktion des Patienten auf die konservative Therapie. Wenn die Diagnose einer reduzierenden anterioren (nicht transversalen) Diskusverlagerung gestellt wird, der Patient erhebliche Schmerzen hat und die Möglichkeiten konservativer Behandlung erschöpft sind, dann können ein anteriores Gerät zur Unterkieferrepositionierung oder chirurgische Maßnahmen angezeigt sein. Diskusverlagerungen ohne Reduktion können in vielen Fällen mit konservativen Methoden behandelt werden: extraorale manuelle Reposition des Unterkiefers, gefolgt von Schienentherapie, physikalischer Therapie und medikamentöser Therapie. Wenn dieser Ansatz bei Patienten mit starkem Dauerschmerz keine Wirkung zeigt, sind Arthroskopie und offene Chirurgie zu erwägen. Im Falle von gelegentlich auftretenden, noch erträglichen Schmerzen führen Physiotherapie, angepaßte Ernährung und die Behandlung mit einer stabilisierenden Aufbißschiene über einen längeren Zeitraum oft zu einer signifikanten Vergrößerung der Mundöffnung.

1.7 Okklusionstraumen

Der Begriff Okklusionstraumen bezeichnet Traumen aller Bestandteile des Kausystems, die mit der Okklusion in Beziehung stehen. Dabei handelt es sich z.B. um Traumen der Zähne durch Bruxismus, Traumen des Parodontiums in Verbindung mit erhöhter Zahnbeweglichkeit bei fortgeschrittenen Parodontitiden, gingivale Traumen wie z.B. traumatischer Einbiß in die Schleimhaut des antagonistischen Kiefers bei sehr tiefem Biß, traumatisch bedingte Zahnfrakturen und -infraktionen und, wie bereits erwähnt, Traumen des Kiefergelenks.

1.7.1 Knirschen und Pressen

Einer der ätiologischen Faktoren bei der Entstehung von Kiefergelenk- und Muskelfunktionsstörungen und damit verbundenen Symptomen ist Bruxismus, d.h. das parafunktionelle Pressen und Knirschen mit den Zähnen. Bruxismus ist die Ursache für auffällige nicht-funktionelle Abrasionsfacetten der Zähne, Absplitterungen und Aussprengungen, okklusales Trauma, Zahnfrakturen, Überbelastung von Rekonstruktionen einschließlich Implantaten (z.B. bei starrer Verbindung von natürlichen Zähnen und Implantaten). Die Kaumuskulatur kann beim Pressen ohne weiteres Kräfte in der Größenordung von 1000 N entwickeln. Aufbißschienen können die Zahl der Episoden von nächtlichem Knirschen vermindern und die Bewegungsaktivität der Muskulatur

bei Tage beeinflussen. Bruxismus kann die Intrusion von Frontzähnen oder Seitenzähnen fördern, wenn Schienen verwendet werden, die nur Teile der Okklusion bedecken. Stabilisierungsschienen mit vollständiger okklusaler Abdeckung sorgen für die notwendige okklusale Stabilität.

1.7.2 Parodontales Trauma

Obwohl ein Okklusionstrauma eine Gingivitis nicht auslöst oder verstärkt, kann es zum Fortschreiten einer bestehenden Parodontitis bei vorhandener Plaque beitragen. Der Einsatz von stabilisierenden Aufbißschienen, die die Kauflächen vollständig abdecken, kann hilfreich für Patienten mit Traumen bei Bruxismus sein, insbesondere wenn die Zähne auf eine okklusale Korrektur nicht auf die gewünschte Weise mit Vermeidung weiterer Lockerung und Beschwerdefreiheit reagieren. Gingivale Traumen bei Tiefbiß mit traumatischem Einbiß und Impaktion von Speiseresten in die Gingiva können symptomatisch mit einer geeigneten Schiene behandelt werden. Wangenbeißen und Nägelkauen können in vielen Fällen ebenfalls erfolgreich mit einer Schiene behandelt werden.

1.8 Orofaziale Schmerzen und Dysfunktionen

Aufbißschienen werden häufig als Hilfsmittel zur differentialdiagnostischen Beurteilung von Schmerzen eingesetzt, so z.B. bei Schmerzen im Zusammenhang mit Infraktionen (cracked tooth syndrome), Phantomzahnschmerz, atypischem Gesichtsschmerz, ausstrahlenden Schmerzen, Deafferenzierung, Kopfschmerz, subjektiven Hörveränderungen, parodontalen Traumen, Myalgien, Kiefergelenk- und Muskelfunktionsstörungen (TMD) und anderen Erkrankungen mit Symptomen, die in den Zähnen, Gelenken und Muskeln aufzutreten scheinen. Es werden interokklusale Geräte eingesetzt einschließlich Stabilisierungsschienen mit vollständiger okklusaler Abdeckung oder auch – nur kurzzeitig, um okklusale Instabilität zu beschränken – anteriorer oder posteriorer Schienen mit partieller okklusaler Abdeckung. Geräte, die irreversible Veränderungen bewirken, sollten nicht angewendet werden.

1.9 Schnarchen und obstruktive Schlafapnoe

Obstruktive Schlafapnoe **(OSA)** ist eine Atemwegserkrankung, die zum Teil schwerwiegende Komplikationen mit hohem Mortalitätsrisiko haben kann. Als Schlafapnoe bezeichnet man eine Erkrankung, bei der trotz Atemanstrengungen Atemstillstände auftreten, d.h. die Lunge keine Luft erreicht. Die obstruktive Form tritt am häufigsten auf. Nur diese soll hier betrachtet werden. Schnarchen und geräuschvolles Atmen während des Schlafs sind wichtige Anzeichen einer möglichen Obstruktion der oberen Atemwege. Als Komplikationen können Herzarrhythmien, erhöhte Anfälligkeit für Schlaganfälle, Hypertonie (Bluthochdruck), Atemstillstand und Tod durch Verschluß der Atemwege auftreten. Schnarchen steht in direktem Zusammenhang mit Schlafapnoe.

1.9.1 Ätiologie der obstruktiven Schlafapnoe

Obwohl die Auswirkungen der OSA wohlbekannt sind, konnte die Ätiologie bisher nicht ausreichend geklärt werden. Offensichtlich handelt es sich um eine multifaktorielle Genese, bei der **anatomische** und **pathophysiologische Faktoren** eine Rolle spielen, wie z.B. eine verminderte anterior-posteriore Dimension des gesamten Gesichts. Der Abstand zwischen der hinteren Pharynxwand und dem weichen Gaumen beträgt bei den betroffenen Patienten nur etwa zwei Drittel der Normalwerte beim Erwachsenen. Der weiche Gaumen ist vergrößert, wodurch der zur Verfügung stehende Atemweg effektiv verkleinert wird. Durch einen kurzen Unterkiefer wird die Zunge in den Pharynx zurückgedrückt, wodurch der Luftraum verkleinert wird. Bei OSA-Patienten ist die Verkleinerung des Atemwegs stärker ausgeprägt als beim Gesunden, der effektive Atemweg kleiner und naturgemäß leichter verschließbar.

1.9.2 Diagnose der Schlafapnoe

Voraussetzung zur Einleitung einer angemessenen Therapie ist die präzise **differentialdiagnostische Abgrenzung** der Schlafapnoe von einfachem Schnarchen. Die Diagnose kann durch Untersuchungen im Schlaflabor gesichert werden. Dabei werden im Rahmen einer **Polysomnographie** während des Nachtschlafs Gehirn-, Herz-, Muskel- und Augenaktivitäten und andere Körperfunktionen aufgezeichnet. Ein hilfreicher Indikator für OSA ist die **Epworth Sleepiness Scale** (Epworth-Schläfrigkeits-Skala). Diese Skala versucht, die Symptome zu bewerten, die im Zusammenhang mit Auswirkungen der verminderten Schlafqualität am nächsten Tag auftreten: behinderte Nasenatmung, Kopfschmerz, schlechtes Gedächtnis und Einschlafen während der Arbeit und am Steuer. Die Skala wird in Kapitel 15 näher behandelt.

1.9.3 Behandung der OSA

Aktuelle Behandlungsstrategien beinhalten verschiedene Komponenten: Verminderung verstärkender Faktoren (z.B. Fettsucht), Einsatz interokklusaler Geräte und Chirurgie. Einfaches Schnarchen, das durch übermäßiges oder schlaffes Gaumengewebe verursacht wird, kann mit einem Gerät zur Stützung oder Anhebung des weichen Gaumens und der Uvula behandelt werden. Ein Gerät zur Behandlung der OSA soll die Atemwege durch Protrusion und Öffnungsbewegung des UK erweitern. Diese Geräte werden in Kapitel 15 behandelt.

1.10 Verletzung durch Kontakt-sportarten

Jedermann, der aktiv eine Kontaktsportart betreibt, kann von der Verwendung eines **Mundschutzes** profitieren, der aus flexiblem, elastischem Material hergestellt wird. Die Wahrscheinlichkeit einer Lippenverletzung durch Schneidezahnkanten oder Höcker wird ebenso wie, in einem gewissen Rahmen, das Risiko von Zahnfrakturen verringert. Die Gestaltung eines Mundschutzes sollte bei Kieferschluß den vollständigen, gleichmäßigen Kontakt aller Zähne ohne Druckbelastung der distalen Molaren ermöglichen.

1.11 Implantat-/CT-Schablonen

CT-Schablonen werden eingesetzt, um in zahnlosen Kieferabschnitten eine Zuordnung eines geplanten Implantats zum Knochen zu ermöglichen, insbesondere im Oberkiefer, der keine praktische Referenzmarke (wie z.B. das Foramen mentale im Unterkiefer) besitzt. Die Schablone wird angefertigt, um (durch röntgenopake Markierungen aus Guttapercha) die Kauebene, die Längsachse der Zähne und die Position der geplanten Restauration sichtbar zu machen. Sie dient zur Fixierung der Kiefer für die Computertomographie, zur Schaffung von Referenzpunkten sowie als Hilfe und Führung bei der Insertion von Implantaten. Chirurgische Schablonen benötigen keine röntgenopaken Markierungen.

1.12 Zusammenfassung

Interokklusale Geräte werden seit langer Zeit zur Behandlung von Erkrankungen eingesetzt, die mit okklusalen Dysfunktionen verknüpft sind. In neuerer Zeit werden komplexere Ausführungen dieser Geräte bei vielfältigen anderen Problemen wie obstruktiver Schlafapnoe (OSA), Schnarchen, Kopfschmerz und als Hilfsmittel zur Differentialdiagnostik bei Beschwerden ungeklärter Genese eingesetzt.

Die Entwicklung eines solch vielfältigen Angebots von zunehmend komplexeren interokklusalen Geräten, insbesondere innerhalb der letzten 10 bis 15 Jahre, zeigt ihren Wert für den praktisch tätigen Zahnarzt. Dies gilt auch dann, wenn ihr genauer Wirkungsmechanismus nicht bekannt ist. Geräte, die leicht herzustellen und ästhetisch annehmbar sind und für den Patienten Linderung von symptomatischen Beschwerden bedeuten, haben in der Regel eine lange Anwendungsgeschichte, unabhängig von ihrem Potential für unerwünschte und nachteilige, wenn auch korrigierbare Nebenwirkungen. Einige der in neuerer Zeit entwickelten Vorrichtungen, wie z.B. Aufbißschienen, sind ebenfalls wirksam bei der Linderung von Symptomen, haben aber praktisch keine schädlichen Nebenwirkungen. Sie werden deshalb als reversible Therapieformen angesehen und gelten so, zusammen mit anderen Formen von Physiotherapie und medikamentöser Therapie, als akzeptable Form der Initialtherapie für Kiefergelenk- und Muskelfunktionsstörungen (TMD). Anteriore Repositionierungsgeräte (ARA = anterior repositioning appliance), die zur Repositionierung des Diskus-Kondylus-Komplexes eingesetzt werden, können für die Linderung von Symptomen sorgen, aber um den Unterkiefer in einer protrudierten Stellung zu halten, sind umfassende restaurative Maßnahmen und/oder Funktionskieferorthopädie erforderlich. Der Patient muß anschließend nachts ein orthetisches Gerät tragen. Ein ARA ist nicht für transversale Verlagerungen des Diskus geeignet. ARA-Behandlung wird nur nach Erfolglosigkeit eines konservativen Behandlungsversuchs durchgeführt. Interokklusale anteriore Repositionierungsgeräte zur Behandlung der obstruktiven Schlafapnoe (OSA) haben viele Merkmale mit ARAs zur Behandlung anteriorer Diskusverlagerungen gemeinsam. Das Ziel ihrer Anwendung ist jedoch ein anderes. Der Unterkiefer soll nach vorne und unten gebracht werden, um die Durchgängigkeit der Luftwege während des Schlafs zu erhalten.

Tabelle 1-1 Schienen und andere interokklusale Geräte.

Art	Beabsichtigte Funktionen	Gestaltungsparameter
1. Stabilisierende Aufbißschiene	Stabilisieren der Okklusion, Erhöhung der Vertikaldimension, Muskeldeprogrammierung, Ausschlußdiagnose, Erleichterung der interokklusalen Aufzeichnung der zentrischen Relation. Behandlung von Kiefergelenkstörungen, Bruxismus, einigen Formen von Kopfschmerz und subjektiven Hörstörungen	(a) flache Ebene mit Eckzahnführung, Freedom-of-centric in RKP, Schluckkontakt, Zentrik bei antippenden (tapping centric) und langsamen (slow closure centric) Schließbewegungen; Oberkiefer-Zahnbogen, harter Kunststoff, snap fit (MI = Michiganschiene) (b) flache Ebene allein, Oberkiefer-Zahnbogen (Shore); Unterkiefer-Zahnbogen mit/ohne Eckzahnführung, Lingualbügel (Tanner); flache Ebene, Bedeckung von Oberkiefer- und Unterkiefer-Zahnbogen, harter Acrylkunststoff, snap fit (Planus); (c) flache Ebene, dickes elastisches Kunststoffmaterial, beide Zahnbogen (Campbell)
2. Anteriorer Aufbiß	Erhöhung der Vertikaldimension, Deprogrammierung der Muskulatur; kieferorthopädischer Retainer	(a) anteriorer Aufbiß mit labialem Retentionsbogen (Hawley, modifiziert); (b) anteriorer Aufbiß mit Einrasten über den Oberkiefer-Schneidezahnkanten, Klammern (Sved)
3. Geräte zur Repositionierung des Unterkiefers a) Vorschub-Stabilisationsschiene	Repositionierung des Unterkiefers nach anterior, „Wiedereinfangen" des Diskus, kondyläre Dekompression	flache Ebene, volle okklusale Abdeckung des Oberkiefer-Zahnbogens; Höckerspitzen-Einbisse und/oder schiefe Ebene, um den Unterkiefer vorzuverlagern
b) Partielles Gerät mit posteriorer Umfassung	Erhöhung der Vertikaldimension, Vorverlagerung des Unterkiefers	beidseitige, posteriore Umfassung des Unterkiefer-Zahnbogens mit Kunststoff, anterior verbunden durch Lingualbügel (MORA)

Art	Beabsichtigte Funktionen	Gestaltungsparameter
c) Funktionskiefer-orthopädische Geräte	Repositionierung des Unterkiefers nach unten-vorne; Dehnung/Entwicklung des/der Kiefer/Zahnbogen, Schließen eines seitlich offenen Bisses, Korrektur eines Tiefbisses	Twin Block, Bionator, orthopädischer Korrektor, Rick-a-nator, schiefe Ebene, Herbst
4. Pivot-Geräte: posterior/anterior	posteriores Pivot-Gerät: Repositionierung des Kondylus und/oder Entlastung des Kiefergelenks; anteriores Pivot-Gerät: (geduldete Extrusion zur) Erhöhung der Vertikaldimension, okklusale Entkopplung	(a) posteriores Pivot-Gerät: Aufbau aus Kunststoff über den distalen Molaren auf einer Unterkieferschiene, die alle Zähne umfaßt (b) anteriores Pivot-Gerät: Aufbau mit Kaltpolymerisat auf angeätzten axialen lingualen, bukkalen und okklusalen Flächen
5. Metallschienen	Erhöhung der Vertikaldimension, Minimierung der Abnutzung	posteriore okklusale Bedeckung, Klammern, anatomische Form entsprechend der Okklusalflächen der okkludierenden Zähne
6. Mundschutze	Schutzgeräte zum Gebrauch bei Kontaktsportarten; manchmal für wenige Tage bei TMD-Symptomen eingesetzt	vollständige Abdeckung aller Zähne und der Gingiva, alle Zähne sollten sowohl bei leichten als auch bei kraftvollen Schließbewegungen gleichzeitig Kontakt erreichen
7. Medizinisch-zahnmedizinische Geräte		
a) Gerät zur Hebung des weichen Gaumens	Kontrolle des Schnarchens, Anhebung des weichen Gaumens	Stabilisierungsschiene mit einem palatinalen drahtbefestigten Kunststoffknopf
b) Unterkiefer-Repositionierungsschiene	Behandlung wegen blockierter oberer Atemwege durch Zunge, weichen Gaumen und Pharynx, z.B. bei obstruktiver Schlafapnoe	(a) Oberkiefer-Repositionierungsschiene mit schiefer Ebene, um den Biß etwa 4 mm zu öffnen und den Unterkiefer um etwa 75% der möglichen Auslenkung zu protrudieren (b) Oberkiefer- und Unterkiefer-Stabilisationsschienen, an den Molaren und Eckzähnen mit aufgebautem Acrylkunststoff verbunden. Alle anderen Bereiche werden für die Atmung offen ge-

▷

Art	Beabsichtigte Funktionen	Gestaltungsparameter
		lassen. Anteriore Bißöffnung um 4 mm und 75% der maximalen Protrusion: nocturnal airway patency appliance (NAPA) (c) einstellbar: Oberkiefer-/Unterkieferschienen durch Scharnier verbunden (Klearway); modifizierter Herbst, verbunden mit „pin and tube"; PM-Positioner mit beidseitigen Dehnschrauben
8. Implantatschablonen	chirurgische Schablonen zur Implantatinsertion, Computertomographie (CT)	Übertragung des diagnostischen Set-up für Implantatinsertion und Restaurationen, Korrelation zwischen Computertomographie und klinischer Situation

2

Muskeln: Funktion und Dysfunktion

Eine umfassende Untersuchung des Kiefergelenks, der Muskeln und des Halses zur Einschätzung von Symptomen von TMD, subjektiven Hörstörungen und obstruktiver Schlafapnoe macht eine Betrachtung von Aufbau und Funktion einiger Kopf- und Nackenmuskeln erforderlich. Die Struktur und der Aufbau des Kiefergelenks werden in Kapitel 3 behandelt. Obwohl die meisten Abbildungen auf frischen Humanpräparaten und osteologischem Material beruhen, war es in einigen Fällen notwendig, eine gewisse künstlerische Freiheit walten zu lassen, um einen bestimmten Gesichtspunkt zu illustrieren.

2.1 Kopf- und Halsmuskulatur

Es gibt verschiedene Gründe für eine Betrachtung der Kopf- und Halsmuskulatur:

▸ Während der klinischen Untersuchung ist die Palpation bestimmter Muskeln notwendig.
▸ Die Beurteilung einer Einschränkung der Kieferbeweglichkeit kann darauf hindeuten, daß bestimmte Muskeln mit Funktionsstörung und Schmerz zusammenhängen.
▸ Die komplexen, in das Gesamtsystem integrierten Funktionen der Kaumuskulatur verbieten es, einem Muskel lediglich eine einzige oder hauptsächliche Funktion zuzuordnen.

Auch die Beurteilung von subjektiven Hörstörungen und obstruktiver Schlafapnoe setzt Kenntnisse über die Muskeln der oropharyngealen und nasopharyngealen Strukturen voraus, die an der Aufrechterhaltung der Durchgängigkeit des Atemwegs beteiligt sind.

2.1.1 Kaumuskulatur

M. temporalis, M. masseter, M. pterygoideus medialis und lateralis sowie der M. digastricus sind Bestandteile der Kaumuskulatur. Diese Muskeln, ihre Funktion und Innervation werden zunächst behandelt.

2.1.1.1 M. temporalis

Der M. temporalis entspringt breit gefächert aus der **Fossa temporalis** an der Seitenfläche des Schädels (Abb. 2-1).

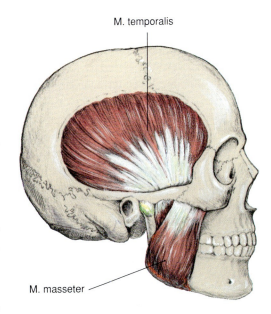

Abb. 2-1. M. temporalis; Pars superficialis und Pars profunda des M. masseter.

15

Er erstreckt sich nach vorn bis zur **Margo supraorbitalis** und verläuft medial vom Jochbogen abwärts, um am Processus coronoideus und an der Vorderkante des aufsteigenden **Ramus mandibulae** sowie auch mit einzelnen Fasern an der Kiefergelenkkapsel zu inserieren. Der Ansatz der Muskelfasern erfolgt an einer platten Sehne sowie direkt am Knochen.

Aufgrund der Verlaufsrichtung der Muskelfasern und der Funktion wird der M. temporalis in einen vorderen, mittleren und hinteren Teil gegliedert. Im Gegensatz zu den fast senkrecht abwärts verlaufenden Fasern des vorderen Teils des M. temporalis sind die Fasern seines hinteren Teils annähernd horizontal und die des mittleren Teils schräg ausgerichtet. Die verschiedenen Teile dieses Muskels können palpiert werden, wenn der Unterkiefer retrudiert und die Zähne zusammengepreßt sind. Bei Kiefergelenk-/Muskeldysfunktionen ist häufig bei Palpation eine Schmerzempfindlichkeit an bestimmten Stellen zu beobachten.

Die **Innervation** des M. temporalis erfolgt in der Regel durch drei Äste des N. mandibularis, die Nn. temporales profundi. Die **Blutversorgung** geschieht durch die Aa. temporales profundae. Eine Temporalarteritis muß ggf. in der Differentialdiagnose berücksichtigt werden.

Für die **Stellung des Unterkiefers** ist in erster Linie der M. temporalis verantwortlich. Er reagiert auf okklusale Interferenzen empfindlich und ist häufig der erste Muskel, der auf eine physikalische Behandlung, eine okklusale Aufbißschiene und/oder das Einschleifen der Okklusion anspricht. Eine Dysfunktion des M. temporalis kann auch zu einem muskulären *Spannungskopfschmerz* führen, der bei einer Kiefergelenk-/Muskeldysfunktion ein häufiges Symptom darstellt.

2.1.1.2 M. masseter

Der M. masseter gliedert sich in eine **Pars superficialis** und eine **Pars profunda** (s. Abb. 2-1). Die Pars superficialis entspringt an den vorderen zwei Dritteln des Jochbogens; ihre Fasern verlaufen schräg nach hinten und inserieren an Angulus und Ramus mandibulae. Die Pars profunda entspringt am unteren Rand und der medialen Fläche des Proc. zygomaticus ossis temporalis. Ihre Fasern verlaufen senkrecht nach unten, um am Ramus mandibulae und an der Basis des Proc. coronoideus zu inserieren. Vereinzelte Fasern der Pars profunda setzen auch an der Kiefergelenkkapsel an.

Die **Innervation** des M. masseter erfolgt durch den N. massetericus, einem Ast des N. mandibularis. Die **arterielle Versorgung** geht von der A. masseterica, einem Ast der A. maxillaris, aus.

Der M. masseter fungiert als **Heber des Unterkiefers**. Die Anordnung von Pars profunda und Pars superficialis läßt darauf schließen, daß der M. masseter außer Hebung auch Seitwärtsbewegungen und Protrusionen des Unterkiefers ausführt.

Bei einer Kiefergelenk-/Muskeldysfunktion sind die **Schmerzen** häufig im M. masseter zu orten. Zusammen mit dem M. temporalis spiegelt der M. masseter oft eine Parafunktion (*Bruxismus*) wider, wenn er palpationsempfindlich ist. Die Bruxieren und Zähnepressen bewirkende Hyperaktivität der Muskeln führt häufig zu muskulärem Spannungskopfschmerz und zu einem Gefühl der Empfindlichkeit, Überanstrengung und Muskelermüdung.

2.1.1.3 M. pterygoideus medialis

Der M. pterygoideus medialis (Abb. 2-2) befindet sich auf der medialen Seite des Unterkiefers und hat seinen Ursprung hauptsächlich in der **Fossa pterygoidea** des Flügelfortsatzes. Seine Fasern verlaufen ähnlich wie die der Pars superficialis des M. masseter nach unten hinten und inserieren an der medialen Seite des R. mandibulae sowie am **Angulus mandibulae** etwa spiegelbildlich zum M. masseter.

Die **Innervation** des M. pterygoideus media-

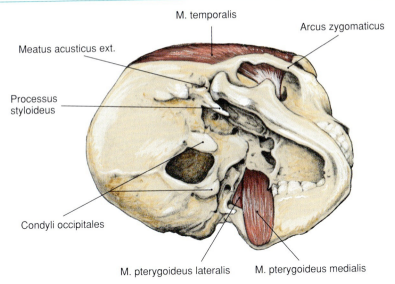

M. temporalis

Arcus zygomaticus

Meatus acusticus ext.

Processus
styloideus

Condyli occipitales

M. pterygoideus lateralis   M. pterygoideus medialis

Abb. 2-2. M. pterygoideus lateralis und medialis.

lis erfolgt durch den N. pterygoideus medialis, der ebenfalls vom N. mandibularis des N. trigeminus direkt unterhalb des Foramen ovale abzweigt. Die **arterielle Versorgung** geschieht durch Rr. pterygoidei aus der A. maxillaris.

Die Hauptfunktion des M. pterygoideus medialis besteht in der **Hebung des Unterkiefers** und – vermutlich im Zusammenspiel mit dem M. pterygoideus lateralis – in der **Seitenverschiebung des Unterkiefers.** Bei kombinierten protrusiv-lateralen Bewegungen ist die Aktivität des M. pterygoideus medialis stärker ausgeprägt als die des M. temporalis.

Bei der Kiefergelenk-/Muskeldysfunktion ist der M. pterygoideus medialis häufig **palpationsempfindlich,** insbesondere an seiner Insertionsstelle auf der medialen Seite des Angulus mandibulae (s. Kap. 6.7.3).

Die Vorgehensweise bei der Palpation wird in Kapitel 6 („Kiefergelenkstörungen: Evaluierung und Diagnostik") erörtert.

2.1.1.4 M. pterygoideus lateralis

Der M. pterygoideus lateralis liegt in der Fossa infratemporalis und besitzt zwei Köpfe, einen **größeren unteren** und einen **kleineren oberen Kopf** (Abb. 2-3).

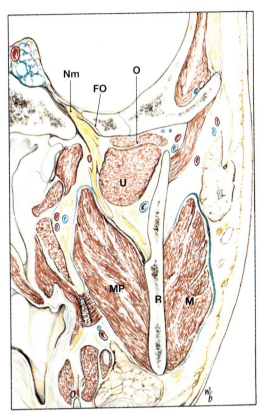

Abb. 2-3 a. Frontalschnitt anterior vom Kiefergelenk; N. mandibularis (Nm) im Foramen ovale (FO), oberer Kopf (O) und unterer Kopf (U) des M. pterygoideus, M. masseter (M), M. pterygoideus medialis (MP), Ramus mandibulae (R).

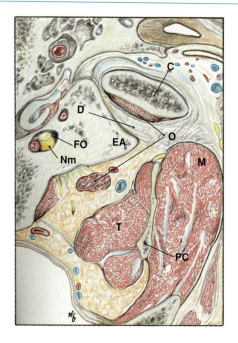

Abb. 2-3b. Horizontalschnitt vom Kiefergelenk;
N. mandibularis (Nm) im Foramen ovale (FO), Tuberculum articularis (EA), oberer Kopf des M.
pterygoideus (O), Processus coronoideus (PC), Discus articularis (D), M. masseter (M), M. temporalis
(T), Processus condylaris (C).

Der Ursprung des unteren Kopfes befindet
sich auf der lateralen Fläche der Lamina lateralis des Proc. pterygoideus; der obere Kopf
entspringt dagegen von der Facies intratem-
poralis der Ala major ossis sphenoidalis.

Die Muskelfasern des unteren Kopfes verlaufen nach hinten oben und lateral, um in
der Fovea pterygoidea des Proc. condylaris
mandibulae zu inserieren. Die meisten Fasern des oberen Muskelkopfes ziehen waa-
gerecht nach hinten zur vorderen Kapsel des
Kiefergelenks, wo sie ansetzen. Einige Fasern inserieren am Discus articularis.

Im Ursprungsbereich können die Köpfe
durch Fasern des M. pterygoideus medialis
sowie des M. temporalis überlagert oder mit
ihnen verflochten sein.

Die **Innervation** des M. pterygoideus lateralis erfolgt durch einen Ast des N. mandi-

bularis, den N. pterygoideus lateralis. Die
arterielle Versorgung erfolgt durch die Rami
pterygoidei der A. maxillaris.

Die **Funktion** des M. pterygoideus lateralis
umfaßt Öffnung, Protrusion und Seitwärtsbewegung des Unterkiefers. Der obere Muskelkopf scheint beim Zähnepressen und
Bruxieren aktiv zu sein. Der untere Kopf tritt
bei Kieferöffnung, Protrusion, beim Schlucken,
Zähneknirschen, bei passiver Retrusion sowie einseitig kontralateralen Bewegungen in
Aktion. Der obere Muskelkopf ist beim Zähnepressen aktiv, wobei er u.U. das Kiefergelenk stabilisiert und die Kaukräfte auf das
Tuberculum articulare lenkt. Wahrscheinlich bewegen sich bei Kontraktion des unteren Kopfes des M. pterygoideus lateralis Diskus und Kondylus gleichzeitig.

Eine Einschränkung der Seitwärtsbewegung bei Kiefergelenk-/Muskeldysfunktion
kann genausogut mit einer Dysfunktion von
Muskeln wie mit einer Schädigung des Diskus und/oder der Knochenkomponenten
des Kiefergelenks zusammenhängen. Eine
solche Muskeldysfunktion kann bei M. temporalis oder M. masseter sowie auch im oberen Kopf des M. pterygoideus lateralis zu
suchen sein. Manche Patienten haben
Mühe, die Zähne fest zusammenzupressen,
was vielleicht auf Schmerzen in den Muskeln oder veränderte Gelenkstrukturen zurückzuführen ist, die von einer Kapseldeh-
nung durch Hyperaktivität von Fasern des
M. masseter und/oder M. temporalis herrühren.

Eine **direkte Palpation** des M. pterygoideus lateralis ist **nicht möglich.** Indirektes
Palpieren des unteren Kopfes erfolgt, indem
man mit dem Zeigefinger distal vom Tuber
maxillae nach hinten und oben drückt,
während der Patient den Muskel isome-
trisch anspannt. Bei vielen Patienten mit
Kiefergelenk-/Muskeldysfunktion zeigt sich
eine Empfindlichkeit dieses Muskels beim
Palpieren auch ohne Anspannen.

2.1.1.5 M. digastricus

Der M. digastricus (Abb. 2-4) besteht aus zwei Teilen, dem **Venter anterior** und dem **Venter posterior.** Beide Bäuche sind durch eine lange Sehne miteinander verbunden, die am Zungenbein mittels einer Schlinge der Fascia cervicalis befestigt ist und wie ein Seilzug funktioniert. Der Venter posterior entspringt an der Incisura mastoidea medial vom Proc. mastoideus des Os temporale, der Venter anterior von der Zwischensehne und setzt an der Innenseite des Unterkiefers nahe der Mittellinie an der Fossa digastrica an.

Die **Innervation** des Venter posterior erfolgt durch einen Ast des N. facialis, die des Venter anterior durch einen Ast des N. mylohyoideus des vom N. trigeminus abzweigenden N. mandibularis.

Die **Funktion** des Venter anterior wie auch die der anderen Mm. suprahyoidei und des M. pterygoideus lateralis besteht in der *Kieferöffnung.* Beide Teile des M. digastricus sind an der Öffnung, *Pro- und Retrusion* sowie *Seitwärtsbewegung* des Unterkiefers beteiligt. Die Funktion des Muskels besteht darin, das Zungenbein zu stabilisieren und die Kieferöffnung zu unterstützen.

Schmerzempfindlichkeit ist bei indirekter Palpation des Venter posterior recht **selten** festzustellen; allerdings ist auf die Lage der Palpationsstelle zu achten. Der Muskelbauch befindet sich weiter distal als erwartet und ist wegen der Lage der M. sternocleidomastoideus schwer zu tasten. Der Venter posterior verläuft unterhalb des vorderen Randes des M. sternocleidomastoideus und befindet sich dorsal unterhalb des Ohrs in der Incisura mastoidea. Palpatorisch ist es schwierig, den Venter anterior vom M. geniohyoideus zu unterscheiden.

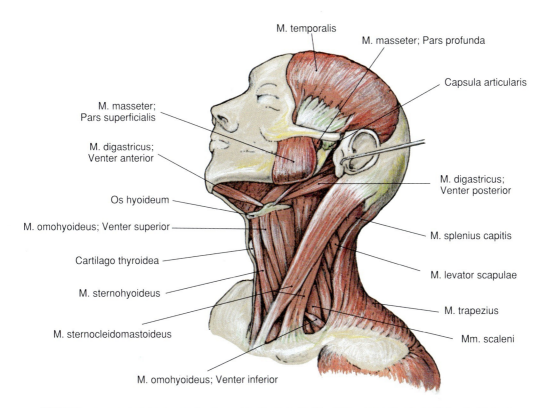

Abb. 2-4. Kopf- und Halsmuskeln, die an kraniomandibulären Beschwerden beteiligt sein können.

19

2.1.2 Muskeln im Zusammenhang mit Hörfunktion und TMD

Aufgrund eines möglichen Zusammenhangs mit Ohrsymptomen, die manchmal bei Patienten mit Kiefergelenk-/Muskeldysfunktion auftreten, sind noch drei andere Muskeln von Interesse, obwohl es sich bei ihnen nicht um Kaumuskeln handelt: Der M. tensor veli palatini (Abb. 2-5) und der M. tensor tympani (s. Abb. 3-10) werden durch motorische Fasern vom N. mandibularis versorgt. Der M. levator veli palatini entspringt ebenso wie diese beiden Mm. tensores teilweise an der Ohrtrompete (s. Abb. 2-5).

Der **M. tensor veli palatini** entspringt auf breiter Front an der Spina ossis sphenoidalis bis hin zur Fossa scaphoidea sowie an der Tuba auditiva. Er verläuft am Proc. pterygoideus abwärts und biegt rechtwinklig um den Hamulus pterygoideus, um in horizontaler Richtung in die Gaumenaponeurose einzustrahlen.

Seine Aufgabe besteht in der *Spannung des weichen Gaumens;* außerdem *öffnet* er die *Tuba auditiva* beim Schlucken. Er ist der einzige Muskel des weichen Gaumens, der vom N. mandibularis innerviert wird.

Der **M. tensor tympani** liegt im Semicanalis m. tensoris tympani über der Tuba auditiva. Er verläuft durch die Paukenhöhle und setzt an der Basis des Hammergriffs an. Der Muskel zieht den Malleus nach medial und spannt das Trommelfell. Wie der M. tensor veli palatini wird er durch einen Ast des N. mandibularis vom N. trigeminus innerviert.

Der **M. levator veli palatini** entspringt vor dem Canalis caroticus am Felsenbein, z. T. auch am Knorpel der Tuba auditiva. Er verläuft nach unten unter das Ostium pharyngeum tubae auditivae, um sich mit den anderen Muskeln des weichen Gaumens zu

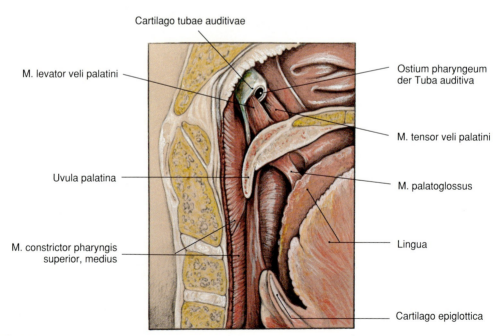

Abb. 2-5. M. tensor veli palatini und M. levator veli palatini nach Entfernung von darüberliegender Tonsille und Schleimhaut.

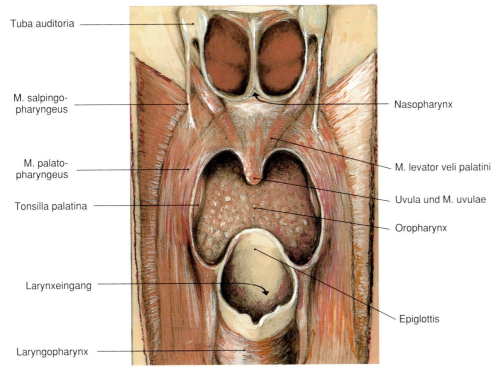

Tuba auditoria

M. salpingo-
pharyngeus

M. palato-
pharyngeus

Tonsilla palatina

Larynxeingang

Laryngopharynx

Nasopharynx

M. levator veli palatini

Uvula und M. uvulae

Oropharynx

Epiglottis

Abb. 2-6a. Nasopharynx und Oropharynx, Ansicht von hinten mit Muskeln und Strukturen, die bei Schnarchen und OSA beteiligt sind.

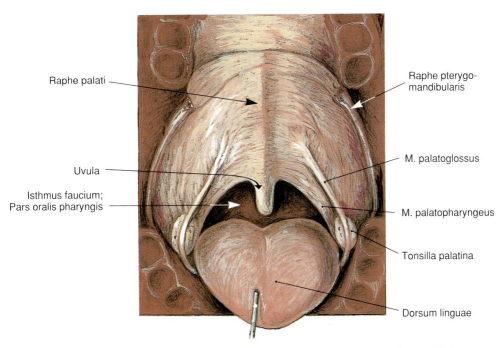

Raphe palati

Uvula

Isthmus faucium;
Pars oralis pharyngis

Raphe pterygo-
mandibularis

M. palatoglossus

M. palatopharyngeus

Tonsilla palatina

Dorsum linguae

b) Oropharynx, Frontalansicht mit oralen Strukturen, z.B., Zunge, Uvula, Tonsillen, weicher Gaumen und Mm. palatoglossi.

21

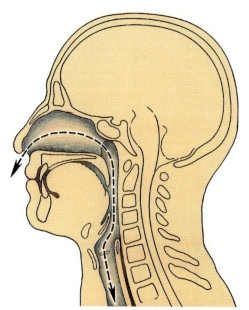

Abb. 2-7. Unbehindert durchgängige obere Atemwege.

vereinigen. Er hebt den weichen Gaumen, erweitert den Isthmus tubae und verengt das Ostium pharyngeum. Der M. levator veli palatini wird durch den Plexus pharyngeus der Nn. glossopharyngeus und vagus innerviert.

In der Ruhestellung des Pharynx ist das Ostium pharyngeum tubae auditivae normalerweise geschlossen; beim Anheben des Gaumens während des Schluckens wird es jedoch geöffnet. Bei einer schmerzhaften Einschränkung der Kieferöffnung und des Gähnens sowie der Schließbewegung beim Schlucken kann der Druckausgleich mit der Paukenhöhle behindert sein, wodurch ein *Druckgefühl* sowie *Hörstörungen* auftreten können.

2.1.3 Muskeln des Nasopharynx und des Oropharynx

Hier soll das Zusammenwirken von Anatomie und Muskelfunktion der oberen Atemwege unter Beteiligung von Nasopharynx und Oropharynx (Abb. 2-6a und b) betrachtet werden, soweit ein Zusammenhang mit

der obstruktiven Schlafapnoe (OSA) besteht. Eine kurze Beschreibung dieser Erkrankung wurde in Kapitel 1 gegeben, eine detailliertere Erörterung findet sich in Kapitel 15.

Bei der obstruktiven Schlafapnoe (OSA) wirken verringertes Lumen des oberen Atemwegs und veränderte Aktivität der oberen Atemwegsmuskulatur einschließlich des M. genioglossus (GG; s. Abb. 15-1) zusammen, so daß der Atemluftstrom durch Oropharynx und Nasopharynx behindert ist (Abb. 2-7).

Die Aktivität des M. genioglossus beeinflußt die Position der vorderen Pharynxwand und bewirkt eine erhöhte Durchgängigkeit des Atemwegs vom Kehlkopf bis zur Nase. Bei ruhiger Atmung mit geschlossenem oder leicht geöffnetem Mund ist der M. genioglossus während der Inspirationsphase aktiv. Bei forcierter Inspiration oder bei Wechsel in die Horizontallage steigert sich seine Aktivität (Pae, 1994). Bei Patienten mit OSA steht das verkleinerte Atemwegsvolumen im Zusammenhang mit einer Hypotonie des M. genioglossus. Die Symptome und die Behandlung der gestörten Atemfunktion während des Schlafs sind abhängig von der Lokalisation der Muskelfunktionsstörung.

Untersuchungen haben gezeigt, daß mit **steigendem Body-Mass-Index** (BMI) auch das Volumen der Zunge und des weichen Gaumens zunimmt. Mittels der Kernspinresonanztomographie lassen sich bei adipösen Patienten mit OSA vermehrte und vergrößerte Fettablagerungen in der Zunge darstellen (Horner, 1989).

2.1.4 Kopf-, Hals- und Schultermuskulatur

An dieser Stelle sind zwei Muskeln von Interesse, die am Kopf entspringen und am Schultergürtel ansetzen: der **M. sternocleidomastoideus** und der **M. trapezius** (s. Abb. 2-4).

Außerdem sind die **Mm. scaleni** wichtig, die als kraniale Fortsetzung der Mm. intercostales beschrieben werden. Wichtig, aber nicht ohne weiteres tastbar sind die Mm. infrahyoidei, die auf das Zungenbein und damit auch auf den Unterkiefer und die Halswirbelsäule (HWS) wirken, so z. B. die Mm. sternohyoideus und omohyoideus. Der zu den spinotransversalen Muskeln gehörende M. splenius capitis sowie der M. levator scapulae und der M. scalenus medius sind in der Regio cervicalis lateralis tastbar. Hier befindet sich ein Muskeldreieck, das von Schlüsselbein, M. sternocleidomastoideus und M. trapezius begrenzt wird.

Der **M. sternocleidomastoideus** besteht aus zwei Köpfen, von denen einer am Sternum und der andere am Schlüsselbein entspringt. Die Insertion des M. sternocleidomastoideus erfolgt am Proc. mastoideus und an der Linea nuchae superior (ossis occipitalis). Hier sind der M. sternocleidomastoideus und der M. trapezius sehnig miteinander verbunden. Eine Kontraktion des rechten und linken M. sternocleidomastoideus führt zur *Neigung des Kopfes* nach vorne; diese Bewegung ist in

geringem Ausmaß auch beim Öffnen des Kiefers zu beobachten. Der M. sternocleidomastoideus ist häufig bei kraniomandibulären Störungen palpationsempfindlich. Ob ein Zusammenhang mit einer Dysfunktion des Discus articularis besteht, ist jedoch noch ungeklärt. Die *Innervation* erfolgt durch den N. accessorius sowie durch Muskeläste des Plexus cervicalis (C 2 bis C 4).

Der **M. trapezius** (s. Abb. 2-4) besteht aus drei Teilen, die an der Protuberantia occipitalis externa und der Linea nuchae superior des Hinterhauptbeins, vom Nackenband und den Dornfortsätzen aller Brustwirbel entspringen. Er inseriert am Schlüsselbein, am Akromion und an der Spina scapulae des Schulterblatts.

Seine Funktion besteht in der Hauptsache in der *Stabilisierung des Schultergürtels* und der *Fixierung des Schulterblatts*. Patienten mögen zwar über Muskelempfindlichkeit und Schulterbeschwerden bei kraniomandibulären Störungen klagen, und bei

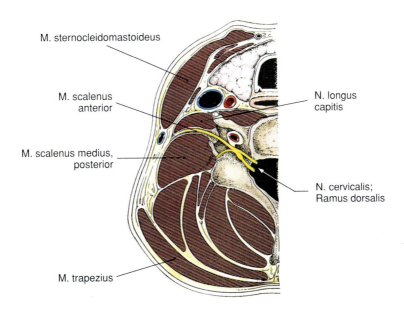

Abb. 2-8. Querschnitt durch den Hals mit den Muskeln, die bei kraniomandibulären Störungen symptomatisch sein können.

23

Palpation kann Schmerzempfindlichkeit vorhanden sein; dennoch ist ungeklärt, warum dieser Muskel auf eine Behandlung mit einer Aufbißschiene positiv anspricht. Bisher wurde nur eine Reihe ungesicherter Hypothesen propagiert.

Die **Mm. scaleni** (s. Abb. 2-4 und 2-8), d. h. M. scalenus anterior, medius und posterior, entspringen an den Processus transversi der Halswirbel und inserieren an der 1. und 2. Rippe.

Die *Innervation* erfolgt durch Rami ventrales der Spinalnerven C 2 bis C 8. Zwischen M. scalenus anterior und medius liegt die hintere Skalenuslücke, durch welche der Plexus brachialis hindurchtritt. Von diagnostischer Bedeutung ist das *Scalenus-anterior-Syndrom* (Kopf-Schulter-Hals-Syndrom), das sowohl mit dem „Kiefergelenksyndrom" als auch dem Halsrippensyndrom (Konstriktion des Plexus brachialis durch eine am 7. Halswirbel ansetzende überzählige Rippe) verwechselt werden kann. Beim Scalenus-anterior-Syndrom sind die Nerven und Gefäße in der Skalenusöffnung komprimiert.

Von den **Mm. infrahyoidei** sind hier der M. sternohyoideus und M. omohyoideus von Interesse (s. Abb. 2-4). Nur selten sind diese Muskeln bei kraniomandibulären Störungen palpationsempfindlich. In manchen Fällen können beim Schlucken Beschwerden in diesen Muskeln auftreten, und zwar in der Regel dann, wenn eine Schiene, die Normalstellung von Kopf und Hals beeinträchtigt. Der M. sternohyoideus kann palpationsempfindlich oder schmerzhaft sein, wenn die Retrusion eines protrudierten Unterkiefers verhindert wird, indem man einen Finger auf die Schneidezähne legt.

Provokationstests, welche die Protrusion und Seitwärtsbewegung des Unterkiefers einschränken, können Beschwerden in den Mm. infrahyoidei und im M. sternocleidomastoideus auslösen.

Die **Mm. suprahyoidei**, z. B. der M. mylo-

hyoideus und M. digastricus, sind häufiger *palpationsempfindlich* als die Mm. infrahyoidei.

Bei kraniomandibulären Störungen sind zwei weitere Muskeln ebenfalls palpationsempfindlich:

▸ der M. levator scapulae
▸ der M. splenius capitis (s. Abb. 2-4).

Der **M. levator scapulae** entspringt zwischen den Mm. scaleni und dem M. splenius von den Tubercula posteriora der Querfortsätze der ersten vier Halswirbel und inseriert am Angulus superior der Scapula. Er zieht das Schulterblatt nach oben und medial. Seine *Innervation* erfolgt durch den N. dorsalis scapulae.

Der **M. splenius capitis** entspringt von den Dornfortsätzen des 3. Hals- bis zum 3. Brustwirbel und inseriert an der Linea nuchae superior sowie am Proc. mastoideus. Der M. splenius capitis zieht den Kopf nach hinten und streckt den Hals; bei einseitiger Kontraktion bewirkt er Kopfdrehung. Die *Innervation* des M. splenius capitis erfolgt durch die Rami dorsales der Spinalnerven aus dem 1. bis 6. Zervikalsegment. Dieser Muskel kann bei kraniomandibulären Störungen palpationsempfindlich sein; jedoch wurde bisher kein direkter Zusammenhang mit einer Dysfunktion nachgewiesen. Eine solche Empfindlichkeit verschwindet bei erfolgreicher Behandlung des Muskelspannungskopfschmerzes, der durch eine Kiefergelenk- und/oder Kaumuskeldysfunktion verursacht sein kann oder sie begleitet. Chronische Schmerzen in Verbindung mit einer Kiefergelenk- und/oder Kaumuskeldysfunktion können Unbehagen oder Empfindlichkeit in jedem die Kopfhaltung beeinflussenden Muskel verursachen.

2.2 Kraniomandibuläre Funktionsstörungen (CMD/TMD)

Die hier betrachteten Erkrankungen werden in vielen Ländern als CMD bezeichnet, aber

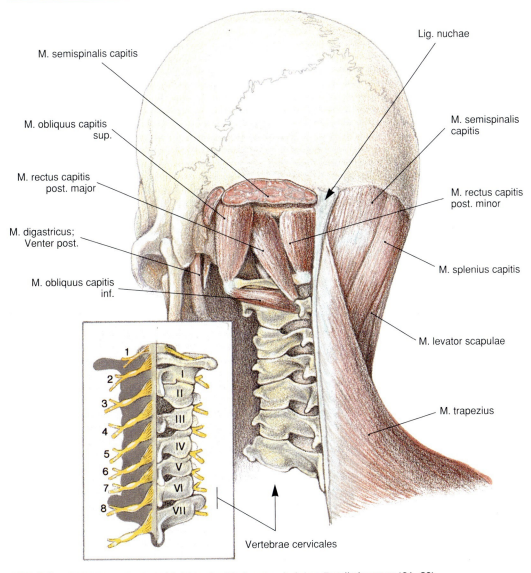

M. semispinalis capitis

M. obliquus capitis sup.

M. rectus capitis post. major

M. digastricus; Venter post.

M. obliquus capitis inf.

Lig. nuchae

M. semispinalis capitis

M. rectus capitis post. minor

M. splenius capitis

M. levator scapulae

M. trapezius

Vertebrae cervicales

Abb. 2-9. Mittlere und tiefe Schichten der Nackenmuskulatur, Zervikalnerven (C1–C8).

im selben Bereich oder andernorts auch als TMD mit synonymer Bedeutung. Hier werden CMD und TMD als austauschbare Begriffe verwendet, da sie sich beide auf Symptome beziehen, die kranio-okzipitale und zervikale Bereiche betreffen. Verschiedene Erkrankungen von Kopf, Hals und Schulter sind aufgrund von gelegentlichen, häufigen oder vielleicht koinzident auftretenden Symptomen wie Kopfschmerz oder Muskelfaszi-

enschmerzen differentialdiagnostisch mit Funktionsstörungen des Kiefergelenks und der Kaumuskulatur in Verbindung gebracht worden.

Es ist gefordert worden, daß eine adäquate Behandlung von Patienten mit einer Kiefergelenkstörung auch eine Beurteilung häufig übersehener, anderweitig lokalisierter, aber korrelierter Probleme der Muskeln und Gelenke des Kopf-Hals-Bereichs

(Abb. 2-9) einschließen sollte. Der Grund für eine solche Bewertung steht im Zusammenhang mit einer Anzahl von Störungen aus dem Spektrum der kraniomandibulären Erkrankungen, die mit der Diagnose und/oder Behandlung von Erkrankungen des Kiefergelenks und/oder der Muskulatur verbunden sind oder diese komplizieren.

Kopfschmerz und andere Schmerzen treten im Zusammenhang mit folgenden **Syndromen** auf:

▸ Zervikalsyndrom
▸ Skalenusmuskelsyndrom
▸ Achselvenensperre (thoracic inlet syndrome)
▸ Schultergürtelkompressionssyndrom (thoracic outlet syndrome)
▸ myofaziales Schmerzsyndrom des M. omohyoideus
▸ Kompressionssyndrom des N. occipitalis major.

Verschiedenste **ätiologische Mechanismen** können zum Auftreten schwerer Kopfschmerzen im temporalen, parietalen, retroorbitalen und okzipitalen Bereich führen. So kann z.B. die Kompression des N. occipitalis major durch den M. trapezius oder den M. semispinalis capitis Schmerzen im Versorgungsgebiet dieser Nerven verursachen. Das myofaziale Schmerzsyndrom des M. omohyoideus kann Schmerzen im Nacken, am Unterkiefer, in der Temporalregion und an anderen Stellen auslösen. Solche Störungen scheinen nicht sehr häufig aufzutreten. Dennoch können gelegentlich die Kaumuskeln ebenso wie andere kraniomandibuläre Muskeln oder zervikale Bandscheibenläsionen die Ursache für Kopfschmerzen und andere Schmerzen sein. Provokationstests und Palpation können gelegentlich Schmerzen in der Infrahyoidal- und Suprahyoidalmuskulatur auslösen, ebenso wie in Nacken- und Schultermuskeln.

In wenigen Fällen kann eine Schienentherapie myofazialen Schmerz in der Nackenmuskulatur lindern, vielleicht noch seltener bewirkt Physiotherapie der Nacken- und Schultermuskulatur eine Verminderung von Hyperaktivität der Kaumuskulatur.

Bei der Untersuchung eines Patienten wegen Störungen des Kausystems sollte man daran denken, daß der Ursprung solcher Erkrankungen auf unterschiedliche Weise mit Muskeln, Gelenken, Zähnen und dem Nervensystem zusammenhängen kann. Dementsprechend muß der Untersuchende entscheiden, welche Strukturen außerhalb des Kausystems einer Beurteilung bedürfen und ob eine Überweisung notwendig wird.

Die anatomischen und physiologischen Grundlagen der Entstehung von subokzipitalem Kopfschmerz oder okzipitaler Myalgie erfordern zur korrekten Bewertung kraniomandibulärer Erkrankungen **Kenntnisse des trigeminal-zervikalen Komplexes** und **berufsbedingter Erkrankungen des Schulter-Arm-Hand-Bereichs.**

Die Tendenz zur übermäßig häufigen Diagnose im Verhältnis zu Erkrankungen des trigeminal-zervikalen Komplexes verlangt vom klinisch Tätigen ein hohes Maß an Objektivität, bevor eine Diagnose gestellt wird. Die Diagnose sollte so präzise wie möglich ausfallen, bevor eine Therapie eingeleitet wird.

2.2.1 Pathophysiologie

Die derzeitige Lehrmeinung basiert in erster Linie auf klinischen Anzeichen und besagt, daß **Muskelschmerzen** und **Kopfschmerzen** ihren Ursprung in der Kiefermuskulatur haben, insbesondere im Zähnepressen und Bruxieren. Die Zusammenhänge mit schmerzhafter Kaumuskulatur müssen jedoch noch genauer erforscht werden. Ungeachtet dessen kann man aber feststellen, daß die Verwendung einer **Michigan-Schiene** mit Freiheit in der Zentrik eine zweckdienliche Behandlungsmöglichkeit zum Abbau und zur Prophylaxe von Muskelschmerzen darstellt. Die Behandlung soll eine Abnahme der übermäßigen Muskelaktivität bewirken und durch physiotherapeutische Maßnahmen zu einer Steigerung des afferenten Blutstroms in den Muskeln führen.

Die Vorstellung, daß eine Ermüdung der Muskeln zu Spasmen und diese wiederum zu Schmerzen führen, wie sie im Konzept des sogenannten **myofazialen Schmerz- und Dysfunktions-(MPD-)Syndroms** zum Ausdruck kommt, konnte bisher noch nicht bestätigt werden. Beim MPD-Syndrom konnten keine echten Muskelspasmen nachgewiesen werden. Wird eine isometrische Kontraktion des Muskels über dessen Ermüdungspunkt hinaus fortgesetzt, können rasch Schmerzen auftreten.

Die Diagnose **Myofibrose** dient manchmal als Erklärung für Schmerzen und Empfindlichkeit von Muskeln, die u.U. durch Überbeanspruchung, vielleicht in Verbindung mit unausgewogener Kontraktion, verursacht werden. Beides kann zu mechanischer Schädigung mit einer begleitenden Entzündung und später zu einer Fibrose führen. Bei der Differentialdiagnose einer Kiefergelenk-/Muskeldysfunktion muß auch an eine Myofibrose gedacht werden.

Spontane schmerzfreie Kontraktionen oder fibrilläre **Muskelzuckungen,** die eine sichtbare Bewegung der darüberliegenden Haut (nicht aber des Kiefergelenks) insbesondere über dem Masseter verursachen, sind nur selten Anzeichen für eine neuromuskuläre Erkrankung. Solche Bewegungen der Muskeln dürfen nicht mit Gesichtszuckungen verwechselt werden, die von den Gesichtsmuskeln ausgehen oder mit der Kontraktion des M. masseter bei gewohnheitsmäßigem oder situationsbedingtem Zähnepressen zusammenhängen; das Muskelzucken kann dagegen bei Hyperaktivität beobachtet werden.

Eine **schmerzhafte Muskelkontraktion** führt gewöhnlich zu Spannungskopfschmerz, Schmerzen in Hand und Schulter sowie zu einer „Fibrositis". Verantwortlich dafür sind Streß, Zähnepressen, Bruxieren und gelegentlich kleinere Traumatisierungen. Schmerzhafte Kontraktionen können zusammen mit Gelenkstörungen auftreten. So kann Muskelschmerz „sekundär" zu einer Kiefergelenkdysfunktion führen, indem er von einer anderen Stelle her in den entsprechenden Muskel ausstrahlt. Er kann aber auch durch eine Hyperaktivität entstehen, mit der schmerzhafte Gelenkbewegungen vermieden werden sollen.

2.2.2 Funktionelle Adaptation des Kiefergelenks und der Muskeln

Eine **Vorverlagerung des Unterkiefers** stellt eine der Möglichkeiten zur Behandlung einer Diskusverlagerung und/oder einer Malokklusion der Klasse II dar. Eine solche Behandlung kann eine orthognathe Operation umfassen, wodurch der Unterkiefer von einem Moment auf den anderen neu ausgerichtet wird. Infolgedessen ändert sich auch die Relation der Knochen zu den Zähnen, Muskeln und Weichgeweben.

Dabei ist besonders zu berücksichtigen, daß durch die veränderten Lageverhältnisse die Sensibilität gestört, die Länge von Muskeln und Sehnen verändert und die Bißkraft modifiziert wird. Vom funktionellen Standpunkt aus betrachtet, muß sich das Zentrum für die Erzeugung von Kaubewegungen an die veränderte Form anpassen oder die vor der Operation bestehende Relation wiederherstellen, was einem Rezidiv gleichkommt. Allerdings gibt es keine allgemeingültigen Kriterien, mit denen sich die Rezidivwahrscheinlichkeit nach einer orthognathen Operation zuverlässig beurteilen ließe.

Die **Ergebnisse der Behandlung einer Diskusverlagerung** mit einer kieferorthopädischen Repositionsschiene legen den Schluß nahe, daß es derzeit noch keine diagnostischen Kriterien gibt, um die Effektivität einer Repositionsschiene bei offenem Biß der Schneidezähne auf Dauer zu beurteilen. Mit einer Lageänderung des Unterkiefers ohne Rücksicht auf die Muskelfunktion kann der Mißerfolg der Behandlung vorprogrammiert sein. Die Auswirkung einer Verlagerung des Kondylus in eine nicht anatomische Stellung (z. B. am Tuberculum articulare entlang abwärts und vorwärts) wird später besprochen.

Zusammenfassend kann gesagt werden, daß eine Anpassung der Muskeln an veränderte strukturelle Relationen nur bedingt möglich und nicht vorhersehbar ist, zumindest bei Erwachsenen.

> **Allgemein gilt: Je geringer die strukturelle Veränderung, desto wahrscheinlicher ist eine funktionelle Anpassung. Darüber hinaus sind Parafunktionen offenbar ein wichtiger (Hemm-)Faktor, der eine Anpassung an veränderte strukturelle Gegebenheiten verhindert.**

2.3 Schnarchen und obstruktive Schlafapnoe

Die oropharyngeale und nasopharyngeale Muskulatur stellt sich nicht nur darauf ein, wenn der Patient von der Orthostase in die Horizontallage wechselt, sondern auch auf den Schlaf. Eine Tonusverminderung der Muskulatur ist normal, wenn aber zusätzliche Faktoren wie eine große Zunge, Übergewicht, kleine Kiefer (Retrognathie) und verringerte Abmessungen des Pharynx hinzukommen, besteht unter Umständen keine ausreichende Anpassungsfähigkeit, um den oberen Atemweg offenzuhalten. Die Zunge bildet mit ihrer Muskulatur die Vorderwand des Atemwegs, und wenn sie in Liegeposition des Patienten zurückfällt, wird das Lumen des Atemwegs verengt. Wenn sich das Zwerchfell kontrahiert, um Luft in die Lunge zu befördern, können die Zunge sowie eine Insuffizienz der Zunge und/oder des Gaumens eine Verengung des Atemwegs bewirken, die ausreicht, um hörbare Vibrationen des weichen Gaumens und der Uvula (Schnarchen) zu verursachen. Wenn die Funktion der Atemwegsmuskulatur und der Zungenmuskulatur nicht ausreichend abgestimmt ist, wird die Zunge vollständig an die gegenüberliegende Pharynxwand gesaugt, und es kann keine Luft die Lunge erreichen. Bei signifikanter Dauer und Häufigkeit dieser Verlegung liegt eine obstruktive Schlafapnoe vor.

2.3.1 Pathophysiologie

Schnarchen entsteht durch die Vibration der oropharyngealen Gewebe in Verbindung mit partiellem Verschluß der oberen Atemwege. Dieses Phänomen tritt bei etwa 50% der männlichen Bevölkerung auf. Schnarchen kann bloß störend oder aber auch ein Hinweis auf das Vorliegen einer obstruktiven Schlafapnoe (OSA) sein, wenn manifeste Atemwegsverlegungen unterschiedlicher Dauer während des Schlafs auftreten.

Obstruktion mit Verschluß der oberen Atemwege während des Schlafs wird von Faktoren verursacht, die die Durchgängigkeit der Atemwege beeinflussen. Dazu gehören disproportionierte Anatomie von Strukturen, die im Bereich zwischen Nase und Kehlkopf eine Verengung des Pharynx bewirken, sowie verminderter Tonus der Pharynxmuskulatur bei erhöhtem Atemwegswiderstand und negativem intrapharyngealen Druck (Rogers & Lowe, 1994). Kephalometrische Untersuchungen zeigen, daß die Zungenquerschnittsfläche sich erhöht und die Querschnittsfläche des Oropharynx sich vermindert, wenn OSA-Patienten aus aufrechter Körperhaltung in die Rückenlage überwechseln.

Anatomisch kann die Obstruktion folgende Lokalisation haben: nasale Obstruktion, verlängerter weicher Gaumen und Uvula, Tonsillenhypertrophie, Makroglossie, Retrognathie (Oberkiefer und Unterkiefer) und tiefe Lage des Zungenbeins. Die Wechselwirkung zwischen Muskelaktivität und Atemwegsdimension, so z.B. von Zunge und Gaumen, retrognathem Unterkiefer, Diskrepanz zwischen Unterkiefer und Oberkiefer und frontal offener Biß sowie Adipositas müssen unter Berücksichtigung von Gewicht, BMI (Body-Mass-Index) und Alter einbezogen werden.

2.3.2 Niveaus der OSA

Kephalogramme können zur Abschätzung des Volumens von Zunge, Nasopharynx und weichem Gaumen, nicht aber des Oro- oder Hypopharynx dienen (Lowe et al., 1995). Wenn wache Patienten mit OSA von einer aufrechten Haltung in die Rückenlage wechseln, wird die Stellung der aufrechten Zunge beibehalten. Damit wird dem Kollabieren des oberen Atemwegs als Folge der erhöhten Wirkung der Schwerkraft entgegengewirkt. Bei wachen Schnarchern ohne OSA kann in diesem Fall eine deutliche Dorsalbewegung im superior-posterioren Anteil der Zunge beobachtet werden (Miyamoto et al., 1997).

Computertomographien (CT) haben gezeigt, daß Patienten mit schwereren OSA-Formen eher größere Zungen und kleinere obere Atemwegsräume haben. 3-D-Rekonstruktionen von CT-Aufnahmen des Oropharyngealraums zeigen deutlich größere Atemwegsdimensionen des Oropharynx nach Eingliederung von Geräten zur Repositionierung. Diese vergrößerten Atemwegsdimensionen könnten erklären, warum diese Apparatur bei der Reduzierung des Schnarchens Wirkung zeigt.

2.4 Zusammenfassung

Kraniomandibuläre Funktionsstörungen oder TMD (Myoarthropathien) sind Sammelbegriffe für ein weites Spektrum von funktionellen und strukturellen Störungen der Muskeln des Kopfes und Halses sowie der Kiefergelenke. Eine einfache, lokalisierte, vollständige oder partielle Verletzung (eines oder mehrerer Muskeln von Kopf oderNacken und/oder der Kiefergelenke oder Halswirbel) kann eine Reihe von kompensatorischen und adaptiven Vorgängen im Bereich der Verletzung oder weiter entfernte Areale auslösen. Schmerzen und Kopfschmerz im Bereich einer Verletzung oder weiter davon entfernt können im Zusammenhang mit muskulärer Hyperaktivität stehen und das Zusammenspiel einer Vielzahl von anatomischen, physiologischen und psychischen Faktoren darstellen. Um solche Faktoren, ihren Einfluß auf die Muskeln und damit auf Beschwerden und Schmerzen einschätzen zu können, sind Kenntnisse der Pathophysiologie der Muskeln erforderlich, die mit Schmerzen, Kopfschmerz und Funktionsstörungen – wie hier kurz angesprochen – in Zusammenhang stehen. Bei Einflüssen, die Auswirkungen am Kiefergelenk zeigen, ist stets auch von Auswirkungen auf die Muskelfunktion auszugehen.

Wie weiter unten erörtert werden soll, wird eine Reihe von intraoralen Apparaturen bei TMD/CMD angewendet, um die Muskeln und Gelenke auf verschiedene, dem Kliniker oder Forscher aber nicht immer bekannte Weise zu beeinflussen. Bei der Besprechung der einzelnen Apparaturen sollen aber Hinweise auf die angenommene Funktion gegeben werden, auch wenn die Gründe für den Erfolg einer Apparatur noch nicht durch

die Forschung ermittelt werden konnten. Die Beziehungen zwischen Anatomie und Funktion der Muskeln der oberen Atemwege und dem Auftreten von Schnarchen und OSA sind komplex und multifaktoriell. Die eigentliche Ursache für OSA konnte bisher nicht klar identifiziert werden, obwohl eine ganze Reihe von Faktoren eine Rolle bei der Prädisposition für diese Erkrankung zu spielen scheinen. Diese Faktoren und die Behandlung der OSA werden in Kapitel 15 besprochen.

Kiefergelenk: Struktur, Funktion und Dysfunktion

Funktion und Dysfunktion des Kiefergelenks hängen eng mit vielen Besonderheiten dieses **Doppelgelenks** zusammen sowie mit den komplexen Funktionsabläufen in Verbindung mit den Zähnen, Muskeln und Nerven. Leider behandelt ein Großteil der Literatur, die die Eigenschaften des Kiefergelenks auf der mikroskopischen Ebene beschreibt, nicht dieses Gelenk speziell, sondern befaßt sich allgemein mit den Synovialgelenken. Die anatomischen und histologischen Merkmale der Kiefergelenkkapsel wurden bisher relativ selten beschrieben.

In verschiedenen Studien wurden der Aufbau und die Funktion des Kiefergelenks untersucht; doch Schlüsse hinsichtlich der Funktion und Dysfunktion des Gelenks wurden dabei hauptsächlich aus der Morphologie gezogen. Daher müssen Konzepte zur Funktion bzw. Dysfunktion, die auf unvollständigem Wissen über das Kiefergelenk beruhen, mit Vorbehalt betrachtet werden. Nichtsdestoweniger soll sich die Symptomatik von Störungen des Kiefergelenks soweit wie möglich auf spezifische Beschwerden beziehen.

3.1 Gelenkkapsel

Das Kiefergelenk, Articulatio temporomandibularis, wird von einer relativ weiten Kapsel umschlossen (Abb. 3-1 und 3-2), die dem Gelenkkopf viel Spielraum für Bewegungen läßt. Die **Befestigung** der Gelenkkapsel erfolgt am Os temporale, sie umgibt die Fossa mandibularis. Anterior verläuft die Befestigungslinie

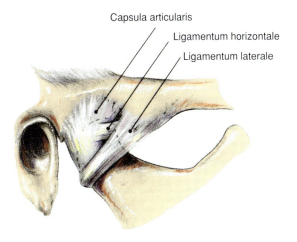

Capsula articularis
Ligamentum horizontale
Ligamentum laterale

Abb. 3-1. Kiefergelenkkapsel mit Bändern (nach DOLWICK und SANDERS, 1985).

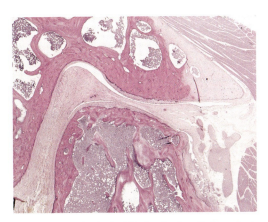

Abb. 3-2. Sagittalschnitt durch das Kiefergelenk eines ausgewachsenen Rhesusaffen.

über das Tuberculum articulare medial und lateral entlang der Knochen-Knorpel-Grenze. Posterior ist die Kapsel vor der Fissura petrotympanica (Glaser-Spalte) am Knochen befestigt. Am Unterkiefer inseriert die Gelenkkapsel vorn, medial und lateral an der Knorpel-Knochen-Grenze. Posterior liegt die Befestigungslinie am Übergang vom Caput zum Collum mandibulae; etwa 5 mm tiefer als vorn an der Innenseite ist die Gelenkkapsel mit dem Diskus verwachsen.

Die Kiefergelenkkapsel wird durch verschiedene **Bänder** verstärkt. Außen zieht das *Ligamentum laterale* vom Arcus zygomaticus zum Proc. zygomaticus knapp unterhalb des Caput mandibulae. Im unteren Abschnitt ist es fest mit der Membrana fibrosa der Gelenkkapsel verwachsen, anterior liegt zwischen dem Ligamentum laterale und der Kapsel lockeres Bindegewebe. Von einigen Autoren wird auch ein Ligamentum horizontale beschrieben (s. Abb. 3–1).

Zuweilen befindet sich an der Grenze zwischen dem M. masseter und dem lateralen Kapselband ein kleiner Schleimbeutel. Die mediale Seite der Kiefergelenkkapsel wird in der Regel vom *Ligamentum mediale* verstärkt.

Die schräg verlaufenden Fasern des lateralen und medialen Kapselbandes hemmen maximale Protrusionsbewegungen sowie Retrusionsbewegungen des Kondylus. Bei Mahlbewegungen wirken die Bänder stabilisierend auf den Gelenkkopf der Funktionsseite (= Arbeitsseite).

Im hinteren Bereich der Fossa mandibularis geht die Gelenkkapsel in ein retroartikuläres lockeres Bindegewebe über, das auch einen Venenplexus enthält. Dieses Maschenwerk beeinflußt den Bewegungsablauf im Kiefergelenk und schützt die Chorda tympani vor Druckschäden. An der Vorderseite der Gelenkkapsel inseriert der obere Teil des M. pterygoideus lateralis.

Die Ligamenta sind individuell verschieden stark ausgebildet und können sogar fehlen. Letzteres trifft besonders für das Ligamentum mediale zu. Das **Fehlen der Bänder**

wirft die Frage auf, ob in solchen Fällen Sehnenorgane vorhanden sind, die als Spannungsrezeptoren wirken. Ob das Fehlen eines Seitenbandes mit einer Kiefergelenkdysfunktion einschließlich übermäßiger Beweglichkeit (Lockerheit des Gelenks) und distaler Verlagerung des Kondylus zusammenhängt, ist noch ungeklärt.

Da es sich um ein Synovialgelenk handelt, besteht die Kapsel aus einer **inneren Membrana synovialis** und einer **äußeren Membrana fibrosa,** die hauptsächlich aus Kollagenfasern besteht, aber auch Nerven und Gefäße enthält. Fingerartige Ausstülpungen der Gelenkinnenhaut im anterioren und posterioren Bereich des oberen und unteren Gelenkraumspalts produzieren die *Gelenkschmiere* (Synovia), die als Gleitmittel für die Gelenkflächen dient.

Die **Innervation** der Kapsel erfolgt durch mehrere Nerven des 3. Trigeminusastes. Der N. auriculotemporalis versorgt die Gelenkkapsel lateral, hinten und medial; der N. massetericus, die Nn. temporales profundi und der N. pterygoideus lateralis versorgen sie anterior. Außerdem kann auch der N. facialis Zweige an die Kiefergelenkkapsel abgeben.

Eine besonders reichliche Innervation wird auch für das Ligamentum laterale und das umgebende Gewebe beschrieben. Die Innervationsdichte bildet die morphologische Grundlage für eine differenzierte Rezeption von Signalen, die von freien Nervenendigungen oder Sehnenspindeln (Golgi-Rezeptoren) empfangen werden können. Sie erklärt auch die Schmerzhaftigkeit bei Dysfunktionen, Verletzungen und Entzündungen.

Der *Discus articularis* soll bei jüngeren Menschen in allen Schichten Nervenfasern enthalten. Bei Erwachsenen finden sie sich dagegen nur noch in dem mit der Kapsel verwachsenen Randgebiet der Gelenkscheibe. Schmerzen können durch starke Dehnung der Kapsel, durch Traumen oder Entzündungen verursacht werden. Die Gefäßversorgung erfolgt durch Äste der A. maxillaris, A. temporalis und A. masseterica. Es gibt keine Beweise dafür, daß jegliche Form von Ohrenklingen mit Veränderungen in dem bereits erwähnten retroartikulären Venengeflecht zusammenhängt, die durch eine Kiefergelenk-/Muskeldysfunktion verursacht werden. Allerdings sind qualitative und quantitative Veränderungen der Ohrgeräusche bei manchen Patienten zu beobachten, sobald der Unterkiefer seine Lage ändert. In diesen Fällen kann ein Zusammenhang zwischen Kiefergelenk-/Muskeldysfunktion und Ohrenklingen bestehen. (Beachte die Lage von Gehörgang und Kondylus in Abb. 3-3.)

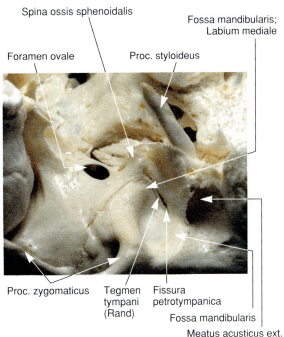

Abb. 3-4. Schädelbasis mit Os temporale und Kiefergelenkgrube.

3.2 Fossa mandibularis

Die **Kiefergelenkpfanne** (Abb. 3-4) liegt an der Unterseite des Arcus zygomaticus. Sie ist etwa zwei- bis dreimal größer als die Gelenkfläche des Unterkieferkopfes und korrespondierend zur Position desselben etwas schräg gestellt. Vorn wird sie vom Gelenkhöcker, dem Tuberculum articulare, gebildet. Da die Fossa mandibularis nur im vorderen Teil durch den Gelenkkopf belastet wird, ist der Knochen in der Tiefe der Gelenkgrube relativ dünn.

Das **Tuberculum articulare** besitzt eine schräg nach hinten abfallende Fläche, deren Neigungswinkel zur Okklusionsebene etwa 35° beträgt, bei tiefem Biß jedoch größer ist. Im **Sagittalschnitt** zeigen die Fossa mandibularis und das Tuberculum articulare eine S-förmige Gelenkbahn. Bei Okklusionsstörungen kann es zu deformierenden Veränderungen der Gelenkflächen kommen.

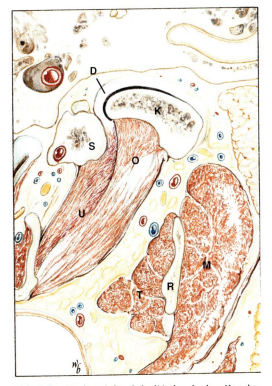

Abb. 3-3. Horizontaler Schnitt durch den Kondylus. Der obere Kopf (O) des M. pterygoideus lat. inseriert am Diskus (D) und im Hals des Kondylus (K). Der untere Kopf (U) des Pterygoideus liegt unter dem oberen Kopf, der von zahlreichen Venen des Plexus pterygoideus umgeben ist. Masseter (M), Os sphenoidale (S), Ramus mandibulae (R) (nach LILLIE und BAUER 1994).

Der hintere Teil der Fossa mandibularis liegt extrakapsulär und ist von derbem Bindegewebe überzogen.

Das Kiefergelenk liegt vor dem äußeren Gehörgang. Die Gelenkpfanne projiziert sich auf die mittlere Schädelgrube.

Entzündliche Prozesse können vom Kiefergelenk zur Hirnhaut und zum Schläfenlappen des Gehirns durchbrechen. Zwischen Kiefergelenk und Ohr ziehen der N. auriculotemporalis vom 3. Trigeminusast, die A. temporalis superficialis aus der A. carotis externa sowie die Vv. temporales superficiales zur Kopfschwarte. Medial verläßt die Chorda tympani (Submediusanteil des N. facialis) durch die Fissura petrotympanica die Schädelbasis.

Bei *intraartikulären Frakturen* und *Diskusluxationen* kann es durch Reizung des N. auriculotemporalis zu heftigen Schmerzen kommen. Außen wird das Kiefergelenk von der Ohrspeicheldrüse erreicht. Daher können Entzündungen der Parotis auf das Gelenk übergreifen.

Die Pars squamosa und Pars tympanica des Schläfenbeins sind durch die Fissura tympanosquamosa miteinander verbunden. Posterior und medial der Kiefergelenkpfanne befindet sich die Fissura petrotympanica (Glaser-Spalte), durch welche die Chorda tympani aus der Paukenhöhle nach außen gelangt. Zwischen Felsenbein und Schläfenschuppe verläuft die Fissura petrosquamosa, die später verknöchert (s. Abb. 3-4 und 3-11).

3.3 Akzessorische Bänder des Kiefergelenks

Auf der medialen Seite des Kondylus befinden sich zwei Bänder, Lig. stylomandibulare und Lig. sphenomandibulare (Abb. 3-5). Diese haben zwar keine direkten Beziehungen zur Gelenkkapsel, hemmen aber die Öffnungs- und Protrusionsbewegungen und wirken daher stabilisierend auf das Kiefergelenk.

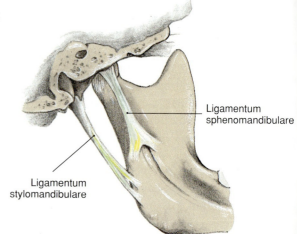

Ligamentum sphenomandibulare

Ligamentum stylomandibulare

Abb. 3-5. Ligamentum sphenomandibulare und stylomandibulare.

Das **Ligamentum stylomandibulare** entspringt vom Proc. styloideus und verläuft nach vorn unten zum hinteren Rand des Ramus mandibulae, wo es inseriert. Ein Teil seiner Fasern strahlt in die Faszie des M. pterygoideus medialis aus.

Verletzungen des Lig. stylomandibulare oder Frakturen des Proc. styloideus sowie solche eines unbeweglichen Ligaments können Symptome hervorrufen, die ähnlich oder sogar identisch mit denen einer Kiefergelenk-/Muskeldysfunktion sind. Diese Symptome wurden als *Eagle-Syndrom* beschrieben.

Das **Ligamentum sphenomandibulare** entspringt am großen Keilbeinflügel und endet an der Lingula mandibulae, wo es fächerförmig ansetzt und das Foramen mandibulae von medial bedeckt (s. Abb. 3-5).

Das Lig. sphenomandibulare wird entwicklungsgeschichtlich von einigen Autoren mit dem *Meckel-Knorpel* in Verbindung gebracht, aus welchem auch Hammer und Amboß des Mittelohrs entstehen. Dieses Ligament wird in Verbindung mit otomandibulären Symptomen genauer betrachtet (s. Kap. 3.7.1 und 3.7.2.3).

3.4 Gelenkflächen

Die Gelenkflächen des Kiefergelenks erstrecken sich von der Fissura petrotympanica bis zum Tuberculum articulare des Os temporale (s. Abb. 3-4). Medial reichen die Gelenkflächen bis zur Naht zwischen der Ala major des Os sphenoidale und der Pars squamosa des Os temporale. Die Gelenkfläche des Kondylus liegt hauptsächlich auf der Vorderseite des Caput mandibulae. Sie ist mit Faserknorpel bedeckt (Abb. 3-6). Die Rückfläche des Kiefergelenkkopfes liegt ebenfalls noch intrakapsulär, ist aber von straffem Bindegewebe umgeben.

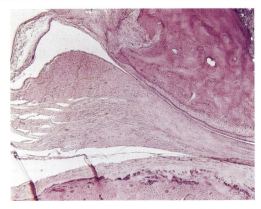

Abb. 3-7. Sagittalschnitt durch das Kiefergelenk mit Diskus, Kondylus, Fossa und Eminentia.

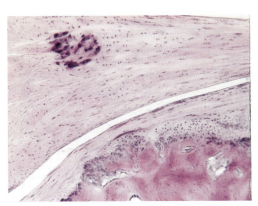

Abb. 3-6. Schnitt durch das Kiefergelenk mit faserigen Gelenkflächen des Diskus (oben) und Kondylus (unten).

3.5 Gelenkscheibe (Discus articularis)

Der Discus articularis sitzt wie eine Kappe auf dem Kondylus und unterteilt den Gelenkraum des Kiefergelenks in einen **oberen** und **unteren Spalt** (Abb. 3-7). Die Grundform des Diskus kann als ovoid bezeichnet werden. Im zentralen Bereich ist er mit 1–2 mm am dünnsten. In den Randzonen wird er dicker (Abb. 3-8). Anterior mißt seine Dicke 2–3 mm, posterior 3–4 mm.

Der **zentrale Bereich** des Diskus besteht aus straffem Bindegewebe, in den Randzo-

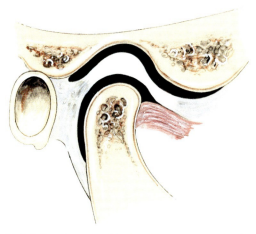

Abb. 3-8. Bestandteile des Kiefergelenks (nach REES, 1953; DOLWICK und SANDERS, 1985).

nen finden sich außerdem noch Knorpelzellen. Das Gebiet, das bei Ruhelage der Gelenkscheibe dem Caput mandibulae anliegt, besteht aus Faserknorpel.

Der **dorsale Abschnitt,** der die Rückfläche des Gelenkkopfes bedeckt, wird in zwei Zonen gegliedert.

Die *obere Zone* besteht aus lockerem Bindegewebe, das im Gebiet der Fissura petrosquamosa befestigt ist und auch Nerven und Kapillaren enthält. Die *untere Zone* setzt sich aus straffem Bindegewebe zusammen, das mit dem Periost an der Rückfläche des Collum mandibulae verbunden ist. Der Diskus ist vorn, medial und lateral mit der Gelenkkapsel verbunden. Auf seiner vorderen Seite inserieren Muskelfasern vom oberen Kopf des M. pterygoideus lateralis. Bei geschlossenem Mund bedeckt er den Gelenkkopf kappenartig.

Die **Aufgabe des Diskus** besteht darin, die Inkongruenz der artikulierenden Gelenkflächen sowie die Größenunterschiede zwischen Gelenkpfanne und Kondylus auszugleichen. Mit den Kieferbewegungen verschiebt er sich und wirkt somit als *transportable Gelenkpfanne*. Bei chronischen Fehlbelastungen des Kiefergelenks, z. B. nach Zahnverlusten, bei Dysgnathien oder Okklusionsstörungen, können Defekte im Diskus auftreten. In der Regel sind damit auch degenerative Veränderungen am Gelenkknorpel verbunden.

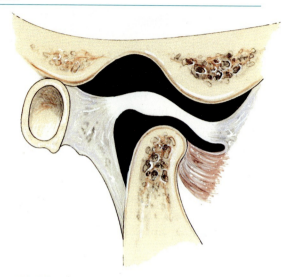

Abb. 3-9. Normale Relation zwischen Diskus, Kondylus und Eminentia bei Kieferöffnung.

3.6 Zusammenhang von Struktur und Funktion

Die Öffnungsbewegung des Unterkiefers wird gewöhnlich als aus zwei Komponenten bestehend beschrieben:

▸ einer Dreh- oder Scharnierbewegung im unteren Gelenkspalt
▸ einer Vorwärts- oder Sagittalbewegung im oberen Gelenkspalt.

Die Bewegung im unteren Gelenkraum stellt eine exzentrische Scharnierbewegung, kombiniert mit einer Gleitbewegung, dar. Während der Vorwärtsbewegung folgt der Diskus dem Kondylus unverzüglich. Sobald sich der Kondylus jedoch dreht, steht bei verschiedenen Kieferstellungen jeweils eine andere Stelle des Diskus mit einem bestimmten Bereich des Kondylus in Kontakt. Bei **geschlossenem Unterkiefer** liegt der posteriore Teil des Diskus in der Fossa mandibularis, und die Querachse der Kondylen befindet sich direkt dahinter (s. Abb. 3-8).

Während der **Kiefer geöffnet** wird, bewegt sich der Kondylenwulst über den posterio-

ren Diskusteil hinweg zum mittleren und weiter bis zum anterioren Teil. Bei voller Kieferöffnung befindet sich die Querachse anterior vom Vorderteil des Diskus.

Während sich der Kiefer öffnet und nach vorn bewegt, gerät der mittlere Diskusbereich zwischen den anterioren Abhang des Tuberkulums und den Kondylus (Abb. 3-9).

Damit diese Diskusbewegung möglich ist, muß der bilaminäre Bereich um 6–9 mm gedehnt werden. Während Kondylus und Diskus die Fossa verlassen, füllt die bilaminäre Zone diese aus.

Wenn der Unterkiefer geschlossen wird und der Kondylus sich dreht und nach oben hin bewegt, kehrt der Diskus in seine frühere Lage zurück, wobei sein dünner mittlerer Bereich zwischen dem anterioren Kondylenabhang und dem Tuberculum articulare des Os temporale liegt. Diese Lagebeziehung wird durch den *M. pterygoideus lateralis* stabilisiert. Da sein oberer Kopf beim Zähnepressen aktiv ist, wird vermutet, daß der M. pterygoideus lateralis in erster Linie die Aufgabe hat, das Kiefergelenk zu stabilisieren.

Aktivität des oberen Kopfes beim Zähnepressen und Kontraktion des unteren Kopfes bei passiver Retrusion sprechen dafür, daß beide Teile des M. pterygoideus lateralis den Kondylus fixieren und Druck auf empfindliche Strukturen posterior von Kondylus und Kiefergelenk verhindern können. Eine falsche Relation zwischen Kondylus und Diskus in Verbindung mit einer inneren Gelenkstörung wird später noch angesprochen (s. Kap. 3.8).

3.7 Anatomische und diagnostische Aspekte

Der Bereich des Kiefergelenks weist eine Reihe anatomischer Strukturen auf, die hinsichtlich der Ätiologie, Diagnose und Behandlung einer Kiefergelenk-/Muskeldysfunktion von Bedeutung sind; die chirurgische Anatomie wird hier jedoch nicht berücksichtigt. Ohrsymptome sind bei einer Kiefergelenk-/Muskeldysfunktion häufig vorhanden.

3.7.1 Otomandibuläre Symptome

Patienten mit einer Kiefergelenk-/Muskeldysfunktion klagen häufig über verschiedene Symptome wie z. B. Hörstörung, Ohrenklingen, Ohrenschmerzen und Schwindelgefühl. Solche Symptome hängen oft mit der Kiefergelenk-/Muskeldysfunktion zusammen, können jedoch auch lediglich per Zufall zum selben Zeitpunkt auftreten.

Eine Korrelation der Symptome mit einer Kiefergelenk-/Muskeldysfunktion betrifft gewöhnlich den **Zeitpunkt des Auftretens,** d.h., sie entstehen als Reaktion auf eine Behandlung der Kiefergelenke/Kaumuskeln/Okklusion. Die Diagnose erfolgt häufig durch Ausschluß, d.h., der Patient wird zur Abklärung der Kiefergelenkprobleme an einen Zahnarzt überwiesen, nachdem für die Ohrsymptome keine otolaryngologische Ursache gefunden werden konnte. Da die Behandlung der Kiefergelenk-/Muskeldys-

funktion zu einer Besserung der Ohrsymptome führen kann, sollte eine anatomische und funktionelle Basis für die Korrelation vermutet werden.

3.7.2 Anatomische und/oder ontogenetische Faktoren

In verschiedenen Hypothesen werden Ohrsymptome mit der engen anatomischen und ontogenetischen Beziehung zwischen Mittelohr und dem stomatognathen System erklärt (s. Abb. 3-10).

3.7.2.1 Ohrtrompete

Obwohl manche der intermittierenden, meistens vorübergehenden Ohrsymptome (z. B. „Druckgefühl" im Ohr, vermindertes Hörvermögen, gelegentlich Ohrenklingen) offensichtlich mit bestimmten Bewegungen und der Funktion der Ohrtrompete zusammenhängen, ist bei den meisten Menschen, die unter einer Kiefergelenk-/Muskeldysfunktion leiden, Beschwerden beim Schlucken und/oder eine eingeschränkte Kieferöffnung besonders beim Gähnen haben, eine Besserung durch Funktionsausgleich möglich. Häufig wird das Problem durch eine verstopfte Nase noch verschlimmert, so daß der Patient durch den Mund atmen muß.

3.7.2.2 Mm. tensores tympani und veli palatini

Andere Versuche, eine Verbindung zwischen dem M. tensor tympani (Abb. 3-10), dem M. tensor veli palatini und dem Ohr zu erklären, deuten auf eine **gemeinsame phylogenetische Herkunft von Kiefer- und Gehörknöchelchen** hin. Das trifft auch für die Kaumuskeln zu. Eine übermäßige Aktivität der Kaumuskeln könnte sich daher auch auf den M. tensor tympani und M. tensor veli palatini auswirken, da alle von einem Nerv, und zwar dem 3. Trigeminusast, innerviert werden.

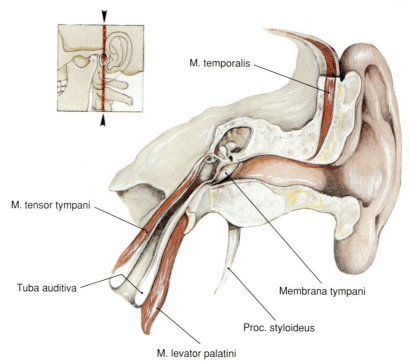

M. temporalis

M. tensor tympani

Tuba auditiva

Membrana tympani

Proc. styloideus

M. levator palatini

Abb. 3-10. Gehörorgan in halbschematischer Darstellung (äußeres Ohr durch Frontalschnitt und innerer Gehörgang durch vertikalen Schnitt geöffnet).

3.7.2.3 Bandstrukturen

Will man eine strukturelle Verbindung zwischen dem Kauapparat und dem Ohr herstellen, eignen sich makro- und mikroskopische Untersuchungen der anatomischen Beziehungen zwischen Kiefergelenk und Mittelohr. Diese Untersuchungen und Beobachtungen beziehen sich im allgemeinen auf die Bandverbindungen des Mittelohrs, d. h. das Bindegewebe der Fissura petrotympanica und das Lig. sphenomandibulare sowie andere an Diskus/Kapsel ansetzende Bänder einschließlich der Fasern des oberen Kopfes des M. pterygoideus lateralis.

Obgleich diese ligamentären Strukturen früher als „feines (einzelnes kegelförmiges) Band" beschrieben wurden, das den Hals und den Processus anterior des Hammers mit der Gelenkkapsel, dem Diskus und dem Lig. sphenomandibulare über die Glaser-

Spalte verbindet, bewertet man diese Strukturen heute als zwei besondere Bänder: ein **mediales Ligament,** das Malleus und Lig. sphenomandibulare verbindet, und ein **laterales Ligament,** das den Malleus mit dem retrodiskalen Kapselbereich verbindet (Abb. 3-11).

Das laterale Ligament wurde als Lig. discomalleolare bezeichnet; das mediale Ligament, das der Chorda tympani durch die Fissura petrotympanica folgt, gilt als Rudiment des *Meckel-Knorpels* und wurde als Lig. tympanomandibulare bezeichnet.

Umstritten ist die Fähigkeit der genannten Ligamente, den Malleus zu bewegen, wodurch die mit einer Kiefergelenkdysfunktion einhergehenden Ohrsymptome erklärt werden könnten. Wohl kann es zu einer Bewegung einzelner Fasern kommen, die nicht an den Wandungen der Fissura petrotympanica

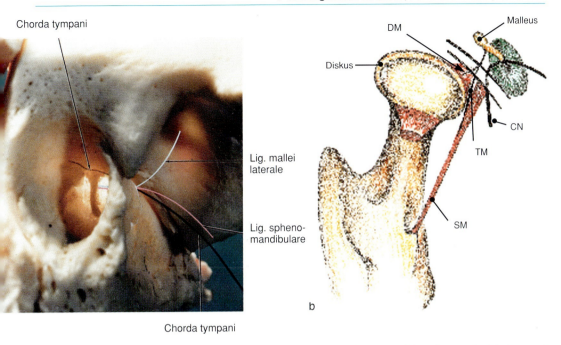

Chorda tympani

b

Chorda tympani

Abb. 3-11a. Ansicht der Anordnung von Fossa mandibularis, Malleus und Durchtritt für Bänder und Chorda tympani (Haar in der Fissura petrotympanica).
b) Ligamentum sphenomandibulare (SM), Lig. discomalleolare (DM), Lig. tympanomandibulare (TM) (modifiziert nach Ash und Pinto, Int J Prosthodont, 4:51, 1991).

befestigt sind – es könnte sogar eine Weiterleitung geben. Jedenfalls ist die Diskussion über die Existenz dieser Ligamente, ganz zu schweigen von deren Verlauf und Verbindung, noch längst nicht abgeschlossen.

3.7.2.4 Chorda tympani und N. auriculotemporalis

Die häufig bei Patienten mit einer Kiefergelenk-/Muskeldysfunktion zu beobachtenden Ohrsymptome wurden auch mit einer Beeinträchtigung des Gehörapparates und Druck auf die Nervenenden im Gelenkbereich in Verbindung gebracht. Besonders eine distale Verlagerung des Unterkiefers und ein tiefer Biß sollen dazu führen, daß Druck auf den Gehörapparat und die Nerven, insbesondere die Chorda tympani und den N. auriculotemporalis, ausgeübt wird. Außer den Ohrsymptomen wurden Schmerzen und Brennen im Rachen, auf der Zunge und in den Nebenhöhlen in Verbindung mit diesen Ursachen beschrieben.

Die **Chorda tympani** gehört zum Intermediusanteil des N. facialis (N. VII), der parasympathische und Geschmacksfasern enthält. Sie verläßt den N. facialis vor dessen Austritt aus dem Foramen stylomastoideum an der Schädelbasis und zieht rückläufig durch die Paukenhöhle. Sie verläuft parallel zum freien Rand der Hammerfalten zwischen Hammer und Amboß nach vorn und dorsomedial vom Kiefergelenk aus durch die Fissura petrotympanica (Glaser-Spalte) aus dem Schädel und schließt sich dem N. lingualis an (s. Abb. 3-4 und 3-11).

Der **N. auriculotemporalis** ist ein sensibler Ast des N. mandibularis und steht mit dem Ganglion oticum in Verbindung. Der Nerv entspringt unterhalb des Foramen ovale, umgreift die A. meningea media mit zwei Wurzeln und zieht zwischen Kiefergelenk und Ohrmuschel zur hinteren Schläfenregion. Kleine Äste des N. auriculotemporalis versorgen die Kiefergelenkkapsel. Durch einen Ramus communicans, der ihn mit dem Ganglion oticum verbindet, erhält er postganglionäre parasympathische Fasern vom N. glossopharyngeus für die Ohrspeicheldrüse.

Hinsichtlich der anatomischen Relationen der Knochenstrukturen der Fossa mandibularis erscheint es unwahrscheinlich, daß eine distale Verlagerung des Unterkiefers die Chorda tympani beeinträchtigen kann. Bei reaktiven Veränderungen in den Weichgeweben, wie z. B. einem Erguß oder einer Schwellung, kann jedoch die Stellung des Kondylus für das Entstehen von Symptomen einer Kiefergelenk-/Muskeldysfunktion von großer Bedeutung sein.

Ein **Provokationstest,** bei dem der Unterkiefer mit geringer Kraft distal bewegt wird, kann bei manchen Patienten schon Schmerzen auslösen. Bei anderen Patienten kann eine Vergrößerung der vertikalen Dimension und eine leichte Lagekorrektur des Unterkiefers nach vorn Schmerzen, Ohrenklingen und Gehöreinschränkungen zum Abklingen bringen. Diese Reaktionen sind nicht unbedingt auf direkten Druck des Kondylus auf die Chorda tympani zurückzuführen, sondern verdeutlichen vielmehr, daß unbedingt geklärt werden muß, ob zwischen distaler Verlagerung oder tiefem Biß und manchen Ohr- und Zungensymptomen ein Zusammenhang besteht.

Die Ursache des *Ohrenklingens* (Tinnitus) ist gewöhnlich ungeklärt. Betroffen sind alle Altersgruppen, häufiger jedoch ältere Menschen, insbesondere Frauen. Obwohl aus anatomischen Gründen die Verletzung der Chorda tympani aufgrund eines tiefen Bisses oder einer distalen Verlagerung des Unterkiefers als Ursache für das Ohrenklingen unwahrscheinlich ist, kann bei Behandlung mit einer Aufbißschiene auch mit dem Verschwinden des Ohrenklingens gerechnet werden. Dies zeigt jedoch nur, daß das Ohrenklingen etwas mit der Stellung des Unterkiefers zu tun hat, nicht jedoch mit einer direkten Verletzung der Chorda tympani durch den Kondylus.

Daß eine erfolgreiche Behandlung einer Kiefergelenk-/Muskeldysfunktion bei manchen Patienten das Ohrenklingen zum Abklingen bringt, widerlegt noch nicht, daß es sich dabei nicht um einen Plazeboeffekt handelt oder daß das Ohrenklingen zufällig verschwand. Außerdem kann das Ohrenklingen psychogenen Ursprungs gewesen sein. Was die Verminderung einer Muskelhyperaktivität betrifft, sprechen vielleicht alle durch den N. trigeminus versorgten Muskeln auf eine entsprechende Behandlung der Okklusion an, einschließlich der Mm. tensores tympani und veli palatini.

Bei der Behandlung von Ohrenklingen hat sich auch der Einsatz des „weißen Rauschens", von Biofeedback und Gruppentherapie bewährt. Manche Patienten fühlen sich schon durch das Besprechen ihres Problems in der Gruppe besser. Mit dem Problem zu leben lernen kann durch eine Aufbißschiene unterstützt werden. Bei Ohrenklingen, das im Zusammenhang mit einer Kiefergelenk-/Muskeldysfunktion aufgetreten ist, ist die Prognose günstiger als für ein schon längere Zeit eigenständig bestehendes Ohrenklingen. Schwindelgefühle können manchmal ebenfalls mit einer Aufbißschiene erfolgreich behandelt werden.

Ohrsymptome wurden auch auf eine gestörte *Gefäßversorgung des Innenohrs* zurückgeführt. Arteriengeräusche und Temporalarteriitis können vor allem in der posterior und lateral vom Kiefergelenk verlaufenden A. temporalis superficialis auftreten. Der unterschiedlich gewundene Verlauf des N. auriculotemporalis hinter und unterhalb des Kondylus ist für Ohrsymptome offenbar nicht von Bedeutung. Die Lage des oberen

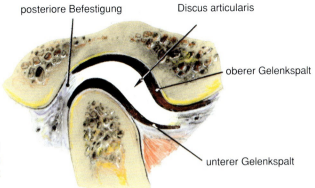

posteriore Befestigung   Discus articularis

oberer Gelenkspalt

unterer Gelenkspalt

Abb. 3-12. Relation zwische Diskus, Kondylus und Tube culum articulare bei anteric rer Verlagerung des Diskus.

Pols der Glandula parotidea und ihre mediale Ausdehnung zwischen Gelenk und äußerem Gehörgang können dazu führen, daß eine funktionelle Obstruktion und Anschwellung der Ohrspeicheldrüse gelegentlich im Zusammenhang mit einer Kiefergelenkdysfunktion zu beobachten ist.

Manchmal kann ein symptomatischer Proc. styloideus oder ein symptomatischer Lig. stylomandibulare Schmerzempfindungen zwischen dem aufsteigenden Ramus mandibulae und dem M. sternocleidomastoideus unmittelbar unterhalb des Ohrläppchens auslösen. In diesem Fall ist die Differentialdiagnose Eagle-Syndrom oder Kiefergelenk-/Muskeldysfunktion in Betracht zu ziehen.

3.8 Pathophysiologie

Aufgrund elektromyographischer Untersuchungen gibt es widersprüchliche Ansichten darüber, ob der obere Kopf des M. pterygoideus lateralis in erster Linie an der **Anteriorbewegung des Diskus** beteiligt ist. Auch fehlen schlüssige Beweise dafür, daß der Diskus während retrusiver Bewegungen durch elastisches Zurückfedern des bilaminären Segments nach posterior bewegt wird. Die Verschiebung des Diskus wurde auch durch Scherkräfte erklärt, die vom

Kondylus erzeugt werden, wenn dieser während der Vorwärtsbewegung auf das posteriore Band drückt. Jedenfalls muß die Funktion des Diskus noch eingehender erforscht werden.

Bis jetzt lassen die Anzeichen noch nicht den Schluß zu, daß eine Dysfunktion der Kiefergelenkscheibe eine wie auch immer geartete Schädigung des oberen Kopfes des M. pterygoideus lateralis oder seiner Insertion am Diskus widerspiegelt. Ebensowenig kann man sagen, daß eine anteriore Verlagerung des Diskus (Abb. 3-12) auf ein neuromuskuläres Ungleichgewicht zurückzuführen ist.

Die Schwankungen in makro- und mikroskopischen Bereichen der lateralen Kiefergelenkkapsel konnten bisher weder mit einer Kiefergelenk-/Muskeldysfunktion noch mit einer übermäßigen Beweglichkeit des Gelenks in Verbindung gebracht werden. Es steht noch nicht fest, ob das Vorhandensein eines klar abgegrenzten Lig. temporomandibulare für eine Kiefergelenk-/Muskeldysfunktion von Bedeutung ist oder ob horizontal und schräg verlaufende Faserbündel (s. Abb. 3-1) einen „normalen" Befund an der Gelenkkapsel darstellen.

3.8.1 Anpassung des Kiefergelenks

Man geht davon aus, daß eine morphologische und funktionelle Anpassung des Kiefergelenks und der Kaumuskeln als Reaktion auf Verletzung der diversen Komponenten, Veränderungen in der Okklusion, Zahnverlust, Restaurationen, Stellungsänderung von Ober- und Unterkiefer, Vorverlagerung des Unterkiefers, Wachstum und Alter erfolgt. Allerdings bleibt weiterhin umstritten, ob und in welchem Ausmaß das Kiefergelenk dabei einer deutlich **adaptiven morphologischen Veränderung** oder einer **pathologischen Veränderung** unterliegt. An dieser Stelle soll kein Versuch gemacht werden, all diese Aspekte zu behandeln.

> **Allgemein kann gesagt werden, daß bedeutende Veränderungen im Aufbau des ausgewachsenen Kiefergelenks in der Regel das Ergebnis einer pathologischen und nicht einer physiologischen Anpassung (remodeling) sind.**

Im Tierversuch kam es zu kleineren Veränderungen im Kiefergelenk ausgewachsener Rhesusaffen nach umfassenden Veränderungen der okklusalen Relation einschließlich einer Verlagerung des Unterkiefers. Veränderungen traten am Proc. alveolaris und am Collum mandibulae auf. Von besonderem Interesse sind hier Veränderungen, die u.U. als Reaktion auf eine Vorverlagerung des Unterkiefers eintraten, so wie sie durch eine Repositionsschiene im Rahmen einer Behandlung einer anterioren Diskusverschiebung und/oder einer Malokklusion der Klasse II (mit oder ohne orthognathe Operation) bei Erwachsenen erreicht wird.

Eine potentielle Schwierigkeit der Lagekorrektur des Kondylus bei verlagertem Diskus besteht darin, daß der Kondylus in eine nicht-anatomische Position (anterior zum Tuberkulum) gebracht wird, aber auf Dauer nicht distal zu seiner Normalstellung bewegt werden kann. Die entsprechende Veränderung des Kiefergelenks wird zwar als arthrotische Degeneration durch Anpassung (re-

modeling) bezeichnet; diese Behauptung einer Anpassung muß jedoch noch abgesichert werden.

Adaptive Veränderungen finden tatsächlich in den Kiefergelenken von Tieren in der **Wachstumsphase** statt, wenn der Unterkiefer durch okklusale Maßnahmen verschoben wird. Keine adaptiven morphologischen Veränderungen gibt es dagegen in den knöchernen Gelenkoberflächen ausgewachsener Affen.

Allerdings wurde für einen einzigen Menschen das Gegenteil berichtet. Ein Repositionsgerät kann bei jugendlichen Patienten eine brauchbare Kondylus-Fossa-Relation herbeiführen, wobei aber nicht sicher ist, daß ein solches Remodeling stattfindet.

3.8.2 Kiefergelenkknacken

Knackgeräusche im Kiefergelenk sind nichts Besonderes und meistens schmerzlos. Sie treten nur phasenweise auf. Das Gelenk kann in folgenden Situationen knacken:

- beim Öffnen
- beim Schließen
- bei lateralen und protrusiven Bewegungen
- beim Kauen, insbesondere von komprimierbaren Nahrungsmitteln.

Das Knackgeräusch kann so leise sein, daß es selbst mit dem Stethoskop kaum wahrnehmbar ist; es kann aber auch so laut sein, daß es für den Patienten unangenehm ist.

Die **Ursache** für das Kiefergelenkknacken ist recht umstritten. Unter anderem wird es damit erklärt, daß Diskus und Kondylus dabei gegen die Gelenkfläche des Os temporale gedrückt und eingeklemmt werden. Diese Störung einer sonst ruckfreien Gleitbewegung wurde mit Veränderungen der glatten Gelenkoberfläche, der Koordination der Muskeln oder mit einer Überführung des Diskus aus einer verlagerten Stellung während des Schließens in eine Normallage beim Öffnen in Verbindung gebracht. Die Bedeutung des Knackens ist noch nicht ganz klar, so daß auch nicht gesagt werden kann, ob das Knacken übertrieben intensiv behandelt wird (oder ungenügend).

3.8.3 Innere Gelenkstörung

Eine innere Gelenkstörung (internal derangement) ist definiert als mechanische Beeinträchtigung der ruckfreien Gleitvorgänge in einem Gelenk, d.h. im Hinblick auf das Kiefergelenk eine **gestörte Relation des Diskus zum Kondylus,** einschließlich einer Vorverlagerung des Diskus (s. Abb. 3-12) mit oder ohne Reduktion. Sowohl die Definition als auch der Begriff selbst sind vielleicht ungeeignet, da es viele Begleiterscheinungen im Zusammenhang mit der inneren Gelenkstörung gibt. Dabei handelt es sich um Synovitis, Adhäsionen von fibrösem Bindegewebe, Verwachsungen von Diskus und Halteapparat mit dem Gelenkknorpel des Os temporale, Chondromalazie, Osteoarthrose, Osteoarthritis, Hämarthrose, Kapselfibrose und dystrophische Kalzifikation. Der Begriff „Reduktion" beschreibt eine Rückkehr des verlagerten Diskus in eine „normale" oder „therapeutische" Position (s. Abb. 3-8; Abb. 3-13a).

Bei lateralen oder medialen Diskusverlagerungen (Abb. 3-13b) ist der Einsatz koronaler Kernspintomographie erforderlich, um eine transversale Verlagerung diagnostizieren zu können. Dies ist wichtig, wenn der Einsatz einer Apparatur zur Unterkiefervorverlagerung geplant ist. Die verschiedenen Formen der Diskusverlagerung in bezug auf die Behandlung werden in Kapitel 14 beschrieben.

Die Ursache der Verlagerung des Diskus ist umstritten, es scheint jedoch kein signifikanter Zusammenhang mit Alter, Geschlecht, fehlenden Zähnen oder Zahnprothesen zu bestehen. Das häufige Vorliegen einer inneren Gelenkstörung (67 %) bei Aut-

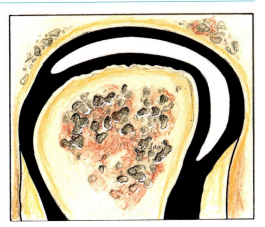

Abb. 3-13a.   Koronalschnitt, Diskusposition normal, kranial der Kondyle

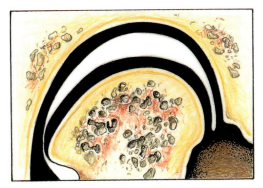

Abb. 3-13b   Koronalschnitt, Diskusverlagerung nach medial

opsien legt die Vermutung nahe, daß in vielen Fällen die klinischen Aspekte der **fehlerhaften Relation zwischen Diskus und Kondylus** zu Lebzeiten für den Patienten nicht von Bedeutung waren.

Diskusdeformationen werden durch verschiedene Grade der Vorverlagerung des Diskus gefördert. Meistens handelt es sich dabei um eine Hyperplasie des hinteren Bandes. In ausgeprägten Fällen ist der gesamte Diskus häufig von Perforationen im hinteren Halteapparat (Abb. 3-14a) und anterioren Adhäsionen betroffen (Abb. 3-14b).

Über die **Ursache** der inneren Störungen des Gelenks gibt es zwar nur Vermutungen,

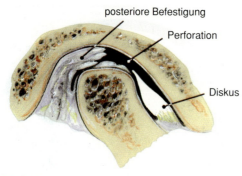

posteriore Befestigung

Perforation

Diskus

Abb. 3-14a. Diskusperforation.

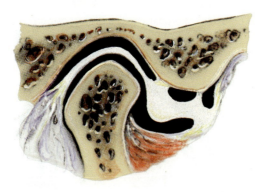

Abb. 3-14b) Adhäsion (modifiziert nach Dolwick und Sanders, 1985).

doch wird eine chronische Traumatisierung harter wie weicher Gewebe (*chronische Arthritis traumatica* des Kiefergelenks) angenommen. Zu den histologischen Veränderungen bei andauernder Traumatisierung und Altersprozessen zählen metaplastische Veränderungen von faserigem Bindegewebe zu Faserknorpel, Hyperplasie der Synovia, Narbengewebe, Hyalinisierung, Erosion, Fissurenbildung und Perforation des Diskus. Eine *akute Arthritis traumatica* des Kiefergelenks gibt es ebenfalls.

Inwieweit *Bruxismus* eine chronische Traumatisierung bewirkt, ist noch nicht geklärt; die Behandlung eines deformierten Diskus ist bei bruxierenden Patienten jedoch viel schwieriger.

3.8.3.1 Kieferklemme

Die klassische Definition der Kieferklemme beschreibt diesen Zustand als Folge eines nicht-reduzierenden, deformierten Diskus, der ein Hindernis für den gleitenden Kondylus darstellt. Dieses Konzept wurde allerdings in Frage gestellt, da auch Fälle mit Kieferklemme bei normal geformtem Diskus auftreten sind, sogar bei nicht-disloziertem Diskus und ohne anamnestische Hinweise auf Kiefergelenkknacken vor der Kieferklemme. Erhöhte Reibung und geringe Viskosität der Gelenkflüssigkeit sind als ätiologische Faktoren für die Kieferklemme vorgeschlagen worden.

3.9 Zusammenfassung

Die Komplexität eines so einzigartigen Gelenks, wie es das Kiefergelenk ist, macht es schwierig, einen bestimmten Zusammenhang zwischen Struktur, Funktion und Dysfunktion aufzustellen, insbesondere in bezug auf den Diskus. Die Inkongruenz von anatomischen und funktionellen Zusammenhängen mit den Symptomen läßt die Schwierigkeit, aber auch die Notwendigkeit einer exakten Diagnose erkennen. Unter Berücksichtigung der Diskusfunktion und der Entwicklung der inneren Gelenkstörung des Kiefergelenks, des Auftretens von otomandibulären Symptomen und des anscheinend koinzidentellen Erfolgs von Behandlung oder Nichtbehandlung, deutet alles auf die Notwendigkeit hin, die Ursachen der Symptome bei TMJ und damit zusammenhängender Muskelfunktionsstörungen (inklusive Kopfschmerzen und Ohrsymptome) besser verstehen zu lernen. Überdies macht die Anwendung von modifizierten Geräten zur Behandlung von Schnarchen und obstruktiver Schlafapnoe ausreichendes

Wissen zur Erkennung über möglicherweise vorliegende TMD erforderlich, da diese eventuell eine Kontraindikation für solche Formen von anteriorer Repositionierung darstellt, die für Diskusverlagerungen eingesetzt werden.

Dementsprechend sind hier kurz die häufigeren anatomischen und pathophysiologischen Mechanismen dargestellt und erörtert worden, von denen man annimmt, daß sie mit den Anzeichen und Symptomen von Funktionsstörungen des Kiefergelenks zusammenhängen. Eine genaue Einschätzung des Zustandes des Diskus ist wichtig, um die Diagnose einer inneren Gelenkstörung stellen zu können, insbesondere vor dem Beginn irreversibler Behandlungsmaßnahmen mit dem Ziel der Reduktion eines verlagerten Diskus und Herstellung einer normalen räumlichen Kondylus-Diskus-Fossa-Anordnung.

4

Orofaziale Schmerzen und Dysfunktionen

> Schmerz ist ein multifaktorielles Phänomen, das Einflüssen der bewußten Wahrnehmung sowie gefühlsmäßigen Stimmungen unterliegt. Er vermittelt Informationen über Lokalisation, Art, Intensität und Dauer von Schädigungen und steht in engem Zusammenhang mit Stimmungslagen einschließlich Streß, Beklemmung und Angstgefühlen, die seine Stärke beeinflussen können.

Nach der Definition des „Subcommittee on Taxonomy of the International Association for the Study of Pain" ist Schmerz eine unangenehme, gefühlsmäßige Wahrnehmung, die auf tatsächlich vorhandenen oder möglichen Gewebedefekten beruht oder mit solchen im Zusammenhang steht.

Die Diagnose und Therapie des orofazialen Schmerzes setzt Kenntnisse über die zentralen und peripheren Mechanismen der Schmerzempfindung und ihrer Aufrechterhaltung voraus. Die Schmerzdiagnostik sollte in einem schrittweisen Prozeß ablaufen, bei dem mögliche Schmerzursachen ausgeschaltet oder ausgeschlossen werden.

Das Ziel dieses Kapitels besteht darin, **Konzepte des orofazialen Schmerzsyndroms** vorzustellen, die als Grundlage für Differentialdiagnosen bei Kiefergelenk- und Muskelbeschwerden sowie bei ungeklärten Kopfschmerzen, atypischen Zahnschmerzen oder Neuralgien dienen können.

4.1 Merkmale orofazialer Schmerzen

Orofaziale Schmerzen werden von den Patienten sehr verschieden beschrieben, z. B. als starke, stechende oder pochende Zahnschmerzen, mäßige bis starke Schmerzen im Kiefer- oder präaurikulären Bereich, brennende Schmerzen im Mund oder auf der Zunge, Gesichts- oder Wangenschmerzen, dumpfe Muskelschmerzen, stechende neuralgische Attacken, Wundschmerzen (Ulzerationen) oder Kopfschmerzen. Diese variierenden Angaben beruhen einerseits auf der **unterschiedlichen Reizschwelle und Schmerzübertragung** peripherer Rezeptoren sowie andererseits auf Mechanismen im Nervensystem, welche die Schmerzrezeption mindern oder verstärken können. Schmerzempfindungen werden von verschiedenen Faktoren beeinflußt:

▶ Schmerzstärke
▶ Sensibilität des Patienten
▶ Erfahrungen des Patienten mit Schmerzen
▶ Wissen des Patienten über Ursachen und Folgen von Schmerzen
▶ Mentalität des Patienten
▶ Kulturkreis des Patienten.

Ängstlichkeit, Streß und Depressionen können eine sichere Schmerzdiagnose erschweren. Es ist bekannt, daß solche psychischen Faktoren bei Kiefergelenkpatienten eine größere Rolle spielen als bei anderen Schmerzpatienten. Die Ätiologie des orofazialen Schmerzsyndroms konnte bei Kiefergelenkpatienten bisher noch nicht aufgeklärt werden, desgleichen gibt es keine ausreichenden Erfahrungen mit erfolgreichen Behandlungskonzepten für dieses Schmerzsyndrom.

Aus dem hier Gesagten ist leicht erkennbar, daß Schmerz ein **physiologisches Phänomen** ist (Erregung von Schmerzrezeptoren mit nachfolgenden biochemischen Reaktionen, die Impulse an das Zentralnervensystem leiten), das die Verhaltensweise eines Menschen bestimmt (Gesichtsausdruck, verbale und psychische Aktivitäten) sowie subjektive Empfindungen (Gefühle, Gedanken, Phantasie) auslöst.

4.2 Das Nervensystem des N. trigeminus

Die Innervation von Kopf und Hals (Abb. 4-1) erfolgt hauptsächlich durch vier Hirnnerven:

▶ N. trigeminus (V)
▶ N. facialis (VII)
▶ N. glossopharyngeus (IX)
▶ N. vagus (X)

Auch Spinalnerven des Plexus cervicalis sind beteiligt, z.B. der N. occipitalis major und minor, N. auricularis major, N. transversus colli, die Nn. supraclaviculares sowie die dorsalen Äste der Zervikalsegmente C2 und C3. Der fünfte Hirnnerv (N. trigeminus) leitet sensorische Informationen vom größten Teil des Gesichts und des Kopfes zum Zentralnervensystem. Es ist notwendig, die Anatomie und Physiologie der Nozizeption (Schmerzempfindung) im Trigeminus-System zu kennen, um den orofazialen Schmerz besser verstehen zu können. Die Kenntnis des Ausbreitungsgebiets des N.

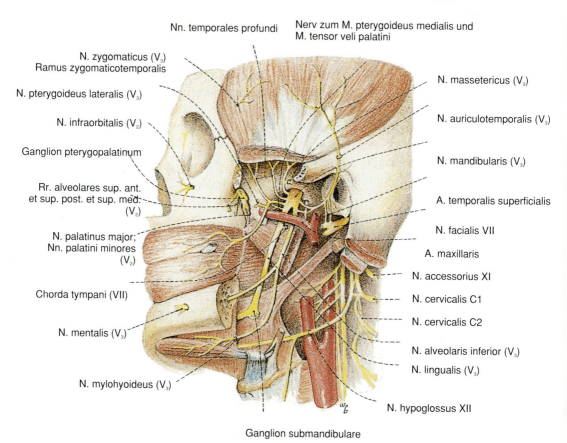

Abb. 4-1. Hirn- und Spinalnerven des orofazialen Systems.

trigeminus ist wichtig bei der Differenzierung verschiedener Schmerzlokalisationen, z.B. bei der Unterscheidung typischer Neuralgien von atypischen Neuralgien, bei denen der Gesichtsschmerz nicht dem Verlauf des N. trigeminus folgt.

Kürzlich wurde entdeckt, daß kleinere Äste des N. auriculotemporalis in den hinteren Anteil der Kiefergelenkkapsel einstrahlen. Der N. auriculotemporalis ist verantwortlich für die sensorische Innervation der Kopf- und Schläfenhaut. Seine Bedeutung in der Kiefergelenkkapsel und bei Kiefergelenkstörungen bedarf noch der Klärung. Es gibt einige Hinweise, daß Schmerzen bei Lateralverlagerung des Diskus auf eine Beteiligung des N. auriculotemporalis zurückzuführen sind.

Es ist auch bekannt, daß es **Anastomosen** zwischen dem N. alveolaris inferior (ebenfalls eine Abzweigung vom N. mandibularis) und dem N. facialis gibt und daß die Zweige des N. auriculotemporalis zusammen mit dem N. alveolaris inferior und der gleichnamigen Arterie in den Mandibularkanal eintreten. Diese Zusammenhänge können die oft rätselhaften Zahn-Ohren-Schmerzsyndrome erklären helfen.

Die kranialen Blutgefäße und die großen Gefäße der Hirnhäute werden vom N. trigeminus innerviert. Die zerebrovaskuläre Innervation beinhaltet sensible, parasympathische und sympathische Anteile des Nervensystems.

4.2.1 Perzeption (Wahrnehmung, Empfindung)

Die Struktur- und Funktionseinheit des Nervensystems ist das Neuron, das aus einer Nervenzelle mit ihren Fortsätzen besteht. Das Neuron ist zur Aufnahme und Weiterleitung von Reizen sowie zur Übertragung derselben auf ein anderes Neuron befähigt. In Abhängigkeit von der Richtung, in welche die Impulse geleitet werden, unterschei-

det man **afferente Neurone (Afferenzen)** und **efferente Neuronen (Efferenzen)**.

Afferente Neuronen (Nerven, Fasern), die Informationen von verschiedenen Rezeptoren in der Peripherie zum ZNS leiten, sind somatosensorische Nerven, wohingegen efferente Neuronen (Nerven, Fasern) Informationen aus dem ZNS leiten, um motorische Funktionen auszuführen (z.B. Muskelkontraktionen).

Zu den *afferenten Neuronen 1. Ordnung* gehören solche, die sensorische Information aus Mund und Gesicht zum Hirnstamm leiten; *afferente Neuronen 2. Ordnung* projizieren vom Hirnstamm zum Thalamus; *afferente Neuronen 3. Ordnung* projizieren auf die Hirnrinde. Komplexere, indirektere Bahnen zu den übergeordneten Zentren finden sich in angrenzenden Regionen der Formatio reticularis, motorischen Hirnnervenkernen und anderen untergeordneten Kernen (Subnuklei) aus dem sensorischen Kernkomplex des N. trigeminus. Neuronen 3. Ordnung projizieren vom Thalamus zum Kortex (Abb. 4-2). Die Projektionen des sensorischen Kernkomplexes des N. trigeminus im Hirnstamm sind eingebunden in perzeptuelle, motivationale, emotionale und reflektorische Antworten auf orofazialen Schmerz.

An der Übertragung sensorischer Informationen von den orofazialen Strukturen zu den somatosensorischen Zentren der Hirnrinde sind vor allem afferente Neuronen beteiligt, die ihre Impulse vorwiegend durch das Ggl. trigeminale (Gasseri) leiten, wo ihre Zellkörper liegen. Diese primären afferenten Neuronen treten in das ZNS ein, wenn sie den Hirnstamm (Pons) erreichen und im Tractus spinalis nervi trigemini auf- oder absteigen bis zu einem Punkt, an dem sie in den *sensorischen Kernkomplex des N. trigeminus* eintreten und synaptische Verbindungen mit Neuronen für die Verarbeitung und Übertragung

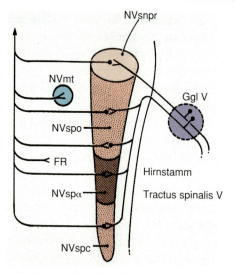

NVsnpr

NVmt

Ggl V

NVspo

FR

Hirnstamm

NVspα

Tractus spinalis V

NVspc

Nucl. sensorius principalis V (NVsnpr)
Nucl. motorius V (NVmt)
Ganglion V (Ggl V)
Formatio reticularis (FR)
Subnucleus oralis trigemini (NVspo)
Subnucleus interpolaris V (NVspα)
Subnucleus caudalis V (NVspc)

Abb. 4-2. Darstellung der Leitungswege sensibler Erregungen aus dem orofazialen Gebiet zur Hirnrinde über den Thalamus. Der Hauptweg geht über den N. trigeminus, die Perikarya seiner Afferenzen liegen im Ganglion trigeminale (Gasseri). Dieses sind pseudounipolare Nervenzellen mit zwei Fortsätzen. Der periphere Fortsatz nimmt die aus dem orofazialen Gewebe kommenden Erregungen auf, und der zentrale leitet die Impulse zum Hirnstamm, wo die drei Endkerne des N. trigeminus liegen. In den Endkernen befindet sich das 2. Neuron, dessen Neurit zum Thalamus zieht. Hier erfolgt die synaptische Umschaltung auf das 3. Neuron, das die Impulse auf die Hirnrinde projiziert. Die sensorischen Informationen können auch indirekt über das Retikularsystem zu höher gelegenen Zentren gelangen (nach SESSLE, 1986).

der sensorischen Information eingehen (Abb. 4-2).

4.2.1.1 Afferente Nervenfasern

In der Peripherie des Nervensystems des N. trigeminus liefern sensorische Fasern eintreffende Reize vom vorderen Anteil des Kopfes einschließlich intraoraler Strukturen. Nozizeptive (schmerzsensible) Endigungen von Schmerzfasern sind nicht diffe-

renziert und werden benannt nach ihrer afferenten Faser und dem sie aktivierenden Reiz. Dazu gehören: A-β-Mechanorezeptoren und drei Arten von Nozizeptoren, A-δ-Fasern, C-polymodale Nozirezeptoren (C-PMN) und die erst kürzlich entdeckten *stillen oder schlafenden* Nozizeptoren. So ergibt sich folgende Einteilung:

▸ A-β-Fasern reagieren auf leichte mechanische Berührungsreize
▸ A-δ-Fasern reagieren auf scharfe schmerzhafte mechanische Reize
▸ C-PMNs reagieren auf schmerzhafte, mechanische, thermische und chemische Reize
▸ Stille Nozizeptoren sind unempfindlich für mechanische Reize, werden aber bei Gewebsverletzungen aktiv und verstärken den nozizeptiven Input für das ZNS.

4.2.1.2 Sensorischer Kernkomplex des N. trigeminus

Der sensorische Kernkomplex des N. trigeminus setzt sich zusammen aus dem Nucl. sensorius principalis (Nucl. pontinus) nervi trigemini und dem Nucl. (tractus) spinalis s. inferior nervi trigemini, der aus drei Anteilen (Subnuklei) besteht: oralis, interpolaris und caudalis (Abb. 4-2). Der Subnucleus caudalis (Pars caudalis des Nucleus spinalis nervi trigemini, bestehend aus Substantia gelatinosa und Nucleus proprius) ist der Hauptbereich für die Verarbeitung und Übertragung von orofazialem Schmerz, aber auch andere Teile des Komplexes können Information über die sensorisch-diskriminatorischen Bestandteile von schmerzhaften Reizen erhalten und weiterleiten.

Die an Subnucl. oralis und Subnucl. interpolaris sowie dem Nucl. sensorius principalis eingehenden Impulse scheinen an der räumlichen Zuordnung und Unterscheidung von pulpitischen Schmerzen und übertragenem Schmerz beteiligt zu sein. Die nozizeptiven Neuronen leiten Informationen an übergeordnete Zentren wie z.B. den Thalamus und an andere Hirnstammzentren wie den motorischen Kern weiter, der an reflektorischen Muskelreaktionen auf schmerzhafte orofaziale Reize beteiligt ist.

Die meisten Schmerzfasern bilden Synapsen im Subnucl. caudalis. Die WDR-Neuronen (WDR = wide dynamic range) sind wohl die wichtigsten Schmerzneuronen zweiter Ordnung im Subnucl. caudalis. Sie erhalten konvergente sensorische Impulse von primären afferenten Nozizeptoren und niedrigschwelligen Mechanorezeptoren. Die im Subnucl. caudalis eingehenden Impulse stammen aus Zahnpulpa, Kiefergelenk und Kapsel sowie Muskelafferenzen, aber auch von der Haut und den Schleimhäuten. Andere Anteile des Hirnstamm-Trigeminus-Systems sind ebenfalls an der orofazialen Nozizeption beteiligt. Die Organisation der neuronalen Verschaltung im Subnucl. caudalis bewirkt erhebliche Modifikationen der Nozizeption.

4.3 Schmerzhafte Erkrankungen des Trigeminus-Systems

Schmerzhafte Erkrankungen von Hals und Kopf, die periphere und/oder zentrale Mechanismen betreffen, wurden wie folgt eingeteilt (Merrill, 1997):

▸ muskuloskeletale Erkrankungen, z.B. Arthralgie und Myalgie
▸ neurogene Entzündung, z.B. faziale Migräne
▸ peripherer neuropathischer Schmerz, z.B. traumatische Neuralgie, Neuritis, Neurom, prätrigeminale, trigeminale Neuralgie.

4.3.1 Muskuloskeletale Erkrankungen

Muskuloskeletaler Schmerz kann durch Funktion und Manipulation ausgelöst werden. Diese Erkrankungen sind konstant für die kurze Dauer des Ausbruchs oder eines Wiederaufflackerns, können sich aber intermittierend über Jahre fortsetzen. Der Schmerz verschwindet aber nicht plötzlich, um dann spontan wiederzukehren. Bei bestehendem Schmerz und Schwellung über einem Kiefergelenk ist der Bereich um das Gelenk auf leichte Palpation empfindlich (Allodynie und Hyperalgesie). Ähnliches geschieht beim akuten Muskelschmerz, wo eine schmerzhafte Reaktion bereits durch leichte Berührung, warme oder kalte Luft auf der Haut über der schmerzhaften Region hervorgerufen wird.

Myalgien werden ausgelöst durch Widerstand gegen Muskelkontraktionen, Dehnung und Palpation. Die Ursache ist ein lokalisierter entzündlicher Prozeß, der durch fortgesetzte Traumatisierung des Muskels verschlimmert werden kann. Bei auftretenden Myalgieepisoden ist nicht mit Beschwerdefreiheit innerhalb von Stunden oder Tagen zu rechnen.

Arthralgien, die durch Verletzungen des Kiefergelenks verursacht werden, hängen mit der Reizung von A-δ- und C-PMN-Fasern in der Kapsel und im hinteren Band zusammen. Das Ergebnis im Augenblick der Verletzung ist ein akutes, scharfes Schmerzsignal an das Zentralnervensystem.

4.3.1.1 Entzündungsmediatoren.

Bei einer Zellverletzung werden Kaliumionen (K⁺) freigesetzt und die Synthese von Bradykinin und Prostaglandinen angeregt. *Bradykinin* ist ein potentes schmerzverursachendes Peptid aus 9 Aminosäuren, das benachbarte C-PMN-Fasern aktiviert und so zu einer erhöhten Sensibilisierung der Nozizeptoren und zur Ausdehnung des schmerzhaften Bereichs beiträgt.

Prostaglandine verursachen eine Sensibilisierung von Nozizeptoren für die Wirkungen von Bradykinin, Substanz P und anderen algetischen Substanzen. Prostaglandine entstehen am Ort der Verletzung durch enzymatische Aktivität der Cyclooxygenase

(COX) aus Arachidonsäure, die am Ort der Verletzung auch in Leukotriene umgesetzt wird. Acetylsalicylsäure und andere nicht-steroidale Antiphlogistika wirken hemmend auf die enzymatische Aktivität von COX.

Nach der akuten Verletzung signalisieren die langsameren C-Fasern brennenden Schmerz. Substanz P wird gegen den normalen Fluß der neuronalen Aktivität (antidrom) in die Peripherie ausgeschüttet und unterstützt auf diese Weise die Entzündungsantwort. Die Mastzellen werden zur Histaminausschüttung angeregt, die Thrombozyten zur Serotoninproduktion (5-Hydroxytryptamin, 5-HT), beide vermitteln Schwellung, Rötung, Erwärmung und erhöhte Reizempfindlichkeit.

4.3.1.2 Hyperalgesie

Histamin und Serotonin bewirken Sensitivierung von Nozizeptoren in der Umgebung der Verletzung und führen zu einer Ausbreitung von Hyperalgesie. Die Entfernung der kausalen Faktoren vermindert die periphere Enzündung.Verschlimmernde Faktoren wie

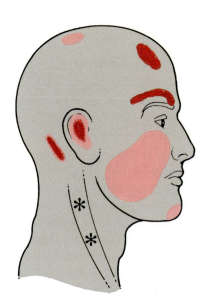

Abb. 4-3. Druckpunkte (*) und weitergeleiteter Schmerz.

Bruxismus, Pressen und isometrische Muskelkontraktion (zentrales Pressen), die die Kiefergelenke belasten, sollten soweit wie möglich begrenzt werden.

4.3.2 Myofazialer Schmerz

Myofazialer Schmerz kann wegen ähnlicher Symptome als Neuralgie, Gelenkschmerz, Pulpitis, Radikulitis und Kopfschmerzen fehlinterpretiert werden. Patienten beschreiben einen Dauerschmerz und unterschiedlicher Schmerzintensität.

Myofazialer Schmerz geht einher mit Muskelempfindlichkeit mit Ausstrahlung über die normale Verteilung der Dermatome hinaus. Es resultiert Schmerzhaftigkeit im Projektionsgebiet. Palpation mit anhaltendem Fingerdruck auf Triggerpunkten (TrP), d.h. tastbare, berührungsempfindliche und verhärtete Anteile des Muskels oder der Faszie, kann ebenso projizierten Schmerz wie autonome Symptome verursachen (Abb. 4-3). Triggerpunkte können latent und klinisch asymptomatisch sein.

4.3.2.1 Übertragener (projizierter) Schmerz

Patienten können über Schmerzen in einem Teil des Kopfes klagen, obwohl die Ursache an anderer Stelle liegt. So kann z.B. Schmerz im M. pterygoideus lateralis im Kiefergelenk empfunden werden und Schmerzen im M. sternocleidomastoideus in der Frontal- und Mentalregion.

4.3.2.2 Mechanismus des projizierten (weitergeleiteten) Schmerzes

Der Mechanismus der Schmerzprojektion wird kontrovers diskutiert. Es existieren verschiedene Hypothesen. Ein Modell unterstellt zentralnervöse interneuronale Verbindungen zwischen afferenten Nozizeptoren, die normalerweise nicht aktiv sind, aber von sogenannten WDR-Neuronen (wide dynamic range = weiter dynamischer Bereich) zur Entladung angeregt werden, auch wenn keine Stimulation des peripheren Nervensystems stattfindet. Die WDR-Neuronen in der Umgebung der Verletzung werden durch Neurokinine wie Substanz P angeregt, die durch die Stimulation von C-Fasern bei einer Verletzung ausgeschüttet werden. So wird der Schmerz empfunden, als ob er aus dem rezeptiven Feld des benachbarten Neurons herrührt. In dieser Hinsicht handelt es sich um eine zentrale Komponente des myofazialen Schmerz-Dysfunktions-Syndroms, das periphere Allodynie und Hyperalgesie hervorruft.

Die Konvergenztheorie sagt voraus, daß – obwohl einige nozizeptiven Leitungsneurone im sensorischen Trigeminuskomplex des Hirnstamms (z.B. Subnucleus caudalis) nur durch Stimulation von lokalisierten Teilen der orofazialen Struktur aktiviert werden können und somit die Fähigkeit zur Lokalisierung und Unterscheidung oberflächlicher Schmerzen gewährleisten – ein Teil der Schmerzleitungsneurone, die Informationen von Nerven bekommen, die weite Teile von Mund, Gesicht und Hals versorgen, normalerweise nicht angeregt werden. Nur in einer pathophysiologischen Situation werden diese Neurone aktiv, und eine fehlerhafte Schmerzlokalisation tritt auf (Abb. 4-4)

Es wird angenommen, daß die konvergenten Impulse, die von den Schmerzneuronen aufgenommen werden, bei der Schmerzausbreitung eine Rolle spielen. Das zentrale Konvergenzphänomen kann auch bei den durch Deafferenzierung (s.u.) bedingten Veränderungen an der Entstehung des chronischen Schmerzes mitwirken.

4.3.3 Neurogene Entzündung

Die Hauptkomponenten der neurogenen Entzündung sind Vasodilatation und Plasmaextravasation und treten fast vollständig auf, wenn C-Fasern vorhanden sind. Durch eine Blockade der Substanz-P-Rezeptoren

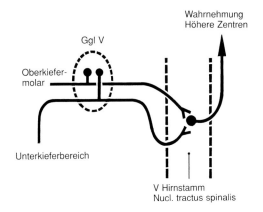

Abb. 4-4. Schematische Darstellung der Konvergenztheorie von schmerzleitenden und nicht schmerzvermittelnden Afferenzen der Haut, der Zahnpulpa, der Eingeweide, des Halses und der Muskelspindeln zum Nucleus spinalis nervi trigemini (nach SESSLE, 1986).

oder durch Medikamente, die die Ausschüttung von Neuropeptiden hemmen, kann sie unterdrückt werden. Das hauptsächlich betroffene Neuropeptid ist CGRP (Calcitonin gene-related peptide). Während eines fazialen Migräneanfalls aktiviert eine antidrome Ausschüttung von GCRP Neurokininrezeptoren auf peripheren Blutgefäßwänden und verursacht eine sterile Entzündung. Die Existenz eines präsynaptischen 5-HT_{1D}-Rezeptors am Rand von solchen C-Fasern ist postuliert worden, die die sensorische Innervation von Kopf und Gesicht bilden. Antimigränemedikamente wie Sumatriptan aktivieren den Rezeptor, um die Entladung der C-Fasern zu beenden.

4.3.3.1 Faziale Migräne

Eine neurogene Entzündung liegt auch der schmerzhaften Erkrankung faziale Migräne zugrunde. Die Symptome der fazialen Migräne konzentrieren sich auf Schmerzen im unteren Kopfbereich, z.B. eher der Zähne und des Kiefers, als typische unilaterale oder periorbitale Schmerzen. Die Mechanismen der fazialen Migräne sind die gleichen wie bei der typischen Migräne, die später betrachtet werden soll. Die Diagnose einer fazialen Migräne sollte in Betracht gezogen werden, wenn Schmerzepisoden mit klopfenden Schmerzen im Kiefer oder der Zähne auftreten, ohne daß sich Gesichtsschmerz zwischen den Anfällen provozieren ließe. Myalgien oder myofazialer Schmerz können zum Zeitpunkt des Anfalls vorhanden sein, verschwinden aber schnell mit dem Rückgang der neurogenen Entzündung. Die Anwendung von Sumatriptan oder Dihydroergotamin, die als migränespezifische Wirkstoffe angesehen werden und muskuloskeletale Erkrankungen nicht beeinflussen, kann zur eindeutigen Identifizierung der schmerzhaften Erkrankung beitragen (s. klassische Migräne im Abschnitt 4.4.1).

4.3.3.2 Unterscheidung zentraler und peripherer Schmerzmechanismen

Wenn die Schmerzursache im Verlauf der Untersuchung nicht festgestellt werden kann, wird eine anästhetische Blockade der somatischen Sensorik durchgeführt, um zu entscheiden, ob die Schmerzursache zentral oder peripher liegt. Lokale anästhetische Blockaden sind wirksam bei peripher gesteuerten Prozessen, aber nur teilweise oder gar nicht bei zentral ausgelöstem Schmerz. Wenn der Schmerz nur teilweise beseitigt wird, obwohl eine vollständige Anästhesie erreicht wurde, kann ein neuropathischer Schmerz mit unterschiedlichen Anteilen von zentralem und peripherem Input vorliegen. Wenn die Anästhesie zwar vollständig ist, den Schmerz aber nicht wirksam blockiert, kann ein zentraler Schmerzprozeß vorliegen. Diejenigen neuropathischen Schmerzerkrankungen, die fortgesetzte periphere Beteiligung zeigen, sind Trigeminusneuralgie, prätrigeminale Neuralgie, Neuritis/Neurom und traumatische Neuralgie.

SMP (sympathetically maintained pain, vom Sympathikus aufrechterhaltener Schmerz) und SIP (sympathetically independent pain, sympathikusunabhängiger Schmerz) sind stärker zentralisierte neuropathische Schmerzkrankheiten (Merrill, 1997). SMP wird nach der Klassifikation der temporomandibulären Erkrankungen der amerikanischen Akademie für orofazialen Schmerz (AAOP American Academy of Orofacial Pain) durch eine Verletzung der peripheren Gewebe ausgelöst und durch neurale Mechanismen, einschließlich sympathische efferenter Aktivität unterhalten. SMP-Schmerz kann durch Sympathikusblockade, z.B. Blockade des Ganglion stellatum, gelindert werden, nicht aber neuropathischer SIP-Schmerz. Das Ansprechen auf eine Sympathikusblockade ist kein hinreichendes Kriterium zur Identifizierung einer bestimmten Erkrankung, da diese Maßnahme bei einer Reihe von Schmerzerkrankungen einschließlich Phantomschmerz, Herpes zoster, metabolischer Neuropathien und Neuralgien unterschiedlich wirksam ist (Boas, 1996)

4.3.4 Peripherer neuropathischer Schmerz

Orofazialer neuropathischer Schmerz kann als zusammenfassender Begriff für ein kontinuierliches Spektrum von peripheren bis hin zu rein zentralen Mechanismen aufgefaßt werden. Neuropathischer Schmerz kann sich aus einem rein peripheren Prozeß zu einem rein zentralen Prozeß entwickeln (Merrill, 1997). Nicht alle peripheren Prozesse werden zentralisiert, und nicht jeder zentrale Prozeß hat als peripherer Prozeß begonnen. Die Behandlung kann sowohl periphere als auch zentrale Therapie erforderlich machen. Das Spektrum der Erkrankungen mit unterschiedlichen Anteilen von peripherem und zentralem Mechanismus für die Schmerzgenese stellt sich folgendermaßen dar:

peripher > zentral

- sensibilisierte C-Fasern
- Neuritis/Neurom
- traumatische Neuralgie

peripher < > zentral

- prätrigeminale Neuralgie
- Trigeminusneuralgie

zentral > peripher

- SMP, z.B. atypischer Zahnschmerz; CRPS (complex regional pain syndrome, komplexes regionales Schmerzsyndrom)
- SIP.

Peripherer neuropathischer Schmerz ist beschrieben worden als fortgesetzter ziehender oder brennender Schmerz von mittlerer, aber variabler Intensität. Es besteht keine aktuelle Läsion, aber es kann ein palpationsempfindlicher Bereich vorhanden sein. Der Verlauf folgt einem tageszeitabhängigen Muster. Somatische Anästhesieblockaden werden eingesetzt, um den Grad der zentralen und/oder peripheren Beteiligung festzustellen. Wenn der Schmerz blockiert werden kann, ohne daß eine lokale pathologische Veränderung erkennbar ist, kann ein peripherer neuropathologischer Prozeß vorliegen. Bei nur partieller Ausschaltung kann auf einen stärker zentralisierten Schmerzprozeß geschlossen werden. Wenn die anästhetische Blockade nur geringe oder keine Wirkung zeigt, ist die Zentralisierung des Geschehens vorherrschend. Die Behandlung von sensibilisierten C-Fasern, Neuritis/Neurom und traumatischer Neuralgie beinhaltet sowohl zentral wirksame Pharmaka als auch periphere Wirkstoffe, wie wiederholte lokale anästhetische Blockaden, topische Anästhetika, Steroidinjektionen und Capsicain, um die Aktivität der Nozizeptoren zu vermindern (Merrill, 1997).

4.3.4.1 C-Faser-Sensibilisierung

Charakteristische Merkmale von neuropathischen Schmerzen durch C-Faser-Sensibilisierung:

- anamnestisches Trauma in der Schmerzregion
- keine offensichtliche lokale Ursache
- Hyperalgesie und Allodynie
- radiologisch unauffällig
- unspezifische Reaktion auf Thermographie
- Ansprechen auf somatische Blockade
- Sympathikusblockade unwirksam
- ständig wechselnder ziehender Schmerz.

4.3.4.2 Traumatische Neuralgie

Charakteristische Merkmale einer traumatischen Neuralgie:

- anamnestisches Trauma in der Schmerzregion
- keine offensichtliche lokale Ursache
- Hyperalgesie und Allodynie
- radiologisch unauffällig
- somatische Blockade mit unklarer Wirkung
- Sympathikusblockade mit unklarer Wirkung
- Reaktion auf Thermographie abhängig von der Beteiligung des Sympathikus
- ständig wechselnder ziehender Schmerz, mit gelegentlichen schlagartigen Schmerzspitzen.

4.3.4.3 Trigeminusneuralgien

Die Internationale Kopfschmerz-Gesellschaft (IHS, International Headache Society) beschreibt die Trigeminusneuralgie als "... eine schmerzhafte, einseitige Erkrankung des Gesichtes, die durch kurze, schockartige (lanzinierende) Schmerzen charakterisiert ist, die auf das Ausbreitungsgebiet eines oder mehrerer Äste des N. trigeminus beschränkt sind. Der Schmerz wird durch banale Reize wie z.B. Waschen, Rasieren, Rauchen, Sprechen und Zähneputzen ausgelöst, kann aber auch spontan auftreten. Schmerzbeginn und -ende sind abrupt, für unterschiedlich lange Zeitabschnitte kann eine Remission eintreten" (IHS 1988).

Prätrigeminale Neuralgie ist die atypische Form der Trigeminusneuralgie. Diese Form der Neuralgie wird in Oberkiefer, Unterkiefer und Zungenbasis lokalisiert. Prätrigeminale Neuralgien und Trigeminusneuralgien beinhalten sowohl periphere als auch zentrale Mechanismen.

Die Ätiologie dieser Erkrankungen schließt sowohl periphere als auch zentrale Mechanismen ein. Eine arterielle oder venöse Kompression der Trigeminusnervenwurzel wird als peripherer Mechanismus angesehen. Allerdings lassen sich durch vaskuläre Kompression weder die unterschiedlich langen Remissionsphasen noch die Fälle erklären, bei denen eine Kompression oder Demyelinisierung der Trigeminuswurzeln vorliegt, ohne daß eine Trigeminusneuralgie auftritt. Zentrale Mechanismen betreffen zentrale Veränderungen, die auf fokale periphere Demyelinisierungen (Deafferenzierung) und den Verlust der segmentalen Inhibition der afferenten Aktivität zurückzuführen sind. Letzteres führt zum Feuern von Mechanorezeptor-Interneuronen mit niedriger Reizschwelle im Nucleus oralis (s. Abb. 4-2). Dies kann auch die WDR-Neuronen im Nucleus caudalis betreffen. So kann harmlose niedrigschwellige Mechanostimulation schließlich Summation und verminderte Inhibition der Aktivität in den WDR-Neuronen verursachen.

4.3.4.4 Prätrigeminale Neuralgie

Prätrigeminale Neuralgie muß von anderen Erkrankungen wie z.B. atypischem Gesichtsschmerz, atypischem Zahnschmerz, Phantomzahnschmerz, Pulpitis und Kiefergelenk- und Muskelfunktionsstörungen unterschieden werden. Eine falsche Diagnose kann zu einer Übertherapie ohne Wirkung auf den Schmerz und nutzlosem Aufwand und Kosten für den Patienten führen. Typischerweise

setzt diese Neuralgie zwischen dem 50. und 60. Lebensjahr ein. Von besonderem Interesse für den Zahnarzt ist eine prätrigeminale Neuralgie, deren Einsetzen vom üblichen Muster abweicht, d.h. dumpfer, kontinuierlich ziehender Schmerz im Ober- und Unterkiefer mit viel späterer Entwicklung von Schmerzanfällen. Dementsprechend ist es möglich, Zahnschmerz als prätrigeminale Neuralgie zu mißdeuten. Charakteristische Merkmale einer prätrigeminalen Neuralgie:

▶ keine offensichtliche lokale Ursache
▶ radiologisch unauffällig
▶ somatische Blockade bewirkt Besserung
▶ Sympathikusblockade mit unklarer Wirkung
▶ normales Thermogramm
▶ zahnschmerzähnlicher, episodenhafter Schmerz, getriggert durch geringfügige Reize, Remissionsphasen.

4.3.4.5 Trigeminusneuralgie

Die Trigeminusneuralgie wird als paroxysmaler (anfallsartiger), meist einseitiger orofazialer Schmerz beschrieben. Es handelt sich um einen kurzen, schockartigen (lanzinierenden) Schmerz, der auf das Ausbreitungsgebiet eines oder mehrerer Trigeminusäste beschränkt ist. Der Schmerz wird häufig durch banale Reize wie Waschen, Rasieren, Rauchen, Sprechen und Zähneputzen ausgelöst, kann aber auch spontan auftreten. Der Schmerz beginnt und endet abrupt, und Remissionen können für unterschiedlich lange Zeitabschnitte auftreten. Man unterscheidet idiopathische und symptomatische Trigeminusneuralgie. Charakteristische Merkmale der Trigeminusneuralgie:

▶ keine offensichtliche lokale Ursache
▶ radiologisch unauffällig
▶ nur in seltenen Fällen sind durch Kernspintomographie strukturelle Läsionen erkennbar

▸ somatische Blockade bewirkt Besserung

▸ Sympathikusblockade mit unklarer Wirkung

▸ normales Thermogramm

▸ zahnschmerzähnlicher, episodenhafter Schmerz, getriggert durch geringfügige Reize, Remissionsphasen.

Trigeminusneuralgien sprechen in der Regel gut auf medikamentöse Therapie an. Meist werden die Antikonvulsiva (Antiepileptika) Carbamazepin und Phenytoin sowie das Muskelrelaxans Baclofen eingesetzt. Bei einer bestimmten Gruppe von Patienten ist die Pharmakotherapie allerdings nicht einsetzbar. So sind z.B. einige ältere Patienten und solche mit multipler Sklerose extrem empfänglich für Nebenwirkungen der Medikation wie Lethargie und Ataxie. Wenn eine medikamentöse Behandlung scheitert, kann auf sichere und wirksame neurochirurgische Behandlungsformen zurückgegriffen werden.

4.3.4.6 Deafferenzierung

Deafferenzierung, d.h. die Ausschaltung der Afferenzen eines peripheren Nervs, hat den partiellen oder totalen Ausfall der Sensibilität in einem Bereich zur Folge, wie dies nach Zahnextraktionen oder Pulpaamputationen zu beobachten ist (Abb. 4-5).

Der **Sensibilitätsausfall** führt aber auch zu morphologischen Veränderungen an den Neuronen (aufsteigende oder retrograde Degeneration) im Hirnstamm und beeinflußt somit die Wahrnehmung. Angesichts der möglichen Folgen, die bei peripheren Nervenverletzungen auftreten können, sollten konservative therapeutische Maßnahmen bevorzugt werden, besonders bei chronischen Schmerzen, wie sie auch bei Kiefergelenkstörungen zu beobachten sind.

Hypothesen zu den Mechanismen, die bei der Ausschaltung peripherer Nerven ablaufen, stützen sich auf die engen Zusammenhänge zwischen peripheren Nervenverletzungen und retrograden Degenerationen der dazugehörigen Neurone. Da das Nervensystem jedoch plastischer ist, als früher angenommen wurde (neurale Plastizität), überrascht es nicht, daß es zu **Spontanheilungen** kommen kann. Es gibt aber auch Fälle, in denen sich erst später **persistierende Schmerzen** einstellen (herabgesetzte

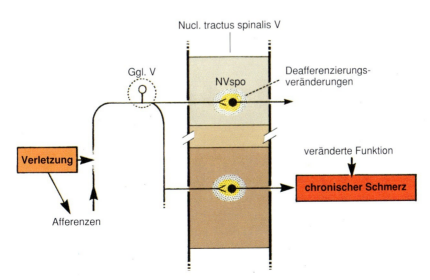

Abb. 4-5. Schematische Darstellung von Deafferenzierungsveränderungen, die durch Nervenverletzung verursacht wurden und Schmerzen hervorrufen.

Reizschwelle), die in benachbarte Gewebe ausstrahlen (sekundäre Hyperalgesien und Schmerzausstrahlung).

Pulpaamputationen, Zahnextraktionen und Kieferverletzungen können also ebenso Gesichtsschmerz durch Deafferenzierung bewirken wie die postherpetische Trigeminusneuralgie.

4.3.4.7 Zentrale neuroplastische Veränderungen

Wenn periphere Schmerzmechanismen ausreichend intensiv waren, zeigt das zentrale Nervensystem neuroplastische Veränderungen, die die zentrale Antwort auf nachfolgende periphere Reize entscheidend ändern können. Dazu gehören zusätzliche Allodynie, sekundäre Hyperalgesie und eine Vergrößerung des rezeptiven Feldes in der Peripherie. Die an diesen auf Nervverletzung und zentrale Sensibilisierung im Nucleus nervi trigemini folgenden peripheren Symptomen beteiligten Mechanismen hängen mit **vier Formen** von neuroplastischen Veränderungen zusammen: zentralen physiologischen, anatomischen, neuro-chemischen und genetischen. Die zentralen physiologischen Veränderungen betreffen die WDR-Neurone 2. Ordnung in Form von:

▸ erhöhter Spontanaktivität der WDR-Neurone
▸ Verlängerung nach Entladung
▸ Ausdehnung der Rezeptorfelder
▸ verminderter Schwelle für mechanische Reize.

Diese physiologischen Veränderungen verursachen Anregung der WDR-Neurone und entsprechen einer Bahnung von Schmerz als Antwort auf neurochemische Veränderungen, die zu einer Ausschüttung von Glutamat und Sensibilisierung der WDR-Neurone im Subnucleus caudalis führen.

Zu den anatomischen Veränderungen gehört der Verlust von segmentierten inhibitorischen Neuronen im Zusammenhang mit

neurochemischen Veränderungen, die Exzitotoxizität verursachen. Die segmentierten inhibitorischen Interneurone sind Teil der Schmerzmodulation im Zentralnervensystem.

4.3.4.8 Schmerzmodulierende Systeme

Die Schmerzübertragung kann durch endogene schmerzhemmende Systeme, die durch Schmerzen oder Streß aktiviert werden, beeinflußt werden (Abb. 4-6).

Die übergeordnete Ebene dieser Systeme befindet sich im zentralen Höhlengrau (periaqueductal gray = PAG), das den Aquaeductus mesencephali im Mittelhirn umgibt. Das zentrale Höhlengrau unterdrückt Schmerzen durch Integration eintreffender Schmerzimpulse aus der Hirnrinde sowie aus Regionen des Hirnstamms. Im zentralen Höhlengrau liegen Enkephalin- und Dynorphin-Interneurone, außerdem enden hier Nervenfasern vom Hypothalamus, die Beta-Endorphin enthalten. Diese Peptide dienen der Stimulierung absteigender Nervenfasern, sie aktivieren die Zentren der mittleren Ebene des Schmerzunterdrückungssystems, das sich im Nucleus raphe magnus (NRM) sowie im Locus coeruleus (LC) befindet und ähnlich wie das zentrale Höhlengrau auch endogene opioide Peptide (EOP), Enkephaline und Dynorphin enthält. Diese opioiden Peptide besitzen analgetische Eigenschaften ähnlich wie Opiate, sie sind auch in der untersten Ebene dieses Systems zu finden, z. B. im Nucleus spinalis nervi trigemini. Hier wirken die von der mittleren Ebene kommenden Nervenfasern modulierend auf die Schmerzneurone, welche die Impulse in höhere Zentren projizieren. So werden von der Peripherie (dem Kiefer-/Gesichtsbereich) eintreffende Schmerzimpulse durch Einwirkung höherer Zentren (Großhirnrinde und Thalamus) im Nucleus spinalis nervi trigemini moduliert. Die **Eingangskontrolltheorie** des Schmerzes

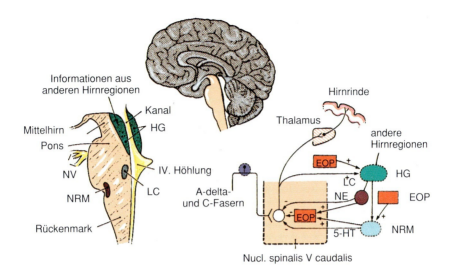

Abb. 4-6. Schematische Darstellung der Modulation des orofazialen Schmerzes. Bei Gewebeverletzungen werden A-delta- und schmerzleitende C-Fasern aktiviert. Diese senden Impulse zum Nucleus spinalis nervi trigemini, wo auf das 2. Neuron umgeschaltet wird, das die Informationen auf den Thalamus überträgt. Die Impulse gelangen auch in das zentrale Höhlengrau (HG) des Mittelhirns, das zusätzlich Informationen aus anderen Hirnregionen erhält. Das zentrale Höhlengrau aktiviert den Nucleus raphe magnus (NRM) und den Locus coeruleus (LC). Der NRM sendet Fasern zum 1. Neuron des Nucleus spinalis nervi trigemini, wo die von diesen Fasern eingehenden Impulse die Übertragung von Schmerzerregungen durch Abgabe von Serotonin (5-HT) hemmen. In ähnlicher Weise wirkt der LC auf die 1. Synapse, wo Norepinephrin (NE) zur Übertragungshemmung ausgeschüttet wird. Endogene Opioide (EOP) sind, wie bereits angegeben, ebenfalls vorhanden. Plus- und Minussymbole kennzeichnen die exzitatorischen und inhibitorischen Aktivitäten. Dieses endogene Schmerzunterdrückungssystem kann durch anstrengende Zahnbehandlung aktiviert werden (nach Hardgreaves et al., 1987).

beschreibt einen Mechanismus, der die Interaktion zwischen Impulsen verschiedener Afferenzen beeinflußt und die zentrale Schmerzübertragung blockieren kann (markreiche Fasern leiten Berührungsreize, markarme Fasern Schmerzimpulse). Nach dieser Theorie soll der Einlaßmechanismus unterdrückt oder durch das beschriebene Kontrollsystem verstärkt werden. Zur Linderung von Schmerzen benutzt man in der Klinik transkutane elektrische Reize, um markreiche Nervenfasern zu stimulieren. Man hofft, durch diese Reizung die Eingangspforte für Schmerzübertragungen schließen zu können. Neuronen im Subnucl. caudalis stellen das „Tor" im Trigeminus-System dar. Die „Gate-Control"-Theorie des Schmerzes

stellt nach neueren Erkenntnissen eine zu starke Vereinfachung dar, ist aber für grundsätzliche Überlegungen weiterhin anwendbar.

4.3.4.9 SMP (atypischer Zahnschmerz) und SIP

Eine periphere Ursache kann bei Fällen von sympathisch aufrechterhaltenem Schmerz (SMP), vom Sympathikus unabhängigem Schmerz (SIP) oder schwer faßbaren myofazialen Schmerzen bei chronischen Schmerzzuständen fehlen. Da nicht jedermann solche myofazialen Schmerzen entwickelt, ist eine Streß-Hyperaktivitäts-Hypothese aufgestellt worden, um für solchen Schmerz eine Erklärung anzubieten. Diese Vorstellung konnte aber nicht bestätigt werden. Ein Schmerz-Anpassungsmodell schlug vor, den Schmerz nicht als Resultat von Muskelfunktionsstörungen, sondern als Ergebnis von aktiver Senkung der motorischen Aktivität zur Vermeidung weiterer Schädigung und Förderung der Heilung zu sehen. Eine weitere Theorie postuliert, daß die primäre Funktionsstörung zu einem abnormen sensorischen Input führt, der wiederum Änderungen in der Neuromatrix bewirkt. Dann induziert der motorische Anteil der Neuromatrix sekundäre Veränderungen in Muskeln, um den abnormen sensorischen Input von der ursprünglichen Stelle zu kompensieren. Die sekundären kompensatorischen Veränderungen können sowohl exzitatorisch als auch inhibitorisch sein und zu Schmerz führen. Die Neuromatrix-Theorie weist darauf hin, wie eine zentrale Quelle eher als eine periphere Schmerz auslösen kann. Die charakteristischen Merkmale von SMP (atypischem Zahnschmerz):

▸ anamnestisch lokales Trauma
▸ keine offensichtliche lokale Ursache
▸ radiologisch unauffällig
▸ somatische Blockade mit unklarer Wirkung
▸ Sympathikusblockade bewirkt Besserung (> 60% der Fälle)
▸ kontinuierlicher, wechselnder täglicher Schmerz über mehr als 4 Monate.

Die charakteristischen Merkmale von SIP (sympathetically independent pain, vom Sympathikus unabhängiger Schmerz):

▸ anamnestisch lokales Trauma
▸ keine offensichtliche lokale Ursache
▸ radiologisch unauffällig
▸ somatische Blockade ohne Wirkung
▸ Sympathikusblockade ohne Wirkung
▸ kontinuierlicher, wechselnder täglicher Schmerz für über mehr als 4 Monate
▸ Allodynie/Hyperästhesie auf lokale Reize.

4.3.4.10 Komplexe regionale Schmerzsyndrome (CRPS = complex regional pain syndromes)

Es wurde bereits darauf hingewiesen, daß der atypische Zahnschmerz ein neuropathischer Schmerz in Verbindung mit einem zentralisierten Prozeß ist und als traumatische Trigeminusneuralgie mit Sympathikusbeteiligung angesehen wird. Es gibt aber wahrscheinlich Untergruppen von Neuropathien, die Schmerzen durch sensibilisierte Nozizeptoren mit sich bringen, SMP und SIP. Die Diagnose des atypischen Zahnschmerzes ebenso wie die des *Phantomzahnschmerzes* ist verwirrend, da in den Patientengruppen, die unter diesen Schmerzerkrankungen leiden, schlecht definierte Untergruppen existieren. Um einige der Probleme bei der Diagnostizierung der Patienten zu umgehen, wurde eine neue Nomenklatur für SMP, SIP und Kausalgie vorgeschlagen (Boas, 1996). In Zukunft sollen statt dessen die Begriffe CRPS I, CRPS II, und CRPS III für neuropathische Schmerzerkrankungen verwendet werden. Dabei sind die Merkmale den einzelnen Gruppen u.a. wie folgt zugeordnet (Boas, 1996):

CRPS Typ I (reflektorische sympathische Dystrophie):

▸ folgt auf ein auslösendes Ereignis
▸ spontaner Schmerz oder Allodynie/Hyperalgesie überschreitet das Gebiet eines einzelnen peripheren Nervs und ist unverhältnismäßig gegenüber dem auslösenden Ereignis
▸ es gibt oder gab seit dem Ereignis Ödeme, abnorme Hautdurchblutung oder sudomotorische Aktivität in der Schmerzregion
▸ Diese Diagnose kann ausgeschlossen werden, wenn Erkrankungen vorliegen, die das Ausmaß von Schmerz und Funktionsstörung anderweitig plausibel machen.

CRPS Typ II (Kausalgie):

▶ stärker regional beschränktes Auftreten in der Umgebung eines Gelenks (z.B. Knöchel, Knie, Handgelenk) oder in einem Bereich (z.B. Gesicht, Auge), verbunden mit einer Noxe

▶ Spontanschmerz oder Allodynie/Hyperalgesie sind üblicherweise auf das betroffene Gebiet beschränkt, können sich aber unterschiedlich nach distal oder proximal ausbreiten, nicht im Ausbreitungsgebiet eines peripheren Nervs oder eines Dermatoms

▶ intermittierendes und wechselndes Ödem, Veränderung der Hautdurchblutung, Temperaturveränderungen, abnorme sudomotorische Aktivität und Bewegungsfunktionsstörung, unverhältnismäßig zum auslösenden Ereignis an der betroffenen Stelle.

Die Symptome der reflektorischen sympathischen Dystrophie sind Schmerzen, Schwitzen und dystrophische Veränderungen. Die meisten Fälle von atypischem Zahnschmerz würden in die Kategorie CRPS Typ III fallen, die schwierige Fälle von Schmerz und sensorischen Veränderungen enthält, bei denen sich keine motorischen und Gewebsveränderungen finden, die die Kriterien für die anderen Kategorien erfüllen. Ein Ansprechen auf eine Sympathikusblockade ist kein diagnostisches Kriterium für Schmerzerkrankungen in diesen Gruppen.

4.4 Zahnschmerzen

Oft kommen Patienten in eine Zahnarztpraxis, die keine Schwierigkeiten haben, ihren Zahnschmerz zu lokalisieren. In solchen Fällen bereitet die Diagnose gewöhnlich keine Schwierigkeiten, da die Schmerzursache in den meisten Fällen vom Zahnarzt richtig eingeschätzt werden kann. Gewöhnlich geht der Zahnschmerz von einer Pulpitis aus, die schnell durch eine Wurzelbehandlung, Wurzelspitzenresektion oder Zahnextraktion zu beheben ist. Jedoch können nicht alle Schmerzschilderungen mit Sicherheit auf einen Zahn bezogen werden, selbst dann nicht, wenn er als Quelle des Schmerzes vermutet wird. Probleme bereiten z. B. Frakturzahnschmerzen, Phantomzahnschmerzen, atypische Odontalgien, atypische Gesichtsschmerzen etc.

Wenn diese Schmerzarten auch nicht mit somatischen Affektionen in Verbindung zu bringen sind, so können doch allzuoft diagnostische und therapeutische Fehler gemacht werden. Bei unklarer Quelle kann es sich um ein primäres Schmerzproblem handeln, besonders dann, wenn der einzige Anhaltspunkt die subjektiven Angaben des Patienten sind und keine Ursache erkennbar ist. Aus einer solchen Sachlage können etliche Folgen resultieren, die auch falsche Therapien nicht ausschließen, wie z. B. multiple Zahnextraktionen, Anbringen von Aufbißschienen, Verordnung von Medikamenten oder psychologische Beratungen. Fehldiagnosen und/oder wirkungslose Behandlungen bei persistierenden Schmerzen können ein chronisches Schmerzsyndrom besiegeln.

Wenn die Ursache nicht erkannt wird und die Schmerzen lange Zeit, d.h. sechs Monate oder länger, anhalten, dann stellen sich bei solchen Schmerzpatienten häufig psychische Störungen und Persönlichkeitsveränderungen ein. Das kann die natürliche Geschichte eines chronischen Schmerzsyndroms sein. Das Fehlen kausaler Faktoren sollte den Zahnarzt aber nicht zu der Annahme verleiten, daß die persistierenden Schmerzen einen primären Schmerzstatus darstellen, solange keine sorgfältige Befunderhebung und Analyse aller Details erfolgt ist. Ein Dentaltrauma, das mit Schmerzen einhergeht, die durch eine Lokalanästhesie nicht zu beheben sind, aber auf eine Sympathikusblockade positiv ansprechen, läßt darauf schließen, daß die Phantomzahnschmerzen (atypische Odontalgien) sympathikusbedingt sind.

4.4.1 Phantomzahnschmerzen (atypische Odontalgie)

> **Phantomzahnschmerzen sind persistierende Schmerzen oder Parästhesien an Zähnen oder anderen Geweben des orofazialen Bereiches, die nach Verletzungen des Nervengewebes auftreten, aber nicht erkennbar sind.**

Es gibt viele Synonyma für den Phantomzahnschmerz, wie z. B. atypische Odontalgie, atypische Gesichtsneuralgie, vaskulärer Zahnschmerz, migräneartige Neuralgie oder idiopathische Neuralgie. Die Diagnose Phantomzahnschmerz wird in der Regel als **Ausschlußdiagnose** gestellt, z. B. dann, wenn nach Wurzelbehandlungen, Zahnextraktionen oder anderen Formen konventioneller zahnärztlicher Behandlungen keine Schmerzmilderung eintritt. Nach neueren Untersuchungen weisen Patienten mit Phantomzahnschmerzen keine spezifische prämorbide Persönlichkeit auf. Daraus resultiert die Frage, ob der Phantomzahnschmerz ein neuropathisches Deafferenzierungssyndrom ist. Einige Besonderheiten des Phantomzahnschmerzes sind in der Tabelle 4-1 aufgeführt und stimmen mit den Erscheinungen der Deafferenzierung überein.

Die hypothetischen Mechanismen der Deafferenzierung sind eingangs in diesem Kapitel besprochen worden. Bei Zahnextraktionen oder Pulpaamputationen treten bekanntlich Verletzungen an peripheren Nerven auf, die in manchen Fällen zu einer Läsion im Zentralnervensystem führen. Da das Nervensystem plastischer reagiert als früher angenommen (neuronale Plastizität),

Tabelle 4-1. Einige Charakteristika des Phantomzahnschmerzes.*

Nicht zu identifizierender kausaler Faktor
– Verzögerte Zahnschmerzen, die erst Tage, Wochen, Monate bis Jahre nach der Verletzung eines peripheren Nervs, z. B. nach Pulpaamputation, in Erscheinung treten.
– Patienten empfinden die Schmerzen als anhaltend tief und dumpf, gelegentlich auch als scharf. Keine schmerzfreien Intervalle, außer beim Aufwachen. Der Schlaf ist nicht gestört.
– Periphere Stimuli (dürfen nicht schmerzhaft sein) können den Schmerz für kurze Zeit verstärken.
– Allodynie scheint vorhanden zu sein (herabgesetzte Reizschwelle).
– Schmerzlokalisation kann für den Patienten schwierig sein, z. T. in die Umgebung ausstrahlende Schmerzen.
– Kein Beweis, daß sich Phantomzahnschmerz (PTP) auf einen prämorbiden Konstitutionstyp bezieht oder daß Depression eine Ursache bzw. Folge des chronischen PTP ist.

*   Phantom Tooth Pain – PTP (nach Marbach, 1993)

überrascht es nicht, daß es zu Spontanheilungen verletzter afferenter peripherer Nervenfasern sowie zur Ausbildung alternativer Wege kommen kann. Jedoch ist in manchen Fällen, wenn auch verspätet, zu beobachten, daß persistierende Schmerzen, die durch eine herabgesetzte Reizschwelle entstehen, in angrenzende Gewebe ausstrahlen und Hyperalgesien im gesunden Bereich erzeugen (ausstrahlende Schmerzen und sekundäre Hyperalgesien).

4.4.2 Frakturzahnschmerzen

Der Frakturzahnschmerz entsteht als Folge einer Infraktion der Zahnkrone, der Zahnwurzel oder des ganzen Zahns, wobei der Frakturspalt vom Zahnschmelz bis zur Schmelz-Dentin-Grenze reichen oder sich bis zur Pulpa erstrecken kann. Sofern auch

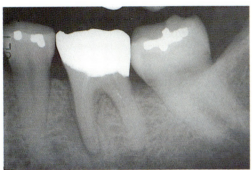

a

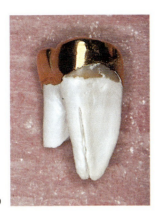

Abb. 4-7. a)
Röntgen-
aufnahme eines
Zahns mit Infrak-
tion.
b) Beispiel eines
infrakturierten
Zahns, wie im
Röntgenbild
dargestellt.   b

die Wurzel betroffen ist, liegt auch eine Läsion des Periodontiums vor. Der Schmerz
tritt entweder spontan auf oder stellt sich
beim Beißen auf härtere Teile ein. Die Identifikation der Schmerzquelle kann bei Frakturen im Wurzelbereich oder bei Mikrofrak-
turen an der Schmelz-Dentin-Grenze schwierig sein. Sofern klinisch keine Fraktur nachzuweisen ist, die Schmerzen aber an- und
abschwellen, drängen die Patienten oft darauf, daß eine Wurzelbehandlung vorgenommen oder der Zahn extrahiert wird. Ein solcher Eingriff kann leicht den falschen Zahn
treffen. Durch eine Wurzelkanalbehandlung
läßt sich manchmal eine Fraktur aufklären,
jedoch nicht in allen Fällen. Auch auf Röntgenaufnahmen sind Frakturen nicht immer
zu erkennen (Abb. 4-7a). Wenn der fragliche
Zahn eine Stiftverankerung enthält, dann
erhöht sich die Wahrscheinlichkeit, daß

eine Fraktur vorliegt. Eine Infraktion kann
auch bei Extraktion eines Nachbarzahns
durch die Zange entstehen. Daher sollte die
Zahnoberfläche nach Impressionen von den
Backen der Zange abgesucht werden, und es
sollte geprüft werden, ob der Frakturspalt
von einer solchen Impression ausgeht (Abb.
4-7b).

Die Diagnosestellung bereitet in der Regel
keine Schwierigkeiten, da die Leitungs-
anästhesie selten zweideutig ist und auch
kaum mit einem Phantomzahnschmerz verwechselt werden kann. Eine Infraktion der
Zahnkrone läßt sich z. B. dadurch diagnostizieren, daß man einen Patienten auf einen
Holzspatel oder einen ähnlichen Gegenstand beißen läßt. Der Befund wird noch
deutlicher, wenn man den Patienten auf-
fordert, mit dem Unterkiefer seitliche Bewegungen auszuführen. Dabei ist jedoch
zu bedenken, daß sich ein vorhandener
Frakturspalt leicht vergrößern und auf andere Teile des Zahns fortsetzen kann.
**Persistierende Infraktionsschmerzen kön-
nen chronisch werden,** wodurch Diagnose
und Behandlung erheblich erschwert werden.

4.5 Schmerz bei Kiefergelenk-
störungen

Schmerzen und Dysfunktionen des Kiefergelenks sowie der Kaumuskeln bilden einen
zusammenhängenden Komplex mit multiplen Symptomen. Daher erfordert ihre Beurteilung ein multidimensionales Herange-
hen, besonders bei chronischen Schmerzen.
Eine Möglichkeit besteht in der pathophysiologischen Analyse, um Muskelfunktionsstörungen, Diskusverlagerungen und degenerative Gelenkerkrankungen zu erfassen,
die im Kapitel 5 besprochen werden. Eine
andere Möglichkeit ist die Untersuchung
des psychosozialen Status eines Patienten,
um Zusammenhänge mit seinen unspezifi-

schen somatischen Befunden zu erkennen. Beide Vorgehensweisen (Achsen) reflektieren die gesamte Natur der Kiefergelenkstörungen und ihre Beziehungen zum vorhandenen Schmerzproblem.

Die Schmerzcharakteristika wurden in Abschnitt 4.3.1 zusammen mit den muskuloskeletalen Erkrankungen besprochen.

4.6 Kopfschmerzen

Kopfschmerzen und mandibuläre Dysfunktionen sind sehr weit verbreitete individuelle Belastungen, die nicht selten auch gemeinsam auftreten. Obgleich das gleichzeitige Vorkommen zufällig sein kann, besteht doch die Wahrscheinlichkeit eines Zusammenhangs zwischen bestimmten Formen von Kopfschmerzen und Kiefergelenkstörungen. Angemessene okklusale Behandlungen können nämlich nicht nur mandibuläre Dysfunktionen beheben, sondern auch die begleitenden Kopfschmerzen beseitigen oder lindern. Der **Zusammenhang zwischen Kopfschmerzen und Palpationsschmerzen** in den Kaumuskeln wird besonders deutlich, wenn Parafunktionen wie Zähneknirschen hinzukommen.

Die Einteilung der Kopfschmerzen und ihre diagnostischen Kriterien finden sich in einer Publikation der International Headache Society (IHS): „Classification of Headache and Diagnostic Criteria for Headache Disorders, Cranial Neuralgias and Facial Pain". Eine Übersicht über die Klassifikation zeigt die Tabelle 4-2.

Diese Einteilung enthält eine Kategorie von Kopf- und Gesichtsschmerzen, die von Erkrankungen des Kopfes, des Halses, der Augen, der Ohren, der Nase, der Nasennebenhöhlen, der Zähne, des Mundes sowie weiterer fazialer und kranialer Strukturen ausgehen und auch Kiefergelenkerkrankungen mit einschließen. Dieser Teil der IHS-

Klassifikation wurde von der American Academy of Orofacial Pain (AAOP) ausgearbeitet zu „Temporomandibular Disorders, Guidelines for Classification, Assessment and Management". In der AAOP-Klassifizierung wurde die Kategorie Kiefergelenkerkrankungen durch Einbeziehung weiterer Details erweitert, wie z. B. Deformierungen,

Tabelle 4-2. Klassifikationssystem für Kopfschmerzen, kraniale Neuralgien und Gesichtsschmerzen.*

Nicht zu identifizierender kausaler Faktor

Primäre Kopfschmerzen
– Migräne
  - Spannungskopfschmerz
  - Cluster-Kopfschmerz
  - verschiedene Kopfschmerzen ohne organische Ursache

Kopfschmerzen als Folge organischer Erkrankungen oder in Verbindung mit
– Kopftrauma
– vaskulären Störungen
– avaskulären intrakranialen Störungen
– Gebrauch/Mißbrauch oder Entzug von bestimmten Substanzen
– Allgemeininfektion oder Stoffwechselstörungen

Kopfschmerzen oder Gesichtsschmerzen bei Störungen kraniofazialer Strukturen
– Kopf
– Hals
– Augen
– Nase
– Ohren
– Nasennebenhöhlen
– Zähne
– Mund
– andere faziale oder kraniale Strukturen einschließlich oromandibulärer Dysfunktionen

Kraniale Neuralgien, Nervenstammschmerz, Deafferenzierungsschmerz

Nicht klassifizierbarer Kopfschmerz

* Outline of IHS's Headach and Pain Classification, Cephalalgia 8 (Suppl. 7), 196 (1988)

Diskusverlagerungen, Dislokationen, Entzündungszustände (Synovitis, Kapsulitis), Arthritis und Ankylose. Außerdem erfolgte auch eine Erweiterung der Kategorie Kaumuskelerkrankungen durch Einbeziehung von Muskelfaszienschmerz, Myositis, Spasmen, prophylaktischer Schienung, Kontrakturen und Neoplasmen.

Obgleich der wiederkehrende Spannungskopfschmerz die einzige Form des Kopfschmerzes ist, die direkt auf okklusale Behandlungen oromandibulärer Beschwerden anzusprechen scheint, sollen aufgrund überlappender Symptome im Kiefer-/Gesichtsbereich auch andere Kopfschmerzen und Neuralgien kurz besprochen werden.

4.6.1 Migräneformen

> **Die klassische Migräne (Migräne mit Aura)** wird nach der IHS-Klassifikation als eine idiopathische rekurrierende Störung beschrieben, die mit Attacken neurologischer Symptome einhergeht und unzweideutig auf der Hirnrinde oder im Hirnstamm lokalisiert ist.

Sie entwickelt sich gewöhnlich in 5–20 Minuten und hält weniger als 60 Minuten an (Abb. 4-8).

Kopfschmerzen, Nausea, Photophobie oder eine Kombination dieser Symptome folgen gewöhnlich der Aura direkt oder nach einem freien Intervall von weniger als einer Stunde. Die Kopfschmerzen dauern in der Regel 4–72 Stunden, sie können aber auch ausbleiben. Meist treten die Kopfschmerzen einseitig auf, halten mehrere Stunden an und sind häufig von Übelkeit und Erbrechen begleitet. Die Vorzeichen dieser Attacken, die meist 20–30 Minuten dauern, können sich in Form *kurzer neurologischer Ausfälle* äußern, wie z.B. visuelle Skotome, Hemianästhesien, Aphasien, erhöhte

Sensibilität gegenüber Licht, Lärm und Geruch.

Die Frage, ob der verstärkte Bruxismus, welcher der Migräne folgt, ein ursächlicher Faktor bei anhaltenden Erkrankungen des Kiefergelenks ist, konnte bisher nicht beantwortet werden. Allerdings ist die übliche okklusale Behandlung bei der Migräne nicht wirksam.

> **Die gewöhnliche Migräne (Migräne ohne Aura)** wird in der IHS-Klassifikation als eine idiopathische, rekurrierende Störung beschrieben, die mit Attacken von vier bis 72 Stunden Dauer einhergeht (Abb. 4-9).

Typische Anzeichen sind Einseitigkeit, pulsierende schwächere oder stärkere Schmerzen, Verschlechterung des Allgemeinbefindens bei routinemäßigen Aktivitäten, verbunden mit Nausea, Photo- und Phonophobie. Die allgemeine Migräne ist mit dem herkömmlichen Kopfschmerz identisch, der vermutlich in 25% der Fälle mit labilen Stimmungslagen und vegetativen Störungen auftritt, 12–72 Stunden anhält und von Nausea, Erbrechen, Diurese und Unwohlsein begleitet sein kann. Es gibt verschiedene Unterformen von Migräne.

4.6.1.1 Pathomechanismus der Migräne

Bei Migränepatienten liegen im allgemeinen Probleme mit 5-HT-Verwertung und Stoffwechsel vor. Sowohl 5-HT als auch 5-HT-Rezeptoren sollen eine Rolle bei Migräne und Spannungskopfschmerz spielen. Während Migräneattacken finden sich höhere Plasmaspiegel von Glutamat und Aspartat. Der Zusammenhang von Glutamatplasmaspiegeln und N-Methyl-D-Aspartat (NMDA) über Glutamat im Zentralnervensystem könnte auf den Mechanismus hinweisen, mit dem das Phänomen der kortikalen Depressionsausbreitung (CDS = cortical de-

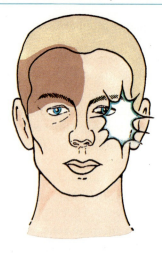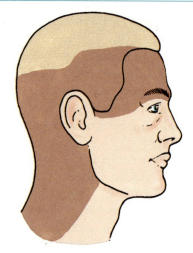

Abb. 4-8. Klassische Migräne. Skotome sind die Vorboten des Kopfschmerzes, der dann auf der gegenüberliegenden Seite folgt, begleitet von Nausea und Erbrechen. Ergotamine haben eine positive Wirkung auf Schwindelgefühl.

pression spreading) ausgelöst wird. Man weiß inzwischen, daß es am Beginn von Migräneanfällen mit Aura auftritt. Es wird angenommen, daß CDS eine Rolle bei der sterilen neurogenen Entzündung des neurovaskulären Trigeminus-Systems spielt (s. Abschn. 3.2.2).

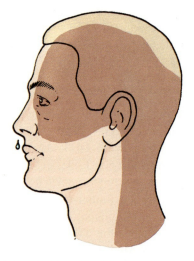

Abb. 4-9. Gewöhnliche Migräne. Krankheitsvorzeichen: labile Gemütsverfassung; unilateral, bilateral, Seitenwechsel; Nausea; Erbrechen; verstopfte Nase, schwacher Tränenfluß, Lichtempfindlichkeit. Schmerzlinderung durch Ergotamin.

4.6.2 Cluster-Kopfschmerz

> **Cluster-Kopfschmerzen (nach dem Erstbeschreiber auch Bing-Kopfschmerz) sind nach der IHS-Definition schwere, geballt auftretende, stets einseitige Schmerzattacken im Bereich von Orbita, Supraorbita sowie in der Schläfenregion.**

Sie können 15–180 Minuten anhalten und sich täglich bis zu achtmal wiederholen (Abb. 4-10).

Diese Kopfschmerzen gehen mit Begleiterscheinungen einher, wie z. B. konjunktivaler Infektion, Tränenfluß, nasalen Blutstauungen, Rhinorrhö, Schweißausbrüchen auf der Stirn und im Gesicht, Miosis, Ptosis und Lidödemen. Die Attacken treten periodisch auf, sie können Wochen oder Monate dauern (sog. Clusterperioden) und durch Ruheperioden über Monate oder Jahre unterbrochen sein. Etwa 10% der betroffenen Patienten zeigen chronische Symptome.

4.6.3 Spannungskopfschmerz

Die Bezeichnung Spannungskopfschmerz

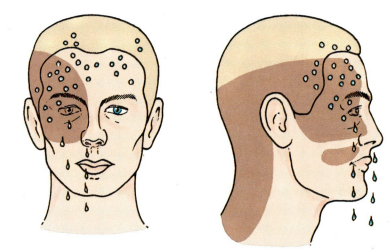

Abb. 4-10. Cluster-Kopfschmerzen. Einseitig, selten mit Seitenwechsel. Begleiterscheinungen sind Tränenfluß auf derselben Seite, Schweißausbruch auf einer oder beiden Seiten, Rhinorrhö, Erblassen, partielles Horner-Syndrom. Keine Druckpunkte.

soll ältere Begriffe wie Muskelkontraktions-kopfschmerz ersetzen. Die Ursachen sind bisher unklar, aber es ist zu vermuten, daß sowohl Muskeln als auch psychische Faktoren dabei eine Rolle spielen. Der Spannungskopfschmerz wird mit chronischem Rückenschmerz verglichen. Seine Symptome sind nicht sehr eindeutig, sie äußern sich meist als **Schmerzen im Kopf ohne Begleiterscheinungen.**

Diese Kopfschmerzen werden auch mit einem engen Hutband verglichen, das Stirn, Schläfen und Hinterhaupt umgibt. Häufig ist der Schmerz schwach und verstärkt sich erst bei körperlichen Routineaktivitäten (Abb. 4-11).

Übelkeit tritt dabei nicht auf, Photophobie und Phonophobie kommen jedoch gelegentlich vor. Obgleich angenommen wird, daß der Schmerz von lokalen Strukturen ausgeht, z. B. von Muskeln der Kopfschwarte, vom Kiefergelenk oder von den oberen Halssegmenten, gibt es doch Hinweise dafür, daß sein Ursprung auch im zentralen Bereich liegen kann. Der Spannungskopf-

schmerz wurde von der IHS nach seinen häufigsten Ursachen unterteilt (Tab. 4-3).

4.6.4 Oromandibuläre Funktionsstörungen

Von der IHS wurde die Bezeichnung „Oromandibular Dysfunction" (OMD) eingeführt, die auch als Sammelbegriff für zahlreiche Funktionsstörungen der Kaumuskeln, Kiefergelenke sowie deren Begleitstrukturen verwendet wird. Die diagnostischen Kriterien der OMD beinhalten einige morphologische Abnormitäten sowie Symptome von Dysfunktionen und Parafunktionen der Kiefer und des Mundes. Der Terminus „oromandibuläre Dysfunktion" wird in der IHS-Klassifikation als Bezeichnung für das myofaziale Schmerz-Dysfunktionssyndrom und die kraniomandibuläre Dysfunktion verwendet. Die OMD-Kriterien sind in der Tabelle 4-4 aufgelistet.

Der Begriff Muskelempfindlichkeit ist in der IHS-Klassifikation nicht enthalten, da nicht alle möglichen Muskeln an der Funktion des Unterkiefers oder Kiefergelenks beteiligt sind. Aus diesem Grund schien die

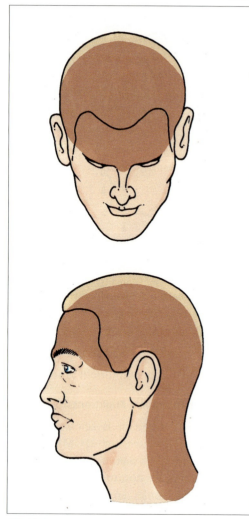

Abb. 4-11. Spannungskopfschmerz. Kopfschmerzen über Kopf und Nacken. Druck wie ein zu enges Hutband. Gelegentlich pochender Schmerz.

Tabelle 4-3. Spannungskopfschmerz (Tension-Type Headache [TTH]), untergliedert nach den häufigsten ursächlichen Faktoren*

Nicht zu identifizierender kausaler Faktor
0 Nicht zu identifizierender kausaler Faktor
1 Mehr als einer der Faktoren 2–9
2 Oromandibuläre Dysfunktionen
3 Psychosozialer Streß**
4 Angst
5 Depression
6 Kopfschmerz als Täuschung oder Vorstellung
7 Muskelanstrengung
8 Medikamentenüberdosierung
9 Eine der Störungen, welche sekundäre Kopfschmerzen verursachen

* IHS Classification s. Tab. 4-1
** DSM-IV-R-Kriterien s. Kap. 3, 4, 5, 6.

Tabelle 4-4. Oromandibuläre Dysfunktionen.*

Nicht zu identifizierender kausaler Faktor
Drei oder mehr der hier genannten Kriterien erfüllt:
– schmerzhafte Kieferbewegungen
– eingeschränkte oder ruckartige Kieferbewegungen
– Kiefersperre
– Gelenkknacken bei Kieferbewegungen
– Zähneknirschen
– andere orale Parafunktionen, z.B. Lippen-, Zungen- oder Wangenbeißen

* IHS Classification s. Tab. 4-1

Einführung einer neuen Bezeichnung notwendig. Es gibt enge Beziehungen zwischen oromandibulären Dysfunktionen und der Häufigkeit des Spannungskopfschmerzes, was zeigt, daß eine OMD den Spannungskopfschmerz negativ beeinflussen kann. Die Definition OMD ist zwar nicht allgemein bekannt, jedoch sollte der praktische Zahnarzt, der Kopfschmerzen und kraniomandibuläre Funktionsstörungen zu beurteilen hat, mit der Terminologie der International Headache Society vertraut sein, weil sie die Zusammenarbeit mit Neurologen vereinfacht (Graff-Radford, 1993).

Kopfschmerzen, die von oromandibulären Strukturen wie Zähnen, Kiefer oder umgebendem Gewebe ausgehen, verschwinden nach erfolgreicher Behandlung der ursächlichen Störung. Die IHS-Kategorie „Temporomandibular Disorder" (TMD) wurde als Kopfschmerz beschrieben, der während einer Kiefergelenkerkrankung auftritt, z. B. bei Craniomandibular Disorder (CMD) oder Oromandibular Disorder (OMD), und der nach erfolgreicher Behandlung von Kiefergelenkstörungen aufhört.

4.6.5 Psychosoziale Belastungen, Angstzustände, Depressionen, Halluzinationen

Wie in Tabelle 4-3 gezeigt, enthält eine Untergruppe des Spannungskopfschmerzes kausale Faktoren wie psychosozialen Streß, Angstzustände, Depressionen und Wahnvorstellungen (psychogener Kopfschmerz). Diese Kriterien basieren auf der Publikation „Diagnostic and Statistical Manual of Mental Disorders", 3. überarbeitete Auflage (DSM-IV-R). Sie sollten von erfahrenen Kollegen beurteilt werden.

4.6.6 Arterienentzündungen

Entzündungen von Hirn- und Hirnhautarterien können Kopfschmerzen verursachen. Eine stark angeschwollene Schläfenarterie kann möglicherweise durch eine Riesenzellarteriitis der A. temporalis superficialis bedingt sein, deshalb sollte die Diagnose durch eine Biopsie gesichert werden.

4.6.7 Kopfschmerzen im Zusammenhang mit Beschwerden der Halswirbelsäule

Funktionsstörungen im Halsbereich sind häufig von Kopfschmerzen begleitet. Sie können viele Ursachen haben, die sowohl von Blutgefäßen, Gelenken, Nerven als auch von kraniozervikalen Strukturen ausgehen. Die Schmerzen treten bei Verletzungen oder Verschleiß der Kopfgelenke auf, welche die oberen Halswirbel mit der Schädelbasis verbinden und beim Wenden, Beugen oder Strecken des Kopfes ständig beansprucht werden. Es können aber auch Nervenreizungen, Entzündungen sowie andere Ursachen von Kopfschmerz vorliegen. Weitere auslösende Momente sind Schleuder-

traumen, die durch gewaltsame Retroflexionsbewegungen des Kopfes, z. B. beim Auffahrunfall, auftreten. Kopfschmerzen, die durch Störungen der Halswirbelsäule verursacht sind, beginnen im Nacken und breiten sich über das Hinterhaupt und den Scheitel bis zur Stirn und zu den Orbitae sowie bis zu den Schläfen und Ohren aus. Der Schmerz wandert oder verschwindet bei bestimmten Bewegungen und Stellungen des Halses. Mindestens eines der folgenden Phänomene ist feststellbar: Widerstand bei Bewegungen, passive Bewegungseinschränkungen, Veränderungen des Halsreliefs durch Schonstellung der oberflächlichen Halsmuskeln, insbesondere des M. sternocleidomastoideus, Verkrampfung bei aktiver und passiver Streckung sowie außergewöhnliche Empfindlichkeit der Halsmuskeln. Durch radiologische Untersuchungen ist es möglich, Frakturen, rheumatische Arthritiden sowie Fehlstellungen oder Bewegungsabnormitäten zu diagnostizieren.

4.6.8 Medizinische Überweisung

Die Diagnose der Kopfschmerzursachen kann so komplex sein, daß eine Überweisung zu einem Neurologen oder Psychologen angeraten ist. Weitere Indikationen für medizinische Überweisungen sind in der Tabelle 4-5 angegeben.

4.7 Psychische Störungen

Chronische Schmerzen können mit psychischen Störungen verbunden sein, die sich in Form von Angstzuständen, affektiven Störungen wie Depressionen, somatischen Beschwerden (Schmerzen ohne nachweisbaren Befund) oder in Form von Persönlichkeitsveränderungen äußern. Nach den Kriterien des 4. Satzes im DSM-III-R ist es möglich, chronische Schmerzpatienten auf der Grundlage des multiaxialen Systems zu beurteilen. Die Achse I enthält die Kriterien

Tabelle 4-5. Indikationen für medizinische Überweisungen bei Kopfschmerzen.

Nicht zu identifizierender kausaler Faktor
– Kopfschmerz nach Kopfverletzungen
– plötzliches Auftreten
– Zunahme der Schwere und Häufigkeit
– Erbrechen ohne Nausea
– Fieber ohne andere Symptome
– Arbeitsunfähigkeit
– ungewöhnliches Verhalten, Verwirrung
– herabgesetztes Sehvermögen
– Koordinationsverlust
– Wechsel der „normalen" Kopfschmerz-symptome

Angst, starke Depression und Sucht. Die Achse II das Kriterium Persönlichkeitsstörungen. Nach neueren Erkenntnissen sollen bei Patienten mit chronischen Kiefergelenkbeschwerden Störungen auf beiden Achsen (I und II) gehäuft vorkommen.

4.7.1 Psychologische Dimensionen

Obgleich die Anzahl der Patienten mit chronischen Kiefergelenkschmerzen im Vergleich zu solchen mit akuten Kiefergelenkstörungen nicht groß zu sein scheint, gehören die chronischen Kiefergelenkpatienten doch zu den Problemfällen in der zahnärztlichen Praxis. Es ist nicht auszuschließen, daß bei solchen Patienten der **Schmerz Ausdruck einer psychopathologischen Affektion** ist, die bereits vor Auftreten des chronischen Schmerzsyndroms existierte. Bisher ist nicht bekannt, ob psychische Störungen bei chronischen Schmerzpatienten eine Folge der anhaltenden Schmerzen sind oder ob eine Disposition für chronische Kiefergelenkbeschwerden vorliegt. Unzweifelhaft ist aber, daß chronische Schmerzpatienten auch Veränderungen in ihrem psychosozialen Status durchmachen, oder daß sie Dispositionen besitzen, die das Risiko für eine Manifestierung des Syndroms er-

höhen. Depressionen oder Suchterscheinungen können Ausdruck heftiger und langanhaltender Kiefergelenkbeschwerden sein. Daher sind psychopathologische Affektionen bei chronischen Kiefergelenkschmerzen eine häufige Begleiterscheinung, die bei der Kiefergelenktherapie mitbehandelt werden muß.

Psychosoziale Störungen, die mit chronischen Schmerzen des Kiefergelenkkomplexes einhergehen, sind Angstzustände, affektive Störungen, wie z. B. Depressionen, Unwohlsein (ein Vorbote des Schmerzes ohne physischen Befund) oder Persönlichkeitsveränderungen. Auf der Grundlage objektiver Kriterien können chronische Schmerzpatienten mittels des **multiaxialen Systems** nach DSM-IV-R eingestuft werden: Achse I beinhaltet Angst, starke Depression und Sucht, Achse II enthält Persönlichkeitsstörungen, die durch rigides, schwer anpassungsfähiges Verhalten gekennzeichnet sind oder sich in Kontaktarmut oder verminderter Belastbarkeit äußern. Neuere Untersuchungen belegen, daß die Symptome der Achsen I und II bei vielen Patienten mit chronischen Kiefergelenkschmerzen im Vergleich zur Normalbevölkerung häufiger vorkommen.

Kliniker, die chronische Kiefergelenkpatienten behandeln, sollten daran denken, daß eine psychische Affektion das Schmerzsyndrom überlagern und daher das Behandlungsergebnis beeinträchtigen kann. Es ist nicht zu erwarten, daß der praktische Zahnarzt detaillierte Kenntnisse in der psychiatrischen Diagnostik besitzt, dennoch sollte er über Grundkenntnisse der Psychiatrie verfügen, um einen Patienten mit unklaren chronischen Kiefergelenkschmerzen zur weiteren Diagnostik an einen Neurologen oder Psychiater zu überweisen. Ob Kiefergelenkschmerzen durch eine psychische Störung ausgelöst wurden, ist in der Praxis schwer festzustellen, jedoch verfügen die meisten

Kliniker über ausreichende Erfahrungen, um solche Schmerzpatienten zur weiteren Untersuchung an einen Spezialisten zu überweisen.

4.8 Zusammenfassung

Bei den Erkrankungen des Kopfes und Halses soll der Anteil von Schmerzen im Kiefer-/Gesichtsbereich etwa 25% betragen. Jedoch beruhen nicht alle Schmerzarten auf lokalen Befunden, sondern sind auch auf Erkrankungen des ganzen Organismus zurückzuführen. In einigen Fällen handelt es sich um Primärschmerzen ohne erkennbare Ursache. Die meisten Kiefergelenkpatienten klagen weder über chronische Schmerzen, noch sind bei ihnen eindeutig psychosoziale Verhaltensstörungen erkennbar. In solchen Fällen sind Diagnose und Behandlung unproblematisch. Dagegen sind chronische therapieresistente Schmerzen sehr schwer zu erfassen. Ihre möglichen somatischen und psychosozialen Auswirkungen erfordern eine effektive Therapie.

Die peripheren und zentralen Mechanismen, die an verschiedenen orofazialen Schmerzsyndromen einschließlich neurogener, muskuloskeletaler Entzündung und neuropathischen Schmerzes beteiligt sind, erfordern eine breitgefächerte Untersuchung der Schmerzkrankheiten. Muskuloskeletaler Schmerz kann durch Funktion und Manipulation ausgelöst werden. Die neurogene Entzündung ist verbunden mit Vasodilation und Plasmaextravasation sowie neurovaskulärem Schmerz. Der Schmerz tritt episodenhaft mit intermittierenden schmerzfreien Phasen auf und wird nicht durch Kieferbewegungen ausgelöst.

Neuropathischer Schmerz ist eher kontinuierlich und kann durch leichte Berührung verschlimmert werden. Bei peripherer Neuropathie spricht der Schmerz unterschiedlich auf Lokalanästhetika an, es kann die Notwendigkeit einer Behandlung mit lokal oder topisch wirksamen Substanzen oder ebenso auch mit zentral wirksamen Substanzen bestehen. Neuropathischer Schmerz, der auf lokale Therapie nicht anspricht, ist stärker zentralisiert. Wenn Medikationen keine Wirkung zeigten, sollte eine Sympathikusbeteiligung mittels Blockade des sympathischen Ganglions ausgeschlossen werden.

Chronische Schmerzen können zu Spätfolgen im Zentralnervensystem führen, die dann bei den Patienten manifest werden. Die Auswirkungen chronischer orofazialer Schmerzen äußern sich bei manchen Patienten in Depressionen, Angstzuständen, multiplen somatischen Symptomen, einem außergewöhnlichen Bedarf an ärztlicher Behandlung, starkem Medikamentenkonsum sowie in der Unfähigkeit, Verantwortung im persönlichen, sozialen oder beruflichen Bereich zu übernehmen.

Die komplexe Natur des Schmerzes führt zur Unsicherheit in der Diagnostik und zu einem Dilemma von Unter- bzw. Überbehandlung oder gar keiner Behandlung. Die Therapie bei Kiefergelenkpatienten sollte mit einer genauen Diagnose beginnen, um eine adäquate Behandlung einzuleiten, die gegebenenfalls wiederholt werden kann.

Da Patienten mit chronischen orofazialen Schmerzen oft vielfältige Probleme haben, sollte der Zahnarzt auch auf allgemeine lokale und systembedingte ätiologische Faktoren achten, die von Bedeutung sein können. Darüber hinaus sollte er sich bei den Verhaltensweisen von Patienten soweit auskennen, daß er therapieresistente Schmerzpatienten gegebenenfalls zum Psychologen oder Psychiater überweist. Ständige ineffektive Behandlungen können zu einem chronischen Schmerzsyndrom führen, das mit Veränderungen der Hirnfunktionen einhergeht und das Immunsystem beeinträchtigt. Versuche, bei erfolglosen Behandlungen das therapeutische Vorgehen ständig zu ändern oder dem Patienten einzureden, daß er mit dem Schmerz zu leben habe, sind strikt abzulehnen.

5

Kiefergelenk- und Muskelfunktions- störungen: Konzepte, Epidemiologie, Symptomatik und Klassifikation

Kiefergelenk- und/oder Muskelfunktionsstö-rungen bzw. kraniomandibuläre Störungen stellen mandibulo-muskuläre Erkrankungen dar, die Teil eines größeren Systems und Reaktionsmusters sein können. So können z. B. Muskel- oder Gelenkbeschwerden im Bereich des Kiefergelenks in Zusammenhang mit einer generalisierten Fibromyalgie oder Arthritis stehen; das Auftreten einer chronischen Myoarthropathie kann ein Spiegelbild eines allgemeinen Angstzustandes bei einem Patienten sein.

Das Ziel, Kiefergelenk- und Muskelfunktionsstörungen durch einen bestimmten Begriff, der auf sicheren funktionellen Kriterien basiert, zu beschreiben, war schwer zu erreichen. Die vielen Beiträge zur Ursachenforschung, unter Miteinbeziehung von Störungen des **sensorischen, motorischen und autonomen Systems,** die sich oft überlappenden Zeichen und Symptome von Muskelfunktionsstörungen machen es schwer, genügend genaue zuverlässige diagnostische Kriterien zu erarbeiten. Dies schließt eine absolute diagnostische Sicherheit für die verschiedenen Funktionsstörungen, ungeachtet der verschiedenen vorgeschlagenen Klassifizierungssysteme, aus. Dennoch ist es möglich, die in Kapitel 8, 10 und 11 beschriebenen Formen der konservativen Therapie auf vorläufige Diagnosen zu stützen, die durch diagnostische Kriterien festgelegt werden, wie sie in etlichen in diesem Kapitel zitierten Klassifizierungen von Kiefergelenkmyoarthropathien vorkommen.

5.1 Diagnostische funktionelle Kriterien

Die Diagnose einer einzelnen Kiefergelenk-myoarthropathie basiert nicht einfach auf einer Einteilung nach klassischen Symptomen (z. B. Schmerz und/oder Überempfindlichkeit von Kiefergelenk und Muskeln, Gelenkgeräusche, Limitation der Unterkieferbewegung). Was die Signifikanz betrifft, müssen einige diagnostische Kriterien hinzugefügt bzw. weggelassen werden, um bestimmte Kiefergelenk- und Muskelfunktionsstörungen sinnvoll zu beurteilen. Schmerzloses Knacken hat z. B. nicht länger seine frühere Bedeutung in bezug auf den Verlauf von Kiefergelenkmyoarthropathien. Deshalb wird eine präventive Therapie, wie sie einige Kliniker für notwendig erachteten, heute als Überbehandlung angesehen.

So wird z. B. schmerzlosem Knacken nicht mehr so große Bedeutung für die Entwicklung von TMD beigemessen wie früher, und dementsprechend erachtet man die von manchen Klinikern für notwendig befundene Prävention jetzt als Übertherapie.

Trotz des Fortschritts bezüglich der diagnostischen Sicherheit bleibt die Tatsache, daß der Kliniker oftmals **vorläufige Diagnosen** stellen muß. Diese basieren auf dem am häufigsten berichteten Symptom (Schmerz) und dem am häufigsten klinisch erkennbaren Befund (Muskeldruckschmerzhaftigkeit). Trotz der Reversibilität einer Behandlung sollte der Praktiker in der Lage sein, die Therapie zu rechtfertigen. Dies kann nur mit zuverlässigen diagnostischen funktionellen Kriterien, die auf der Patientenanamnese und der klinischen Untersuchung basieren, erreicht werden.

Eine **Ursachen-Wirkungs-Beziehung** zwischen den vielen klinischen oder röntgenologischen Befunden und Symptomen bleibt noch herauszufinden. Somit werden in erster Linie die Symptome behandelt und nicht die Ursachen. Die Notwendigkeit einer nur auf einer provisorischen Diagnose beruhenden konservativen Therapie steht einer guten Zahnmedizin entgegen. Obwohl die Diagnosesicherung auf Basis einer Ursachen-Wirkungs-Beziehung ein gemeinsames Ziel der Fachgebiete Epidemiologie, Ätiologie, Nosologie (z. B. Klassifizierung von Kiefergelenkmyoarthropathien) und Psychophysiologie ist, ist es offensichtlich, daß dieses Ziel in allen diesen Disziplinen bisher nicht erreicht wurde.

5.1.1 Diagnostische Unsicherheit

Viele der Probleme, Prävalenz und ursächliche Faktoren von Kiefergelenkmyoarthropathien entsprechend einzuschätzen, liegen im **Fehlen spezifischer diagnostischer Kriterien,** die mehr Sicherheit bieten könnten. Diese Unsicherheit unterstützt das *konservative Therapiekonzept* bei Kiefergelenk- und Muskelfunktionsstörungen, was den Gebrauch von okklusalen Aufbißschienen, nichtsteroidalen entzündungshemmenden Substanzen (NSAIDs), Verhaltenstherapien und falls nötig auch Antidepressiva beinhaltet.

Konservative oder reversible Behandlungsformen reduzieren die diagnostischen Unsicherheit und das Risiko der Überbehandlung sowie deren ungünstige Auswirkungen entscheidend; jedoch wird dadurch die Schwierigkeit, Epidemiologie und Ätio-

logie von Kiefergelenkmyoarthropathien ohne korrekte diagnostische Kriterien zu erforschen, nicht geringer. Die meisten diagnostischen Parameter bleiben in bezug auf Spezifität, Zuverlässigkeit und Sensitivität unzureichend.

5.1.2 Diagnostische Kriterien

Mit der Zunahme der Zahl und der Komplexität der Symptome von Kiefergelenkmyoarthropathien haben auch die Versuche, die Erkrankungen zu kategorisieren, zu etlichen Klassifikationssystemen geführt. Keines ist jedoch für all diejenigen, die sich für eine diagnosebezogene, sinnvolle Behandlung und zu guter Letzt für die **Ursachen-Wirkungs-Beziehung** interessieren, befriedigend.

> **Diagnostische Kriterien sollten relevant, sensitiv und spezifisch sein, damit sie die Basis einer höchstspezifischen Therapie bilden können. Solch ein Grad an diagnostischer Sicherheit wird jedoch normalerweise nicht erreicht. Dies muß bei der Entscheidung für irreversible Therapieformen beachtet werden.**

Normalerweise verläßt sich der Kliniker auf Informationen, die er aus der **Patientenanamnese** und von **Befunden** – üblicherweise benutzt er klinische Untersuchungstechniken – erhält, die zwar für reversible Therapieformen annehmbar sind, aber die Erfordernisse von Forschungszwecken nicht erfüllen. Zusätzliche Informationen können durch Untersuchungen bei Spezialisten und ergänzende Tests – einschließlich (wenn indiziert) der Röntgendarstellung der Kiefergelenke – gewonnen werden.

Jedoch muß die Anwendung diagnostischer Kriterien bei verschiedenen Patienten und beim einzelnen Patienten zur Feststellung von Therapiefortschritten **wiederhol-**

bar sein. Die Diagnose muß dabei mit den funktionellen Kriterien und den diagnostischen Zusatzkriterien in Beziehung stehen. Beispielsweise muß eine Myalgie durch eine spezifische Lokalisation der Muskeldruckschmerzhaftigkeit gekennzeichnet sein, damit diese Diagnose gestellt und durch den Kliniker wiederholt und zuverlässig überprüft werden kann.

5.1.3 Multiple Diagnosen

Die Situation, mehr als eine Diagnose stellen zu müssen, ist im allgemeinen häufig gegeben. Das Vorliegen von sich **überlappenden Anzeichen und Symptomen** kann die Sicherheit von etlichen Diagnosen erschweren. Obwohl Patienten mit einem einzigen auf eine Kiefergelenkmyoarthropathie bezogenen Symptom zum Zahnarzt kommen können, haben sie häufig andere kiefergelenkassoziierte Erkrankungen, beispielsweise Muskeldysfunktion (Empfindlichkeit, Schmerz), Geräusche im Gelenk und vielleicht Spannungskopfschmerz. Somit können bei diesen Patienten etliche Diagnosen gleichzeitig zutreffen. Die Therapie ist üblicherweise auf die Erkrankung ausgerichtet, die den Schmerz verursacht – beispielsweise wird eher die Myalgie als das schmerzlose Knacken im Kiefergelenk behandelt.

5.2 Epidemiologie und Pathophysiologie von Kiefergelenkmyoarthropathien

Bevölkerungsstudien zeigen, daß ca. 70% der Bevölkerung ein oder mehrere Anzeichen einer Kiefergelenkmyoarthropathie und davon ein Drittel ein oder mehrere Symptome aufweisen. Die häufigsten Symptome sind **Druckschmerzhaftigkeit** bei Palpation der Kaumuskulatur und **Geräusche** im Kiefergelenk.

Die Anzeichen und Symptome wurden in allen **Altersgruppen** beobachtet. Obwohl die Mehrzahl der Patienten Frauen sind (Verhältnis zu Männern 5:1), ist das Vorkommen von Symptomen in beiden Gruppen nur wenig unterschiedlich. Die Patienten sind überwiegend Frauen in der Altersgruppe von 20–40 Jahren. Aus diesen Daten kann die Schlußfolgerung gezogen werden, daß einige Anzeichen und Symptome von Kiefergelenkmyoarthropathien in einem großen Prozentsatz in den Bevölkerungen der untersuchten Länder vorkommen. Dennoch gibt es eine signifikante Diskrepanz zwischen der Anzahl von Individuen mit Symptomen und der Anzahl derjenigen, die sich wegen dieser Symptome einer Behandlung unterziehen. Weniger als 10% der untersuchten Bevölkerungsgruppen verlangten eine Behandlung ihrer Kiefergelenkmyoarthropathie.

Solange kein Schmerz vorhanden ist, wollen die Patienten im allgemeinen keine Behandlung für Zustände, die ihnen entweder nicht bewußt sind oder die sie nicht als wichtig erachten. In der Vergangenheit wurden einige Patienten aufgrund von Vermutungen über den klinischen Verlauf von Kiefergelenkmyoarthropathien sogar noch gewarnt, daß, wenn Symptome wie gelegentliches schmerzloses Knacken unbehandelt blieben, sich eventuell schwerwiegende destruktive Formen der Kiefergelenkmyoarthropathie entwickeln könnten.

Die **Pathophysiologie** von Kiefergelenkmyoarthropathien wurde bis jetzt noch nicht ausreichend geklärt, obwohl etliche Modelle bereits vorgeschlagen wurden. Die Forschungsergebnisse widerlegen das Konzept, daß der klinische Verlauf mit Knacken beginnt und ausnahmslos zu schweren Gelenkfunktionsstörungen führt. Von einem praktischen Standpunkt aus gesehen, entwickeln weniger als 10% der Patienten, die eine konservative Behandlung für Kiefergelenkmyoarthropathie erhalten, eine signifikante Funktionsstörung.

Die meisten Fälle von Kiefergelenkmyoarthropathien zeigen einen zyklischen Verlauf. Aus diesem Grund hat jede vernünftige Therapie eine hohe Früherfolgsrate. Zusätzlich muß auch eine hohe Plazeboeffektrate in Betracht gezogen werden. Unglücklicherweise werden Patienten mit schwerwiegenden Langzeitproblemen nicht selten sehr komplizierten rekonstruktiven oder chirurgischen Therapien unterzogen.

> **Jede Therapie sollte mit konservativen Maßnahmen beginnen und dann zu irreversiblen Formen übergehen – und zwar nur, nachdem eine endgültige Diagnose gestellt wurde und eine gewisse Sicherheit besteht, daß die komplexe Behandlung, die man einsetzt, dem Patienten tatsächlich nützt.**

Etwa 50% der Patienten mit Störungen im Gelenkbereich haben eine **anteriore Dislokation** mit Reduktion, 15% **Perforationen** und etwa ein Drittel eine **Dislokation ohne Reduktion.** Als häufigste okklusale Symptome einer Kiefergelenkmyoarthropathie wurden Zusammenbeißen der Zähne (22%), Zähneknirschen (15%) und unregelmäßige Kieferbewegungen beim Öffnen und Schließen (29%) berichtet. Diese Ergebnisse sollen aber nicht als Basis für „präventive Therapieformen" betrachtet werden, wie z. B. die Anweisung an den Patienten, nicht die Zähne zusammenzubeißen, die Gesichtsmuskulatur nicht unter Spannung zu halten und das Kaugummikauen für längere Zeitperioden zu unterlassen.

5.3 Ätiologie

Die Ätiologie von Kiefergelenkmyoarthropathien wurde insgesamt als **multifaktoriell** angesehen. Das heißt, Kiefergelenkmyoar-

thropathien werden im allgemeinen durch eine Interaktion zwischen folgenden Faktoren verursacht:

▸ neuromuskuläre Faktoren
▸ kiefergelenkbezogene Faktoren
▸ okklusale Faktoren
▸ psychophysische Faktoren.

Verletzungen der Gelenke oder Muskeln lösen verschiedene reaktive Prozesse (Entzündung und Mediatoren) aus – u. a. Schmerz und Funktionseinschränkung. Die Unterschiede in der Schmerzerfahrung bei den verschiedenen Individuen lassen sich nicht leicht erklären: Obwohl der Schaden im/in den Kiefergelenk(en) bei akuter oder chronischer traumatischer Arthritis derselbe zu sein scheint, ist der **empfundene Schmerz** (und die Reaktion von einigen Patienten auf diesen Schmerz) **sehr unterschiedlich.**

Versuche, diese Unterschiede aufgrund der Ätiologie zu erklären, beziehen sich u.a. auf folgende Punkte:

▸ Gelenkstruktur (einschließlich Nerven, Gefäße, Kollagengehalt etc.)
▸ Gelenkbiomechanik
▸ Gelenkflüssigkeit
▸ Gelenkbeweglichkeit
▸ neuromuskuläre Beziehungen
▸ Geschlecht
▸ Alter
▸ endokrine Faktoren
▸ psychophysische Eigenschaften.

Wenn die Frage gestellt wird: „Warum hat ein Patient Schmerzen und der andere nicht, bei offensichtlich demselben Ausmaß von traumatischer Arthritis?", kann man dies nicht einfach mit ausschließlich psychischen Faktoren erklären. Dennoch wird anerkannt, daß man von beachtlichen Unterschieden zwischen der Schmerzwahrnehmung und Schmerzantwort bei verschiedenen Patienten – in welcher Ausprägung der Schmerz auch vorhanden sein mag – ausgehen kann.

Faßt man die physischen und psychischen Faktoren unter dem Begriff **psychophysische Faktoren** zusammen (vielleicht als eine Alternative zur multifaktoriellen Ätiologie), kann man sie als einander beeinflussende Faktoren betrachten. Der Unsicherheitsgrad dieser Faktoren – einzeln oder kombiniert – für die Ätiologie von Kiefergelenkmyoarthropathien sollte aber immer beachtet werden.

5.3.1 Trauma

Anders als bei **akutem Trauma** des Kiefergelenks (z.B. Autounfälle, Kontaktsportarten etc.) wurde die Rolle von anderen möglichen Traumaformen noch nicht geklärt, darunter auch Schleudertrauma, lang andauerndes Mundöffnen während zahnärztlicher Behandlungen, Intubationsnarkose und schmerzhaftes versehentliches Beißen auf harte Dinge. Solche Ereignisse kommen recht häufig vor und tragen möglicherweise zu einem gewissen Grad zur **Prävalenz von Kiefergelenkmyoarthropathien** bei.

Chronisches Mikrotrauma, verursacht durch Zähneknirschen und Bruxismus, wurde als ätiologischer Faktor für Kiefergelenkmyoarthropathien betrachtet. Es ist nicht ungewöhnlich, daß die Patienten über Gelenkbeschwerden und/oder Muskelschmerzen auf der gegenüberliegenden Seite des Zähneknirschens klagen (Abb. 5-1).

Bruxismus verursacht selten Beschwerden an einem spezifischen Zahn, es sei denn, dieser ist frakturiert oder beweglich.

Parafunktionelle Aktivitäten wie Bruxismus können durch Streß und Nervosität verschlimmert werden. Eine Beziehung zwischen Muskelermüdung, Schmerz und Parafunktion (wie das Zähneknirschen) wird zwar im allgemeinen akzeptiert, aber die mögliche Rolle spezifischer psychischer Faktoren als eine Ursache von Bruxismus und Kiefergelenkmyoarthropathie wurde bis jetzt noch nicht diskutiert. Der Einsatz von

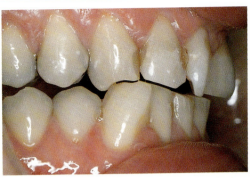

Abb. 5-1. Auswirkungen von Bruxismus, insbesondere am rechten Eckzahn und an den Schneidezähnen.

Lithium bei der Behandlung von einigen Gemütserkrankungen führt zu aggressiven Bruxismusformen.

5.3.2 Okklusale Interferenzen

Eines der Probleme, die im Zusammenhang mit Studien zur Klärung der Rolle von okklusalen Interferenzen als ätiologischem Faktor einer Kiefergelenkmyoarthropathie auftreten, ist die Definition der okklusalen Interferenzen. Um eine Kontaktbeziehung als eine okklusale Interferenz bezeichnen zu können, sollte eine Interferenz mit einer Parafunktion (Abb. 5-2a) und/oder Funktion (Abb. 5-2b) vorliegen.

Um sicher zu sein, daß eine Interferenz in einer Beziehung zur Kiefergelenkmyoarthropathie steht, sollte eine **enge zeitliche Beziehung** zwischen dem Zeitpunkt des Auftretens der Symptome und dem Zeitpunkt des Auftretens der Interferenz mit der Funktion oder Parafunktion gegeben sein. Wenn Symptome erstmalig in angemessenem zeitlichem Zusammenhang nach Einsetzen einer Restauration auftreten und mit Entfernung der Interferenz verschwinden, dann ist dies ein hinreichender Beweis für eine Ursachen-Wirkungs-Beziehung zwischen einer Kiefergelenkmyoarthropathie und der okklusalen Interferenz. Es ist nicht erforderlich, die okklusale Interferenz erneut einzusetzen, um die Gültigkeit der

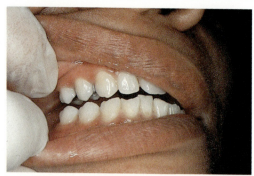

a

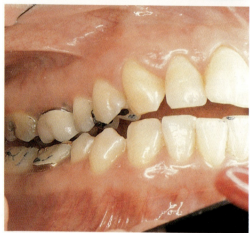

b

Abb. 5-2. a) Neu eingesetzte Restauration auf der Balanceseite mit Interferenzen auf der rechten Arbeitsseite (Funktion) und Bruxismus in diesem Gebiet (Parafunktion). Kiefergelenkmyoarthropathiesymptome sind mit der Entfernung der Interferenzen abgeklungen. b) Okklusale Kontakte auf der Arbeitsseite (Unter- und Oberkiefermolaren) interferieren mit der Funktion auf der Arbeitsseite und Bruxismus am rechten Eckzahn.

Reizantwort zu überprüfen. Die Linderung von Unbehagen oder Schmerz kann unmittelbar oder nach einigen Tagen eintreten. So kann also von einer kausalen Beziehung zwischen einer neuen Restauration und einer Funktion bzw. Parafunktion ausgegangen werden, wenn Kiefergelenkmyoarthropathiesymptome kurze Zeit nach dem Einsetzen der Restauration auftreten und mit der Anpassung oder Entfernung der Restauration abklingen (Abb. 5-3).

Es ist richtig, daß eine **zahnärztliche Be-**

handlung an sich eine Kiefergelenkmyoarthropathie erzeugen kann. Die Symptome nehmen dann aber im allgemeinen nicht einfach durch Entfernung der okklusalen Interferenz ab.

Nicht alle Restaurationen, die mit der Funktion oder Parafunktion interferieren, haben eine kausale Beziehung zu den Symptomen oder der Funktionsstörung. Eine natürlicherweise vorkommende Interferenz, die über Jahre vorhanden sein kann, ohne Probleme zu bereiten (Abb. 5-4), sollte als ein wichtiger Faktor bei einem mangelnden Ansprechen auf eine Therapie betrachtet werden, unabhängig davon, welche Art der Therapie verwendet wurde.

Die Beseitigung größerer Interferenzen, um so die Funktion des Unterkiefers in bestimmten Positionen zu sichern, kann die Kondylen, die Disken und Muskeln davor schützen, sich an eine andere funktionelle Position zu adaptieren. Darüber hinaus ist es nicht möglich, bei ausgedehnten Protrusionsstörungen eine korrekte okklusale Aufbißschiene zu modellieren.

Es stellt sich die Frage: „Welche Rolle spielen die **weniger offensichtlichen Interferenzen** im Ansprechen auf die Therapie, bei der eine okklusale Aufbißschiene verwendet wird?" Normalerweise keine, wenn die Schiene 24 Stunden täglich getragen wird.

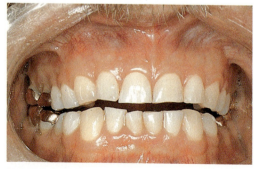

Abb. 5-3. Posteriore Vorkontakte unter Miteinbeziehung acht neuer Kronen mit der Folge eines seitlich offenen Bisses mit Interferenzen bei der Funktion und Parafunktionen (Bruxismus).

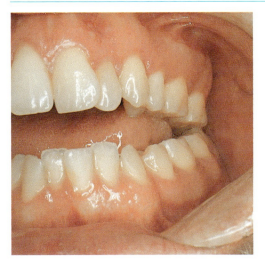

Abb. 5-4. Natürlich vorkommende posteriore okklusale Interferenz.

Wenn jedoch der Patient die Schiene nur in der Nacht trägt und wenn die okklusalen Interferenzen tagsüber für die adaptive Positionsänderung des Unterkiefers hin zu einer bevorzugteren Position von Bedeutung sind, dann können diese okklusalen Interferenzen einen ungünstigen Einfluß auf das Abklingen der Symptome haben. In einigen Fällen können die Symptome so lange persistieren, bis sie palliativ mit einer Aufbißschiene, die okklusal in einer zentrischen Kontaktrelation adjustiert wird, behandelt werden.

Eines der okklusalen Probleme, die aus anterioren Restaurationen resultieren, besteht in der Entwicklung einer Kiefergelenkmyoarthropathie aufgrund von **Vorkontakten in zentrischer Okklusion** (Abb. 5-5).

In diesen Fällen können die betroffenen Zähne empfindlich werden, nach labial kippen, oder aufgrund des Verharrens in dieser Position kann sich eine Kiefergelenkmyoarthropathie entwickeln (Abb. 5-6).

Eine sicher notwendige Studie zur Beziehung zwischen okklusalen Interferenzen und Kiefergelenkmyoarthropathien wurde vor einigen Jahren veröffentlicht (KIRVESKARI et al., 1998). Studien zur Bestätigung der bereits diskutierten Beziehung zwischen

psychischen Faktoren und dem Muskelschmerz sind noch erforderlich. Durch diese Vorbehalte bezüglich verschiedener ätiologischer Faktoren von Kiefergelenkmyoarthropathien ist auch der korrekte Gebrauch konservativer Therapieformen (einschließlich der indizierten palliativen For-

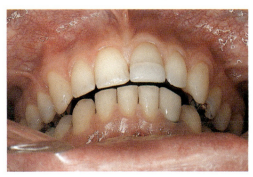

a

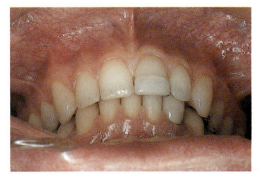

b

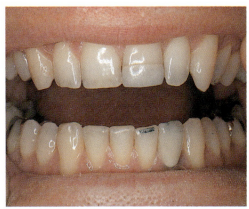

c

Abb. 5-5. Zentrische okklusale Interferenz mit Entwicklung von Kiefergelenkmyoarthropathiesymptomen. a) Unterkiefer in zentrischer Relation. b) Zentrische Okklusionskontaktposition. c) Blaue Okklusionsfolie, die Vorkontakte in zentrischer Okklusion anzeigt.

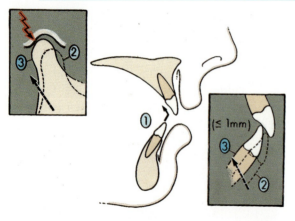

Abb. 5-6. Vorkontakt in zentrischer Okklusion mit Einbeziehung der mittleren Schneidezähne und Distalverlagerung des Unterkiefers mit der Folge einer Blockierung zwischen den Schneidezähnen und einer maximal distalen Position der Kondylus-Diskus-Beziehung. Beim Schließen des Unterkiefers (1) in zentrischer Okklusion ist die Position des mittleren Schneidezahns und des Kondylus (2) instabil und verlagert sich nach distal (3), so daß eine Blockierung auftritt und der Schmerz entsteht.

men der okklusalen Einstellung) in bezug auf Schmerz oder Funktionsstörung bei Kiefergelenkmyoarthropathie nicht gesichert. Eine routinemäßige okklusale Anpassung oder präventive „okklusale Einstellung" aufgrund der Vorstellung, daß okklusale Interferenzen als ein ätiologischer Faktor für die Kiefergelenkmyoarthropathie in Frage kommen, ist nicht gerechtfertigt.

5.3.3 Malokklusion/Orthodontie

Malokklusion und Orthodontie wurden beide als ätiologische Faktoren bei Kiefergelenkerkrankungen diskutiert. Jedoch gibt es bis jetzt keinen annehmbaren Beweis, daß die Malokklusion nach der Klassifikation von Angle eine Ursache kraniomandibulärer Erkrankungen darstellt. Die Vorstellung, daß die routinemäßige **Prämolarenextraktion** aus kieferorthopädischer Sicht ein kausaler Faktor für die Entstehung der Kiefergelenkmyoarthropathie sei, wurde gründlich kritisiert und von den meisten abgelehnt. Die

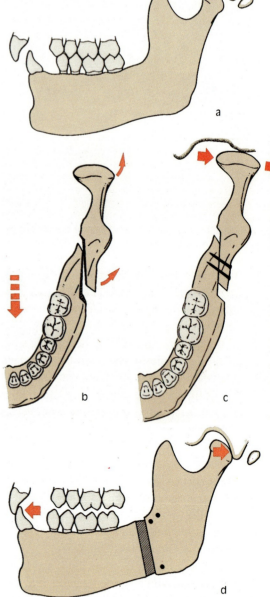

Abb. 5-7. Chirurgische Maßnahmen (sagittale Spaltung) zur Vorverlagerung des Unterkiefers. a) Zentrische Okklusionsposition. b) Wirksame Muskel- und Gewebekräfte an den Schnittenden des Unterkiefers (nach Tucker, 1986). c) Durch die Vorverlagerung und Fixierung des Unterkiefers entsteht eine leichte Lateralverlagerung der Kondylen (nach Turvey, 1986). d) Exzessive anteriore Repositionierung mit Blockierung des Unterkieferschlusses.

Ergebnisse von prospektiven Longitudinalstudien unterstützen das Konzept, daß Kiefergelenkerkrankungen nicht aufgrund oder als direkte Konsequenz der Prozedur (Extraktion der Prämolaren) an sich auftreten. Diese Studien beweisen weder das Vorkommen von **Kiefergelenkmyoarthropathien in Verbindung mit Orthodontie** noch das Gegenteil, nämlich daß sie nicht durch Orthodontie verursacht werden.

Kieferorthopädisch-kieferchirurgische Maßnahmen zur anterioren Verlagerung des Unterkiefers betreffen mehrere Regionen potentieller Störungen. Aus der chirurgischen Vorgehensweise bei Angel-Klasse-II-Malokklusion (Abb. 5-7 a bis d) können sich etliche Probleme entwickeln, einschließlich der kondylären Position in Beziehung zu der sagittalen Spaltung und Fixation der Segmente durch Verschnürung, d.h. anteriore und distale Verlagerung der Segmente, so daß aufgrund des Platzmangels keine zentrische Okklusion möglich ist.

Durch eine solche Verschnürung kann ein Kippen der Oberkieferschneidezähne nach labial resultieren. Die Reizantwort des Kiefergelenks kann in Schmerz und Funktionsstörung bestehen. In den meisten Fällen jedoch wird ein gewisser Grad an Rückverlagerung beobachtet, was als eine Form der Adaptation betrachtet wird.

> **Das Konzept, daß eine orthodontische Korrektur der Malokklusion in der Behandlung und Prävention von einigen Formen der Kiefergelenkmyoarthropathie eine signifikante Rolle spielt, wurde bisher nicht bewiesen; es wird noch kontrovers diskutiert.**

5.3.4 Verlust der vertikalen Dimension

Es besteht eine große Unsicherheit bei der Diagnose „Verlust der Vertikaldimension" aufgrund des Mangels an einer objektiven Bewertungsmöglichkeit der vertikalen Kontaktdimension. Relative Messungen der Kontaktvertikalen beziehen sich auf folgende Faktoren:

▶ Zahnstellung (Abb. 5-8)
▶ Verlust von Zähnen (Abb. 5-9)
▶ Interdentalraum.

Eine direkte Einschätzung mit einer gewissen Signifikanz zur Funktion oder Dysfunktion ergibt sich daraus nicht.

Obwohl ein Verlust der Vertikaldimension durch klinische Untersuchung beurteilt wird und ein temporärer Anstieg in der Vertikalen in einigen Fällen zu einem Abklingen der Kiefergelenkmyoarthropathiesymptome führen kann, wäre es nicht korrekt, daraus eine beweiskräftige kausale Beziehung zur Symptomlinderung bei Kiefergelenkmyoarthropathie abzuleiten. Es ist nicht korrekt, eine Bißhebungsvorrichtung vor dem definitiven Abklingen der Kiefergelenkmyoarthropathiesymptome (Abb. 5-10) zu verwenden, weil die Gefahr besteht, eine Intrusion der Zähne und einen seitlich offenen Biß zu verursachen.

Jedoch ist es korrekt, eine **Stabilisationsschiene** (s. Kap. 11) zu benutzen, um die Vertikaldimension zu vergrößern und den Effekt einer solchen Maßnahme auf die Kiefergelenkmyoarthropathie zu bestimmen. Das Abklingen der Symptome bei Anwendung dieser Vorrichtung deutet aber nicht notwendigerweise auf eine kausale Beziehung zwischen der Vertikaldimension und den Symptomen der Kiefergelenkmyoarthropathie hin. Ebenso sollte aufgrund dieses Effekts auf die Symptomlinderung eine Schiene nicht als alleinige rekonstruktive Maßnahme zur Vergrößerung der Vertikaldimension eingesetzt werden. Nachdem die Symptome abgeklungen sind, wird es nicht selten beobachtet, daß der Patient ganz auf das Tragen der Schiene verzichten kann. Somit müssen also andere Faktoren in Betracht gezogen werden.

In dem in Abbildung 5-8 dargestellten Fall ist zweifellos eine restaurative Therapie indiziert. Stellt sich jedoch die Frage nach dem **Zeitpunkt,** lautet die Antwort: „ … nachdem

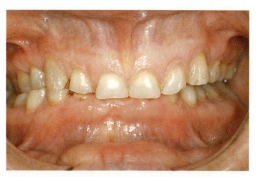

Abb. 5-8. Ausgeprägter Bruxismus und sichtbarer Verlust der Vertikaldimension. Das Hauptsymptom des Patienten war ein Kiefergelenk- und Muskelschmerz, der mit einer okklusalen Aufbißschiene und Restauration – nach Linderung der Symptome – erfolgreich behandelt wurde.

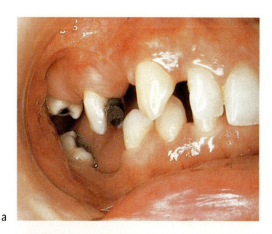

a

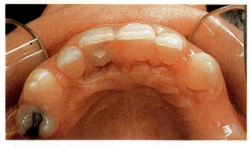

b

Abb. 5-9. Vertikaldimension. a) Verlust der Seitenzähne. b) Einbiß der Frontzähne in die palatinalen Gewebe.

die Symptome eine gewisse Zeit lang bestehen." Im allgemeinen liefert der Verlauf früherer Remissionen auch Hinweise auf den besten Zeitpunkt; wenn nicht, wird oft ein Zeitraum von sechs Monaten vorgeschlagen. Die Annahme, daß eine mandibuläre Distalverlagerung (Costen-Syndrom) die Ursache von Kiefergelenkmyoarthropathie ist, wurde noch nicht bewiesen. Das bedeutet jedoch nicht, daß es keine Beziehung gibt zwischen subjektiven Ohrsymptomen und den Kiefergelenkmyoarthropathien (s. a. Kap. 1 und 10). Der Gebrauch von **Bißhebungsvorrichtungen** bei der Behandlung des Costen-Syndroms und anderer Kiefergelenkerkrankungen zielte bis zu den 80er Jahren nicht auf die mandibuläre Vorverlagerung ab, sondern nur auf die Bißhebung. Die Effekte dieser Vorgehensweise bestanden in einer Zahnintrusion und einem seitlich offenen Biß. Dies wurde frühzeitig erkannt, aber die Idee, eine Kiefergelenkmyoarthropathie mit Bißhebung und Vorverlagerung des Unterkiefers zu behandeln, fand eine weite Verbreitung. Zunächst schützten diese anterioren Repositionsmethoden (s. Abb. 5-10) nur geringfügig besser als die Bißhebungsmethoden vor der Entstehung eines seitlich offenen Bisses.

Die später entwickelten Vorrichtungen waren stabiler (Abb. 5-11) und dienten primär zur Reposition des Unterkiefers nach vorne, statt einfach den Biß zu heben, obwohl ein gewisser Grad an Bißhebung unvermeidlich ist und sich ein seitlich offener Biß aufgrund der Unterkieferpositionsänderung entwickelt.

Behandlungskonzepte für die Kiefergelenkmyoarthropathie werden in den Kapiteln 9, 11, 12 und 13 beschrieben. Anteriore Repositionsmaßnahmen werden im allgemeinen als nichtreversible Therapieformen betrachtet und sind unvorhersehbar in ihrer Effektivität und bezüglich ihrer Nebenwirkungen.

5.3.5 Psychophysische Faktoren

Es wurde vorgebracht, daß 72% der Patienten mit Kiefergelenkerkrankungen eine sog. **streßinduzierte Dysfunktion** im Kauapparat aufweisen. Jedoch zeigt die überwiegende Mehrheit der Patienten mit Kiefergelenkmyoarthropathie keinen Anhalt für eine nennenswerte psychische Störung.

Die Anwendung von **psychometrischen Tests** als eine Screening-Methode bei allen Patienten mit Kiefergelenkmyoarthropathie ist nicht kosteneffektiv, gemessen an der Information, die sie liefert und die für die Behandlung dieser Patienten von Bedeutung ist.

Psychophysische ätiologische Faktoren einer Kiefergelenkmyoarthropathie sind im allgemeinen:

▸ Streß
▸ Nervosität
▸ Depression
▸ Somatisierung.

Der Trend der letzten wissenschaftlichen Untersuchungen geht dahin, die Klassifikation von Kiefergelenkmyoarthropathien sowohl nach klinischen (physische Diagnose) als auch nach psychosozialen Kriterien vorzunehmen. Chronischer orofazialer Schmerz, assoziiert mit einer Kiefergelenkmyoarthropathie, weist sowohl auf eine physiologische Störung als auch auf eine psychosoziale Funktionsstörung hin. Diese äußert sich durch:

▸ Depression
▸ Nervosität
▸ multiple physische Symptome
▸ exzessive Benutzung medizinischer Einrichtungen
▸ Medikamentenabusus
▸ Vernachlässigung von persönlicher, sozialer und beruflicher Verantwortung.

Es wird angenommen, daß bei **chronischen Schmerzerkrankungen** eher der Schmerz zu psychischen Symptomen führt als umgekehrt. Gegenwärtig wird chronischer Kiefergelenkmyoarthropathieschmerz in bezug auf persönliche und soziale Auswirkungen mit anderen Skelettmuskelerkrankungen einschließlich Kreuzschmerzen gleichgesetzt.

Psychische Faktoren sind insoweit eine Komponente bei Kiefergelenkerkrankungen, als chronischer Schmerz eine Wirkung auf das Leben des Patienten und vielleicht auch auf die Entwicklung des Krankheitsverhaltens hat.

Obwohl schon oft der Versuch unternommen wurde, Kiefergelenkmyoarthropathiesymptome allein von Streß abzuleiten, scheint es, daß die Beziehung viel kom-

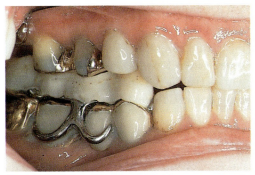 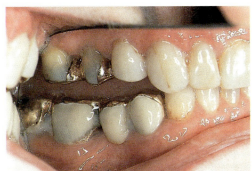

a   b

Abb. 5-10. Gerät zur Bißhebung, wobei ein regelmäßiger Auftrag von Kunststoff durch den Zahnarzt erforderlich ist, um dem Patienten das Tragen angenehm zu gestalten. a) Gerät in situ mit Umfassung nur der Seitenzähne. b) Gerät entfernt, sichtbarer seitlich offener Biß. Die Intrusion erforderte eine umfassende orthodontische Korrektur.

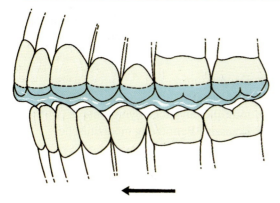

Abb. 5-11. Stabilisierungstyp einer anterioren Repositionierungsschiene. Ihre Anwendung kann zu einem seitlich offenen Biß führen.

plexer ist und daß Verhaltensfaktoren einschließlich Krankheitserleben und Somatisierungstendenz mit einbezogen werden müssen.

Für eine kleine Gruppe von Patienten mit chronischem Schmerz und solche mit neurosensorischen Beschwerden, für Patienten mit psychischen Symptomen wie Schlafstörungen, Eßstörungen und anderen Streßfaktoren kann eine psychosoziale und **psychiatrische Begutachtung** indiziert sein.

Tabelle 5-1. Einige systemische Erkrankungen, die mit orofazialem Schmerz einhergehen.

- Allergien
- amyotrophische Lateralsklerose
- kardiale Erkrankungen
- kollagene Gefäßerkrankungen
- Hals-, Nasen-, Ohrenerkrankungen
- Arzneimittelnebenwirkungen
- endokrine Erkrankungen
- HIV-bezogene Neuropathie
- Multiple Sklerose
- Neoplasien
- Polyarthritiden
- systemischer Lupus erythematodes

Für den Kliniker, der in die Behandlung von Patienten mit chronischem Schmerz und Hinweisen auf Angstzustände, Streß und Depression mit einbezogen ist, ist es sinnvoll, sich mit **psychologischen Diagnosen** vertraut zu machen, insbesondere mit Diagnosen bezüglich Gemütserkrankungen, Angstzuständen und Somatisierung, wie dies nach DSM-IV-R kodiert und in Kapitel 4 beschrieben wurde.

5.3.6 Andere systemische Faktoren

Einige systemische Faktoren, die **orofaziale Schmerzen** auslösen können, haben eine signifikante Bedeutung in der Ätiologie der Symptome der Kiefergelenkmyoarthropathie. Die verschiedenen Formen von Arthritis werden in Kapitel 6 abgehandelt. Aus Platzgründen ist es nicht möglich, eine detaillierte Aufzeichnung aller Erkrankungen, die orofaziale Schmerzen verursachen können, vorzunehmen. Doch sollte erkannt werden, daß die Erkrankungen, die in Tabelle 5-1 aufgelistet sind, eine primäre Bedeutung bei der **Differentialdiagnose** von Kiefergelenkmyoarthropathien und den damit verbundenen Symptomen, einschließlich des orofazialen Schmerzes, haben.

Im allgemeinen leiden Patienten mit chronischen Kiefergelenkmyoarthropathieschmerzen häufig auch an anderen physischen und psychischen Erkrankungen. Es ist wichtig, daß die Möglichkeit einer **systemischen Erkrankung als Ursache für den chronischen Schmerz** in Betracht gezogen wird. Bei einigen Patienten mit chronischem orofazialem Schmerz wird fälschlicherweise angenommen, daß eine therapierefraktäre Kiefergelenkerkrankung vorliege, obwohl in Wirklichkeit eine systemische Erkrankung dahintersteckt. In diesen Fällen führt die weitere Behandlung der Kiefergelenkmyoarthropathie nur zu einer Verzögerung der eigentlich angemessenen Therapie.

5.4 Symptomatologie

Angewandte Symptomatologie bezieht sich auf eine „deskriptive" Kenntnis der subjektiven und objektiven Symptome, die für die Diagnostik der Kiefergelenkmyoarthropathie erforderlich sind.

Subjektive Symptome werden durch die Empfindungen des Patienten beschrieben und sind Anlaß für den Zahnarztbesuch. In einigen Fällen liefern diese Symptome die Basis für die Diagnose und die Therapie, insbesondere wenn als Hauptbeschwerde Schmerz angegeben wird.

Objektive Symptome sind Anzeichen einer Erkrankung, die durch den Kliniker und in einigen Fällen auch durch den Patienten selbst beobachtet werden können. Diese Befunde werden im allgemeinen vom Zahnarzt durch Inspektion, Palpation und Auskultation erhoben. Sie werden in Kapitel 6 beschrieben.

5.4.1 Akuter und chronischer Schmerz

Akuter **Schmerz** in Verbindung mit Gewebsverletzung oder Infektion, z.B. bei Pulpitis, geht in der Regel auf endodontische Therapie oder Extraktion des Zahns zurück. Obwohl Angst und Streß vorübergehend auftreten können, verschwinden diese Aspekte des Schmerzes üblicherweise mit seiner Linderung. Dementsprechend sind bei akuten Schmerzen die Beschwerden zumindest zu Beginn eng mit der körperlichen Schädigung verbunden. Wenn endodontische Therapie oder Extraktion des vermuteten ursächlichen Zahns mit Pulpitis den Schmerz nicht lindert, war die Diagnose fehlerhaft. Wie in Kapitel 4 erwähnt, besteht eine Notwendigkeit, die korrekte Diagnose bereits zu Anfang zu stellen. Andernfalls werden mehr und mehr ungeeignete Behandlungsmaßnahmen durchgeführt.

Mit dem klagenden „Bitte tun Sie doch irgend etwas, Frau/Herr Doktor" können Patienten mit dauerhaften, starken Schmerzen, die Zahnschmerzen imitieren, den Zahnarzt zu weiterer unangemessener Behandlung drängen.

Die Unterscheidung zwischen akutem und chronischem Schmerz wurde früher lediglich aufgrund der zeitlichen Dauer getroffen; ein länger als 6 Monate anhaltender Schmerz wurde als chronisch bezeichnet. Gegenwärtig spricht man von *chronischem* Schmerz, wenn Schmerzen über die normale Ausheilungsdauer einer akuten Verletzung hinaus bestehen, ohne daß die kausalen Faktoren wieder auftreten. Solche Schmerzen können Teil des Lebens des Patienten werden und mit Depressionen und Krankheitsverhalten einhergehen. Noch verwirrender ist der Fall, wenn Schmerz sowohl ein Symptom als auch eine Erkrankung ist. Chronischer, gleichförmiger Schmerz ist eine eigenständige Krankheit, die einer eigenen Behandlung zugeführt werden sollte.

Es gibt nicht immer eine klare Unterscheidung zwischen akutem und chronischem Schmerz. Die Notwendigkeit der Differenzierung ergibt sich vor allem aus der Möglichkeit zur Entwicklung von Depression und Krankheitsverhalten. Sofern die Perzeption der Patienten betroffen ist, erscheint die Schmerzintensität von geringerer Bedeutung,

Nach der überarbeiteten vierten Ausgabe des Diagnostic and Statistical Manual of Mental Disorders (DSM-IV-R) wird bei *chronischen Schmerzen* zwischen Schmerzen mit einem (z.B. muskuloskeletale Erkrankungen) und Schmerzen ohne ein (z.B. Deafferenzierung, somatoformer, hartnäckiger Schmerz) offensichtliches **nozizeptives Substrat** unterschieden.

Die Betrachtung der Kiefergelenkerkrankungen konzentriert sich sowohl auf den chronischen Schmerz und auf die Einschätzung psychischer Faktoren als auch auf die mögliche Bedeutung dieser Faktoren in der

Ätiologie von orofazialem Schmerz. Jedoch hat sich aus der Forschung auf diesem Gebiet bis heute noch kein Hinweis auf den Nutzen einer routinemäßigen Betreuung von Patienten mit chronischem orofazialem Schmerz ergeben. Dennoch sollte man wissen, ob chronischer Schmerz vorliegt, da dies einen möglichen Effekt auf den Patienten ausübt. Um den Schmerzpatienten angemessen behandeln zu können, müssen die Symptome bekannt sein, die chronischer Schmerz auslösen kann.

5.4.1.1 Krankheitsverhalten

In einigen Fällen von chronischem Schmerz kann es zu Veränderungen in Psyche und Verhalten des Patienten kommen. Es bildet sich dann ein sogenanntes „Krankheitsverhalten" aus. Psychische Störungen und psychosoziale Problematik können sich in Depressionen, Angstneurosen, verschiedenen körperlichen Symptomen, übermäßiger Inanspruchnahme der Dienstleistungen des Gesundheitswesens, Abhängigkeit von Medikamenten und Vermeidung der Übernahme von angemessener beruflicher, persönlicher und sozialer Verantwortung manifestieren.

Einige Patienten können ein relativ normales Leben führen, während andere nicht fähig sind, gleichzeitig mit dem chronischem Schmerz und den Anforderungen des täglichen Lebens zurechtzukommen. Daraus wurde gefolgert, daß sich anhand einer Bewertung ihres Verhaltensprofils solche Patienten bestimmen lassen, die ein erhöhtes Risiko aufweisen, aufgrund ihres chronischen Schmerzes ernsthafte Probleme zu entwickeln. Außerdem können starke chronische Schmerzen langanhaltende Veränderungen im Nervensystem verursachen, die die Widerstandskraft gegenüber Erkrankungen vermindern. Deshalb sollten Patienten nicht zu lange durch offenbar ineffektive Therapieversuche belastet werden.

5.4.1.2 Muskelschmerz und Dysfunktion

Myalgie bezieht sich auf den Schmerz in einem Muskel, wobei sie in einer Klassifizierung von Kiefergelenkerkrankungen auch schon als Diagnose angegeben wurde. In Abhängigkeit von der Anzahl der *Schmerzpalpationspunkte* in ausgewählten Muskeln und dem Schweregrad kann eine Myalgie auf einer Skala von 0 bis 3 als leicht bis mäßig bzw. stark bewertet werden.

Die Muskelempfindlichkeit bezieht sich auf die unangenehme Empfindung bei normalem Druck oder Schmerz, wenn ein **harmloser Druckreiz** ausgeübt wird. Sie kann als Folge einer ungewohnten Tätigkeit (Laufen, Gewichtheben, Kauen von harten Speisen und Zähneknirschen) oder aber als Folge eines **mechanischen Schadens** auftreten. Die Ursache der Empfindlichkeit ist nicht vollkommen klar, aber Mikrotraumen im Muskel mit Freisetzung von endogenen Mediatoren bei der entzündungsbedingten Reizantwort wurden als ein ätiologischer Faktor diskutiert. So wurde der Schmerz, der durch dynamische Muskelaktivitäten ausgelöst wird, direkten Läsionen in kontraktilen und nichtkontraktilen Anteilen von Muskelgeweben zugeschrieben.

Eine *Myogelose (Muskelhärte)* tritt als Schutzreflex auf, um die Bewegung eines schmerzhaften Gelenks einzuschränken, z.B. im Falle eines akuten Schubs einer degenerativen Osteoarthritis.

Als *Muskelkontraktur* bezeichnet man eine unwillkürliche dauerhafte Kontraktion bestimmter Muskeln oder Muskelgruppen. Daraus resultiert eine anhaltende Gelenkszwangsstellung.

Muskelkrämpfe oder -spasmen sind anfallartige, relativ langsame, sich gegebenenfalls rhythmisch wiederholende, unwillkürliche, nicht unterdrückbare, meist einseitige Muskel- (gruppen)kontraktionen (z.B. Spasmus facialis).

Schmerzhafte Muskelermüdung tritt (auch als „Muskelkater") als Folge einer Überbeanspruchung des Muskels – sei es durch zu lange Kontraktionen, wie beim Kauen eines Steaks, oder durch zu große Kontraktionen und dadurch entstehende Mikrotraumen – und der damit einhergehenden Anreicherung von Stoffwechselprodukten auf. Die Krampfneigung kann erhöht sein.

Bei *Muskelempfindlichkeit* ruft die Ausübung harmloser Druckreize auf den Muskel unangenehme oder schmerzhafte Empfindungen hervor. In der Regel sind mechanische Verletzungen oder ungewohnte körperliche Anstrengungen die Ursache. Die Beschwerden werden durch die Freisetzung von Entzündungsmediatoren aus den verletzten Geweben ausgelöst.

Ermüdung und Schmerz im Zusammenhang mit parafunktionellem Pressen können die Grundlage für einige der Symptome bei TMD sein. Von besonderem Interesse ist die Reduzierung der kontraktilen Aktivität des M. masseter und des M. temporalis pars anterior während Kauaktion und Knirschen. Dies scheint durch eine Erhöhung der Michigan-Schiene im Eckzahnbereich erreicht werden zu können. Der therapeutische Effekt der Stabilisierungsschiene – die die kontraktile Aktivität des M. masseter und des M. temporalis pars anterior reduziert – ist mit der Erhöhung der Vertikaldimension verbunden.

5.4.1.3 Muskelschmerzsyndrome

Verschiedene chronische Muskelschmerzsyndrome sind als klinische Entitäten angenommen worden, so z.B. Fibrositis, myofaziales Schmerzsyndrom, Fibromyalgie und die muskuläre Komponente von Kiefergelenk- und Muskelfunktionsstörungen. Das Fehlen definierter diagnostischer Kriterien läßt eine Differentialdiagnose aber etwas willkürlich erscheinen. Früher wurde angenommen, die Ätiologie chronischer Muskel-schmerzsyndrome einschließlich Fibromyalgie, myofazialer Schmerz und Spannungskopfschmerz sei ein Teufelskreis aus Streß, der zu einer Muskelhyperaktivität führt, die wiederum Schmerzen auslöst, etc. Es gibt jedoch keine ausreichenden Belege für eine elektromyographische Muskelhyperaktivität bei diesen Erkrankungen.

Schmerz beeinflußt die Kaumuskulatur ebenso wie die *mimische Muskulatur*. Beim myofazialen Schmerzsyndrom konnte eine leichte Erhöhung der Aktivität des antagonistischen Muskels nachgewiesen werden. Die Mundschließermuskeln sind Agonisten bei Schließbewegungen und Antagonisten bei Mundöffnungsbewegungen. Schmerz bewirkt eine Verminderung der Geschwindigkeit und der Amplitude der Kieferbewegungen, die Kontraktion der Agonisten wird vermindert, die der Antagonisten erhöht. Diese schmerzbedingte Limitation der Kieferbewegung fördert die Heilung.

Das **myofaziale Schmerzdysfunktionssyndrom** ist eine umstrittene Diagnose, weil sie Muskelspasmen als Antwort auf psychischen Streß beschreibt, obwohl echte muskuläre Spasmen nicht beobachtet wurden. Später wurde dieser Begriff lediglich zur Beschreibung einer Muskeldysfunktion bei Kiefergelenkmyoarthropathie ohne das Vorliegen einer Kiefergelenkerkrankung verwendet. Der Begriff sollte nicht mit myofazialem Schmerz verwechselt werden.

Myofazialer Schmerz ist dadurch gekennzeichnet, daß er in einem oder mehreren Arealen eines Muskels lokalisiert ist und bei der Palpation als Triggerpunkt für den Schmerz fungiert (s. a. Kap. 4).

Diese **myofazialen Schmerztriggerpunkte** können auch bei anderen chronischen Muskelschmerzsyndromen vorhanden sein (beispielsweise Fibromyalgie) und *aktiv* oder *passiv* sein.

Die **Differenzierung** zwischen myofazialem Schmerz, Muskelempfindlichkeit bei einer Kiefergelenkmyoarthropathie und einem primären Fibromyalgiesyndrom allein auf der Basis der *Palpation* der Triggerpunkte (straffe Linien von Muskelgewebe) oder aufgrund *lokalisierter Muskelempfindlichkeit* von Kopf- und Halsmuskeln führt nicht zu zuverlässigen Hinweisen auf eine möglicherweise generalisierte Manifestation der Erkrankung oder zu greifbaren diagnostischen Kriterien. Während Muskelempfindlichkeit ein brauchbarer klinischer Befund bei muskulär bedingten Kiefergelenkmyoarthropathien ist, ist die Untersuchung von Triggerpunkten in der Diagnose von Kiefergelenkmyoarthropathien fraglich.

5.4.1.4 Kiefergelenkschmerz und Dysfunktion

Zum gegenwärtigen Zeitpunkt besteht der Trend, nur Patienten mit schmerzhaften Kiefergelenkerkrankungen zu behandeln, d.h., Patienten werden bei schmerzlosem Knacken, bei Krepitus und bei Abweichungen in der Unterkieferbewegung im allgemeinen nicht behandelt. Die Angst vor einem Gerichtsprozeß aufgrund einer unterlassenen Behandlung ist signifikant gesunken, nachdem bekannt wurde, daß diese Veränderungen nicht als Vorboten für später auftretenden Schmerz oder Destruktion des Kiefergelenks aufgefaßt werden dürfen.

> **Eine umfassende restaurative und/ oder orthodontische Behandlung zur Prävention einer Kiefergelenkmyoarthropathie oder einer Progression derselben ist nicht gerechtfertigt.**

5.4.1.5 Interne Störung

Eine Kiefergelenkstörung ist eine biomechanische Interferenz der weichen Gleitbewegungen des Kiefergelenks, verbunden mit Störungen des Diskus, der Gelenkkapsel, der gelenkbildenden Oberflächen der Kondylen und/oder der Eminentia. Sie kann auch begleitet werden von Dehnungen, Rissen, Adhäsionen, Synovialitis, Gelenkergüssen, Reibegeräuschen und Gelenkknacken. Verlagerungen des Diskus können in acht Lagevarianten auftreten. Eine Klassifikation und Angaben zur statistischen Verteilung finden sich in Kapitel 14, Abb. 5-12 zeigt eine anteriore Diskusverlagerung, Abb. 5-13a eine mediale Diskusverlagerung.

Interne Störungen können durch eine Diskusverlagerung mit Reduktion charakterisiert sein, weiterhin durch eine Diskusverlagerung mit Reduktion und wiederholtem Herausspringen oder durch eine Diskusverlagerung ohne Reduktion. Die funktionellen Kriterien und Zusatzkriterien sind in Tabelle 5-2 dargestellt.

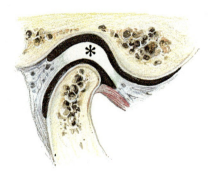 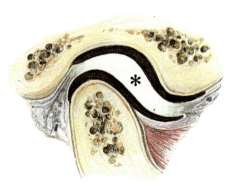

a   b

Abb. 5-12. Schematische Darstellung der Kondylus-Diskus-Beziehung. a) Posteriores Ligament (*) in der normalen 12-Uhr-Position. b) Anfangsstadium einer internen Störung mit anteriorer Lage des posterioren Ligaments (*) des Diskus (nach Dolwick und Sanders, 1985).

Tabelle 5-2. Klinische diagnostische Kriterien für Kiefergelenkmyoarthropathien
(nach TRUELOVE et al. JADA 123, 47 [1992]).

Diagnose	Funktionelle Kriterien	Zusätzliche Kriterien
Myalgie Typ I (milde Kaumuskulatursymptome)	– orofazialer Schmerz – Palpationsschmerz in zwei oder mehr Muskelpunkten mit dem Schweregrad von 2 (auf der Skala 0–3) oder mehr in höchstens einem Muskelpunkt	– dumpfer Schmerz in Gesichtsmuskeln – Spannungsgefühl in Gesichtsmuskeln – Schmerz und Ermüdung bei Funktion – Ohrsymptome: Tinnitus, Ohrendruck usw.
Myalgie Typ II (mäßige bis schwere Kaumuskelsymptome)	– orofazialer Schmerz – Palpationsschmerz in zwei oder mehr Muskelpunkten mit dem Schweregrad von 2 oder mehr auf der Skala 0–3	– dieselben wie Myalgie Typ I
Myofazialer Schmerz mit Unterkieferdysfunktion	– dieselben wie Myalgie Typ I oder II und – aktive Mundöffnung < 40 mm – passive Öffnung 4 mm mehr als aktive Mundöffnung	– dieselben wie Myalgie Typ I und – wechselnde Bißlagen – Abweichung zur betroffenen Seite bei Mundöffnung – wechselndes Schmerzmuster vormittags und nachmittags
Interne Störung Typ I, Diskusverlagerung mit Reduktion	– Kiefergelenkgeräusch/ Bewegungsumfang – Kiefergelenkknacken bei Lateral- oder Protrusionsbewegungen – normaler Kieferschluß mit oder ohne Knacken	– Unterkieferabweichung während der Öffnung mit Korrektur nach dem Knacken – gelegentlich leichter Kiefergelenkschmerz, eingeschränkter Bewegungsumfang – reziprokes Knacken bei vollem Bewegungsumfang
Interne Störung Typ II, Diskusverlagerung mit Reduktion und episodischem Herausspringen	– wie bei interner Störung Typ I; kurze Phasen mit Herausspringen während der Öffnung	– wie bei interner Störung Typ I und – Abweichung bei Öffnung mit Herausspringen, Öffnung ≤ 35 mm während des Herausspringens und vor dem Knacken
Interne Störung Typ III, Diskusverlagerung ohne Reduktion; akut	– aktive Öffnung < 35 mm – passive Öffnung bis zu 3 mm mehr als aktive Öffnung – Entstehung durch plötzliche Reduktion in der Öffnungsphase – Zusammentreffen mit dem Verschwinden von Knacken	– nicht korrigierte Abweichung bei vollem Bewegungsumfang – Kiefergelenkschmerz bei vollem Bewegungsumfang oder bei passiver Öffnung – Schmerzpalpation im Kiefergelenk – Ruheschmerz im Kiefergelenk – leichte Krepitation im Kiefergelenk auf der betroffenen Seite
Interne Störung Typ III, Diskusverlagerung ohne Reduktion; chronisch	– keine spezifischen Kriterien, darstellende Verfahren erforderlich	– wie bei interner Störung Typ III akut
Kapsulitis/Synovitis	– Schmerz im Kiefergelenk bei Palpation – Schmerz im Gelenk bei Funktion – Schmerz im Gelenk bei passiver Öffnung	– Ruheschmerz im Gelenk – Gelenkschwellung – Otalgie

Fortsetzung siehe nächste Seite

Tabelle 5-2. Fortsetzung

Diagnose	Funktionelle Kriterien	Zusätzliche Kriterien
Stauchung und Dehnung durch Trauma	– wie bei Kapsulitis und – Entstehung durch kürzlich statt- gefundenes schmerzhaftes Trauma – Schmerz bei Lateral-, Protrusions- oder Retrusionsbewegungen	– wie bei Kapsulitis und – Gelenkschwellung – Abweichung des Unterkiefers bei Öffnung – eingeschränkter Bewegungsumfang durch Schmerz
Perforation des posterioren Ligaments/Diskus	– keine besonderen klinischen Kriterien	– Öffnungsknacken, dabei Schmerzen, leichte Krepitation; Schmerz im Kiefergelenk bei Funktion – Herausspringen des Gelenks beim Öffnen oder Schließen
Degenerative Gelenkerkrankungen: Arthritis/Arthrose mit Arthralgie	– wie bei Kapsulitis + Fehlen von positiven Laborbefunden für kollagene Gefäßerkrankungen – unangenehme Krepitation ist für die klinische Diagnose einer degenerativen Gelenkerkrankung erforderlich	– Abweichung während des Bewegungsumfangs; Schmerz im Gelenk ohne Funktion; offener Biß anterior und/oder auf der nicht betroffenen Seite; eingeschränkter Bewegungsumfang; röntgenolo- gische Veränderungen; leichte Krepitation
Degenerative Gelenkerkrankungen: Arthritis/Arthrose ohne Arthralgie; alters-bedingt, traumatisch, idiopathisch	– wie bei degenerativen Gelenk- erkrankungen mit Arthralgie, aber ohne Gelenkschmerz bei Palpation, Funktion oder Exkursions- bewegungen	– s.o., aber kein Schmerz ohne Funktion
Kollagene Gefäß-erkrankungen	– wie bei Kapsulitis und positive Laborbefunde bei Erkrankungen des Immunsystems oder Vorliegen von klinischen Kriterien bei der Diagnose einer kollagenen Erkrankung	– frontal offener Biß; Gelenk- schwellung; röntgenologische Veränderungen; eingeschränkter Bewegungsumfang; Krepitation und unangenehme Geräusche während des Bewegungsablaufs; systemische und periphere An- zeichen einer kollagenen Gefäßerkrankung
Systemische Er-krankungen mit lokalen Anzeichen und Symptomen		

Die Lokalisierung des genauen Typs einer Diskusverlagerung im Kiefergelenk ist mit ausreichender diagnostischer Sicherheit nicht möglich.

Das Vorhandensein oder Fehlen von **Gelenkgeräuschen** stellt weder einen Hinweis auf Kiefergelenkerkrankungen dar, noch werden diese dadurch ausgeschlossen.

Krepitus ist ein unangenehmes Geräusch und wird oft erst in Spätstadien einer degenerativen Osteoarthritis festgestellt. Die Ursache von Knackgeräuschen ist in vieler Hinsicht ein Rätsel. Die Charakteristik von Gelenkgeräuschen wird noch erforscht.

Reziprokes Knacken findet während des Öffnens und Schließens des Unterkiefers statt. Das Knacken beim Öffnen scheint in dem Augenblick des Wiedereinschnappens des anterior verlagerten Diskus stattzufinden. Das Knacken beim Schließen des Unterkiefers tritt auf, wenn der Diskus sich wieder verlagert. Wenn der Diskus verlagert ist und nicht wieder zurückspringt, resultiert eine Limitierung der Unterkieferöffnung mit

Verschwinden des Knackens. Es wurde berichtet, daß das reziproke Knacken auch ohne Diskusverlagerung auftreten kann. Die Abbildungen 5-13 a bis d zeigen eine Diskusverlagerung mit Reduktion.

5.4.1.6 Eingeschränkte Unterkieferbewegung

Die Unterkieferbewegung kann durch gelenkbedingte oder andere Ursachen beeinträchtigt werden; jedoch ist es nicht möglich zu bestimmen, ob die Bewegungseinschränkung (maximale Mundöffnung) durch eine Muskel- oder Gelenkdysfunktion oder durch beides entsteht. Es wurde allerdings

berichtet, daß es möglich sei, zwischen den beiden Erkrankungsursachen durch Bestimmung der passiven Beweglichkeit zu differenzieren. Die passive Bewegung des Kiefergelenks, wie man sie in der Diagnostik verwendet, wird in Kapitel 6 abgehandelt.

Die eingeschränkte Funktion kann auch durch Entlastung des Kiefergelenks untersucht werden. Damit kann man eine Kapsulitis von einer Retrodiszitis unterscheiden. Von einer posterioren Belastung nimmt man an, daß sie den Schmerz bei einer Retrodiszitis verstärkt. Die Methoden, deren Effektivität noch nicht ganz geklärt ist, werden in Kapitel 6 beschrieben.

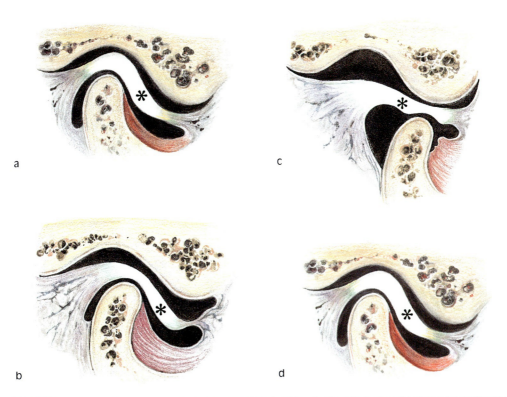

a

c

b

d

Abb. 5-13. Diskusverlagerung mit Reduktion (reziprokes Knacken). a) Anteriore Lage des posterioren Ligaments (*) in Beziehung zum Kondylus bei geschlossenem Mund. b) Bei der Unterkieferöffnung bewegt sich der Kondylus vorwärts entgegen dem posterioren Ligament und schiebt den Diskus vorwärts, während dieser gleichzeitig eine mechanische Obstruktion darstellt. c) Wenn die Obstruktion durch eine kräftige Vorwärtsbewegung des Kondylus überwunden wird, entsteht ein Öffnungsgeräusch, und der Diskus verlagert sich in die normale Position. d) Beim Unterkieferschluß verlagert sich der Diskus mit einem erneuten Knacken.

Provokative oder selektive Belastungen
der Gelenke und der Muskeln werden zur
Auslösung von Schmerz oder Unbehagen in
beeinträchtigten Gelenken durchgeführt.
Einige Belastungsproben im Kiefergelenk
werden zur Bestimmung einer Retrodiszitis
verwendet. Ein Widerstand gegenüber einer
Beweglichkeitsprüfung wird auch zur Untersuchung von Schmerz und Unbehagen in
den Gelenken und/oder Muskeln benutzt.
Diese Testverfahren werden in Kapitel 6 erläutert.

Eine **Beeinträchtigung der Unterkieferöffnung,** der **Lateral-** und **Protrusionsbewegung** wird auch als Hinweis auf eine Kiefer-
gelenk- und/oder Muskeldysfunktion gewertet. Die Messungen zur Bestimmung des
Grades der Bewegung werden in Kapitel 6
besprochen. Die Messung des Grades der
Unterkieferbewegung ist eine brauchbare
Methode zur Bestimmung der Funktion.
Durch wiederholte Messungen kann der
Fortschritt der Therapie überprüft werden.

5.5 Klassifikation der Kiefergelenk-
und Muskelfunktionsstörungen

Es wurden bereits einige Klassifikationen
entwickelt, in den letzten Jahren z.B. von
McNEILL (1993), STEGENGA (1991), TRUE-
LOVE et al. (1992) und DWORKIN (1992).
Letztere richtet sich nach der Entwicklung
in der klinischen Forschung und bewertet
einerseits körperliche Befunde zur Bestimmung der TMD-Form, andererseits aber
auch den Zustand des Patienten im Verhältnis zu Verhalten und chronischer Schmerz-
störung.

Die meisten Klassifikationen unterscheiden Entwicklungsdefekte, Muskelerkrankungen (Myalgie, myofazialer Schmerz
etc.), innere Gelenkstörungen (Diskusverlagerung mit oder ohne Reduktion) sowie degenerative Erkrankungen. Die Klassifikation von McNEILL lehnt sich an die Kopf-

schmerzklassifikation (s. Kap. 4) an. STE-
GENGA stützt seine Klassifikation auf rele-
vante Forschungsergebnisse, sie gewährt
Einblick in das Problem der degenerativen
Arthritis.

Von den zitierten Klassifikationen hat die
Klassifikation von TRUELOVE (1992) für den
Zahnarzt in der freien Praxis wohl den größten praktischen Nutzwert. Diese Klassifikation (Tab. 5-2) bietet in gewissem Ausmaß
standardisierte und quantifizierbare, teils erforderliche, teils optionale diagnostische
Kriterien an. Sie wurde in einer kontrollierten Untersuchung in einer Gruppe von Patienten mit TMD angewendet. Die diagnostische Klassifikation besitzt ohne die Notwendigkeit des Einsatzes bildgebender Verfahren (Röntgen oder Kernspintomographie)
akzeptable Validität und Reliabilität.

In der weit überwiegenden Mehrzahl der
Fälle kann die korrekte Klassifikation durch
kombinierte Information aus der Patientenanamnese und der klinischen Untersuchung
erreicht werden. Die Kriterien sind für den
Praktiker gut geeignet und führen nicht zu
einer Überdiagnostik, die einen häufigen
Grund für Übertherapie darstellt. Die Klassi-
fikationskriterien scheinen selbstlimitieren-
de Kontrollmechanismen gegen eine Über-
zahl von Diagnosen zu besitzen. Diese Klassifikation wird sich zweifellos verändern,
wenn neue Kriterien gefunden oder bestehende für unangemessen befunden und ge-
strichen werden. Wie bereits erwähnt, setzt
eine irreversible Therapie der inneren Gelenkstörung genauere diagnostische Informationen voraus. Dieser Aspekt soll in Kapitel 14 erörtert werden.

Man tendiert bei der Unterscheidung von
Kiefergelenkerkrankungen dazu, sie **sowohl
durch pathophysiologische als auch durch
psychologische Komponenten** zu klassifizie-
ren und die davon abgeleiteten diagnostischen funktionellen Kriterien bei Patienten
anzuwenden, die mehr als eine Dimension

in ihrer Erkrankung aufweisen (manchmal bei Patienten mit chronischen Schmerzen).

5.6 Zusammenfassung

> Obwohl die Anzeichen und Symptome von Kiefergelenkmyoarthropathien in allen untersuchten Bevölkerungsgruppen häufig vorkommen, ist die Anzahl der Individuen, die eine Behandlung brauchen und suchen, relativ gering.

Vor einigen Jahren bevorzugte man dagegen eine präventive Therapie, bei der selbst für das schmerzlose Knacken irreversible Behandlungsformen als Standard angesehen wurden.

Diagnostische Kriterien, die eine potentielle Validität, Reliabilität, Spezifität aufweisen und als funktionelle Kriterien fungieren sollen, reflektieren die Notwendigkeit, Anzeichen und Symptome zu definieren, die primär in Beziehung zum Schmerz und/oder zu meßbaren Funktionsstörungen stehen. Die durch Messungen (die durch den Untersucher wiederholbar sein müssen) definierten Kriterien haben sich als brauchbar für die Einschätzung der Kiefergelenkerkrankungen und die Untersuchung des Therapiefortschritts erwiesen.

Zur Abklärung des chronischen Schmerzes wurden sowohl eine psychologische Exploration als auch eine physische Untersuchung vorgeschlagen. Eine psychologische Begutachtung von Patienten mit chronischem orofazialem Schmerz ist vernünftig. Zahnärzten, die Patienten mit chronischem orofazialem Schmerz behandeln, wird empfohlen, sich mit psychologischen Diagnosen vertraut zu machen, die Gemütserkrankungen (affektive), Angstzustände und somatisierte Erkrankungen beinhalten (wie in DSM-III-R 1987 kodiert), um mit klinischen Psychologen und Psychiatern zusammenarbeiten zu können. Obwohl Angstzustände, Streß und Depressionen bei Patienten mit Kiefergelenkmyoarthropathie in einer höheren Rate als bei Kontrollpersonen beobachtet werden können, besteht nur bei einem kleinen Prozentsatz dieser Patienten eine signifikante Beziehung zwischen der Kiefergelenkmyoarthropathie und der psychischen Erkrankung.

6

Kiefergelenkstörungen: Evaluierung und Diagnose

Man kann nicht davon ausgehen, daß Patienten nur bei schmerzhaften Kiefergelenkstörungen zahnärztlichen Rat suchen; manche gehen auch wegen einer Funktionsstörung (Dysfunktion), z. B. bei Unfähigkeit, den Mund weit zu öffnen, Kiefergelenkgeräuschen, subjektiven Hörstörungen usw., zum Zahnarzt. Gleichzeitig vermuten die meisten Patienten keinen Zusammenhang zwischen den Schmerzen in anderen Körperbereichen oder orofazialen Strukturen (z. B. Zähne) und den Beschwerden im Kiefergelenk.

Schmerzen, die nicht am Ort ihres Entstehens empfunden werden, und die verschiedenen sich überlappenden Symptome können dem Patienten das Verständnis von Kiefergelenkstörungen sehr erschweren und die Differentialdiagnose für den Arzt sehr komplex machen.

Deshalb muß der Kliniker Diagnose und Therapie von Kiefergelenkstörungen systematisch angehen, gleichgültig, ob es sich dabei um einen dringenden Schmerzfall oder um ein Anliegen hinsichtlich einer Funktionsstörung handelt.

6.1 Diagnose und Therapie

Der Kliniker muß ganz bestimmten diagnostischen Prinzipien folgen: Das gilt für eine rasch notwendige Behandlung genauso wie für die Wahl der richtigen Therapie, d.h., sie sind für eine nur überprüfende Untersuchung (Screening-Untersuchung) genauso wichtig wie für eine umfassende Untersuchung. Es gibt hier keinen Unterschied.

Das Prinzip einer vorläufigen Diagnose besteht darin, genügend Information zu sammeln, um eine angemessene reversible Therapie einzuleiten.

Das Prinzip einer spezifischen Diagnose besteht darin, genügend Information zu sammeln, um eine angemessene reversible oder irreversible Therapie einzuleiten; deshalb gibt es hier eigentlich keinen Unterschied.

Obwohl es das Ziel sein sollte, eine möglichst **spezifische Diagnose** zu stellen, ist es möglich, daß eine genauere Diagnose die (bisherige) Prognose und Therapie ändert. Die Kosten-Nutzen-Rechnung zusätzlicher Untersuchungen steht diesem Ziel entgegen. Eine Ausnahme bilden jene Fälle, bei denen chronische Schmerzen und geplante irreversible Therapieformen eine spezifischere Diagnose erfordern.

Das diagnostische Ziel bei **chronischen Schmerzen** ist die spezifische Diagnose; andernfalls besteht die Gefahr, daß die Behandlung des Patienten eine Abfolge von unangemessenen und wirkungslosen Therapieformen wird.

Im Falle chronischer Schmerzen sollte der Kliniker sowohl *funktionelle, psychische* als auch *physische* Aspekte beachten.

Patienten mit chronischen Schmerzen haben häufig mehrere nicht spezifische oder wirkungslose Behandlungen aufgrund von falschen Diagnosen hinter sich. Dies betrifft nicht nur die Kiefergelenkstörungen, sondern auch andere physische (wie Bluthochdruck, Ulzera usw.) und psychische Störun-

95

gen, z. B. Streß, Ängste und Depressionen. Der Zahnarzt sollte mit einigen der häufiger auftretenden psychischen Erscheinungsbilder, die mit Kiefergelenkstörungen in Bezug stehen können, vertraut sein.

Die konservative Therapie ist meist die (unterstützende) Therapie der Wahl für Kiefergelenkstörungen, wenn bei chronischen Schmerzen hauptsächlich psychosoziale oder psychiatrische Probleme behandelt werden müssen.

Bei manchen Patienten sind chronische Schmerzen Teil des Lebensgefühls, und die schmerzhafte Kiefergelenkstörung bedarf keiner weiteren Behandlung.

Die **vorläufige Diagnose** ist auch notwendig zur Einleitung einer palliativen Behandlung. Der Praktiker muß aber trotzdem die Beschwerden des Patienten ausreichend gut abschätzen, so daß er sicher sein kann, daß im Moment weder weitere Untersuchungen oder Maßnahmen notwendig sind, noch daß diese die Diagnose und angestrebte Behandlung in signifikanter Weise ändern würden.

„Ausreichend gut" bedeutet hier jedoch nicht, daß jede klinische Diagnose spezielle Untersuchungen zur Abklärung verschiedener Stadien von internen Verlagerungen oder Störungen im Halsbereich erfordert, es bedeutet auch nicht den routinemäßigen Einsatz von Kiefergelenkröntgenaufnahmen, Arthrographie, Thermographie, Sonographie oder Arthroskopie.

Manche Patienten mit chronischen Schmerzen sprechen auf eine konservative Therapie nicht an und sollten nach einer angemessenen Zeit an eine Schmerzklinik zur Untersuchung durch Spezialisten überwiesen werden.

Diagnose und Behandlung chronischer Schmerzen können aufgrund komplexer psychischer Aspekte schwierig sein, die eine psychologische Evaluierung und Therapie erforderlich machen. Das betrifft Patienten

mit einer Anamnese, die Gemütsstörungen, Störungen durch Ängste oder psychosomatische Störungen vermuten läßt.

Diese Störungen werden im Abschnitt über chronische Schmerzen kurz abgehandelt.

6.2 Evaluierung des Patienten

Die Diagnose und das Verstehen des Problems des Patienten ist die Grundlage zur Einleitung einer Therapie. Die Diagnose stützt sich auf die Krankengeschichte, d.h. auf die Information, die man durch Anamnese und Untersuchung gewinnt.

Eine kurze Darstellung der verschiedenen Schritte zur Evaluierung des Patienten soll hier gegeben werden.

Die Prinzipien einer umfassenden Untersuchung dürfen jedoch darüber nicht vergessen werden und sollten daher bei Bedarf an entsprechender Stelle nachgelesen werden.

6.2.1 Reihenfolge der Untersuchungsverfahren

Die Reihenfolge der einzelnen Untersuchungsverfahren hängt von vielen Faktoren ab, grundsätzlich aber steht das **Gespräch mit dem Patienten** an erster Stelle. Es gibt dem Patienten die Möglichkeit, sein Hauptanliegen und den selbst empfundenen Grad der Dringlichkeit seiner Beschwerden, besonders Schmerz, darzulegen. Der Spielraum bezüglich der Reihenfolge der einzelnen Komponenten der klinischen Untersuchung ist größer und hängt von der Art des Hauptanliegens und der Vermutung des Klinikers über dessen Ursachen ab. Deshalb kann man bei der Untersuchung entweder mit den Zähnen oder den Gelenken und Muskeln beginnen. Die gewählte Reihenfolge sollte weder den Patienten noch den Kliniker eine unterschiedliche Bedeutung der einzelnen Untersuchungsschritte vermuten lassen. Eine praktische Erwägung bezieht sich darauf, die Handschuhe zu wechseln oder die Hände zu waschen, um der Hygienepflicht Genüge zu tun: Üblicherweise legen die Patienten Wert darauf, Maßnahmen mitzuverfolgen, die sicherstellen, daß während der intra- und extraoralen Untersuchung keiner der beiden Bereiche durch den anderen kontaminiert wird.

Die **Anamnese** erfaßt das Hauptanliegen des Patienten, die gegenwärtige Erkrankung, bisherige Erkrankungen und allgemeinmedizinische Aspekte. Die Anamneseerhebung muß nicht umfangreich sein; einige wenige Fragen können genügen, wenn damit die Erfassung sämtlicher Aspekte gewährleistet ist. Es gibt verschiedene Möglichkeiten, um Information für die Anamnese zu gewinnen: die direkteste Methode ist ein **Gespräch** zwischen Patient und Kliniker, wobei der Kliniker dem Patienten Fragen stellt; die indirekte Methode impliziert den Gebrauch eines **Fragebogens.** Üblicherweise wird eine Kombination dieser Methoden angewandt.

Die Ziele der Evaluierung der Krankengeschichte sind: das Erstellen einer Diagnose und des Behandlungsplanes, die Feststellung wichtiger systemischer Faktoren und systemischer Störungen, die vor oder während der Therapie besondere Berücksichtigung erfordern.

Ein kurzgefaßter Fragebogen kann benützt werden, um bei augenscheinlich Gesunden oder Notfallpatienten die Aufmerksamkeit des Klinikers auf die Notwendigkeit einer genaueren Evaluierung eines während des Gesprächs angesprochenen speziellen Anliegens zu lenken. Diese **Screening-Untersuchung** kann aus einem „Screening-Fragebogen" (Tab. 6-1) und einer „Klinischen Screening-Untersuchung" bestehen (Tab. 6-2). Die Anzahl der Fragen auf einem Fragebogen kann je nach Umfang der vom Kliniker gewünschten Information unterschiedlich sein. Eine Screening-Untersu-

chung kann Teil jeder zahnärztlichen Untersuchung sein. Sie muß jedoch als ein Kompromiß zwischen einer vollständigen und einer kürzeren Untersuchung betrachtet werden, wobei das Ausmaß des Kompromisses durch die Bedürfnisse des Patienten, aber vor allem vom Kliniker bestimmt wird.

Die Fragen in Tabelle 6-1 dienen dem Zweck, dem Kliniker ein Minimum an Information zu geben, um den Patienten vor bzw. während der klinischen Screening-Untersuchung einschätzen zu können. Wenn chronische Kiefergelenkschmerzen vorliegen, kann ein weiterer Screening-Fragebogen oder ein psychologischer Fragebogen eingesetzt werden.

Für den Allgemeinpraktiker, der einen Patienten zur psychologischen Evaluierung überweist, ist es sinnvoll, einige Fragen bezüglich grundsätzlicher psychologischer Aspekte in den Screening-Fragebogen zu integrieren. Darauf soll später im Abschnitt über die Evaluierung von Schmerzen kurz eingegangen werden.

Die Fragen in Tabelle 6-2 umreißen ein Minimum an Informationen (zusätzlich zur Anamnese), die der Kliniker aus der klinischen Screening-Untersuchung gewinnen muß, um eine vorläufige Diagnose zu stellen bzw. um eine schnell notwendige oder vorläufige Therapie einzuleiten. Während der klinischen Untersuchung können dann zusätzliche Informationen nötig werden.

Diese Art der Problemevaluierung (s. Tab. 6-1 und 6-2) sollten nicht als definitiv aussagekräftig bezüglich der Verläßlichkeit und der Spezifität/Sensitivität betrachtet werden; ihr Einsatz bietet jedoch einige Maßnahmen für eine standardisierte Annäherung zur Evaluierung der Patienten mit Kiefergelenkstörungen, bei denen eine vorläufige Therapie eingeleitet werden soll. Diese Fragestellungen können auch als Richtlinien für den Einsatz umfassenderer Untersuchungsmethoden genutzt werden.

Tabelle 6-1. Screening-Fragebogen.

1. Haben Sie Zahnschmerzen? Ja ☐ Nein ☐

2. Haben Sie oder hatten Sie jemals Schwierigkeiten, Ihren Mund weit genug zu öffnen, um einen Apfel zu essen, zu gähnen oder zu singen? Ja ☐ Nein ☐

3. Hatten Sie jemals einen Sport-, Fahrrad-, Auto- oder anderen Unfall, der Ihnen damals oder jetzt Beschwerden irgendwelcher Art oder Schmerzen verursacht hat oder verursacht? Ja ☐ Nein ☐

4. Haben Sie Kopf- oder Nackenschmerzen? Ja ☐ Nein ☐

5. Haben Sie momentan oder hatten Sie jemals knackende, reibende oder kratzende Geräusche in Ihrem Kiefergelenk? Ja ☐ Nein ☐

6. Haben Sie das Gefühl, daß einer Ihrer Zähne „zu hoch" oder „locker" ist? Ja ☐ Nein ☐

7. Sind sie gegenwärtig in ärztlicher Behandlung? Ja ☐ Nein ☐

8. Schmerzen Ihre Kiefer oder Muskeln, fühlen sie sich weich oder hart an, wenn Sie morgens aufwachen? Ja ☐ Nein ☐

9. Müssen Sie momentan oder mußten Sie jemals Ihren Kiefer zur Seite führen oder Ihre Hand zu Hilfe nehmen, um ein „Blockieren" des Kiefergelenkes beim Öffnen Ihres Mundes oder beim Zusammenbringen Ihrer Zähne zu verhindern? Ja ☐ Nein ☐

10. Haben Sie finanzielle, juristische oder persönliche Probleme, die Ihre Lebensqualität beeinträchtigen? Ja ☐ Nein ☐

11. Sind Sie jemals behandelt worden

    wegen Ihres Kiefergelenkes? Ja ☐ Nein ☐

    wegen eines frakturierten Zahnes? Ja ☐ Nein ☐

    wegen nicht verifizierbarer Zahnschmerzen (Phantomzahnschmerz)? Ja ☐ Nein ☐

    wegen Migräne? Ja ☐ Nein ☐

    wegen Nacken- oder Rückenschmerzen? Ja ☐ Nein ☐

    wegen Arthritis? Ja ☐ Nein ☐

12. Nehmen Sie regelmäßig irgendwelche Medikamente ein? Ja ☐ Nein ☐

13. Haben Sie Herzgeräusche oder eine künstliche Herzklappe? Ja ☐ Nein ☐

14. Haben Sie wegen Ihres Problems einen Spezialisten aufgesucht? Ja ☐ Nein ☐

Tabelle 6-2. Klinische Screening-Untersuchung

1. Ist das Ausmaß der Unterkieferbewegungen normal?	Ja ☐	Nein ☐
2. Sind über dem Kiefergelenk befindliche Strukturen oder bestimmte Muskeln an Kopf und Hals druckschmerzhaft?	Ja ☐	Nein ☐
3. Beim Prüfen der Okklusion mit Shimstockfolie: Hat der Patient einen		
anterior offenen Biß?	Ja ☐	Nein ☐
posterior offenen Biß?	Ja ☐	Nein ☐
4. Übermittelt der Patient bestimmte nonverbale Signale von Schmerz-empfindung?	Ja ☐	Nein ☐
5. Weisen die Zähne untypischen Abrieb auf (Bruxismus)?	Ja ☐	Nein ☐
6. Gibt es perkussionsempfindliche Zähne?	Ja ☐	Nein ☐
7. Gibt es Zähne mit erhöhter Beweglichkeit?	Ja ☐	Nein ☐
8. Beim Überprüfen der Taschentiefe mit einer Parodontalsonde: Ist ein Attachmentverlust meßbar?	Ja ☐	Nein ☐
9. Beim Schließen der Zähne in zentrischer Okklusion: Ist der Fremitus mancher Zähne deutlicher spürbar als der der anderen?	Ja ☐	Nein ☐
10. Bei der Inspektion der Weichgewebe: Sind diese trocken? Sind irgendwelche Verletzungen erkennbar?	Ja ☐	Nein ☐
11. Kann der Patient bei Protrusions- und Lateralbewegungen Frontzahn- und Eckzahnkontakt herstellen?	Ja ☐	Nein ☐
12. Ist das Hauptanliegen des Patienten mit einer bestimmten schmerz-haften Stelle oder einer Funktionsstörung in Verbindung zu bringen?	Ja ☐	Nein ☐
13. Ist es möglich, eine vorläufige Diagnose zu stellen?	Ja ☐	Nein ☐

Anmerkungen: Diese klinische Screening-Untersuchung kann bei augenscheinlich Gesunden oder bei Patienten, die schneller Hilfe bedürfen, eingesetzt werden.
zu 2.: repräsentative Muskeln sind: M. masseter, Mm. pterygoidei, M. temporalis, M. sternocleidomastoideus
zu 8.: repräsentative Zähne sind: die 6-Jahr-Molaren und Prämolaren, die mittleren Frontzähne

6.2.2 Anamnese

Die einzelnen Bestandteile der Anamnese, einschließlich des Hauptanliegens, der gegenwärtigen Erkrankung, früherer Krankheiten und allgemeinmedizinischer Aspekte, sollten sorgfältig in Betracht gezogen werden. Die Schmerzbehandlung genießt höchste Priorität. Mit der Behandlung sollte jedoch erst dann begonnen werden, wenn genügend Informationen zum Stellen einer vorläufigen Diagnose gesammelt wurden, d.h. so viele, wie zur Einleitung einer vorläufigen (schnell notwendigen, symptomatischen, palliativen, konservativen, reversiblen) Therapie unbedingt nötig sind.

6.2.2.1 Hauptanliegen

Das Hauptanliegen ist das Symptom, das für den Patienten am wichtigsten ist. Hier schildert der Patient mit seinen eigenen Worten das für ihn wichtigste Symptom einer Störung. Dabei kann die Schilderung dieses Anliegens durch Schmerzen und die eigenen bisher gemachten Erfahrungen sowie durch die Erfahrungen von Verwandten und Freunden beeinflußt werden. Die subjektive Natur des Schmerzes macht es dem Patienten oft schwer, sein Hauptanliegen auf objektive Weise zu schildern. Der Kliniker sollte daher besonders darauf achten, daß er den Patienten nicht zu Aussagen verleitet, die eher seinen eigenen Vorstellungen entsprechen als dem, was der Patient für sein Anliegen hält.

6.2.2.2 Gegenwärtige Erkrankung

Die gegenwärtige Erkrankung beinhaltet das Hauptanliegen und die damit einhergehenden Symptome vom Zeitpunkt des ersten Auftretens bis zum Zeitpunkt der Aufnahme der Anamnese. Es wäre wünschenswert, eine allgemeine Vorstellung vom Hauptanliegen bezüglich des Zeitpunkts des ersten Auftretens, seiner Häufigkeit, seiner Dauer und Beziehung zur Funktion, über modifizierende Einflüsse, den Einfluß auf die täglichen Aktivitäten, Rezidive und die Wirkung früherer Medikationen und Therapien zu gewinnen, falls Therapien stattgefunden haben. Wichtig sind auch mit der Kiefergelenkstörung auftretende physische Störungen und Symptome, die offensichtlich mit ihr in einem Zusammenhang stehen.

6.2.2.3 Bisherige Krankengeschichte

Die bisherige Krankengeschichte ist eine Darstellung der bisherigen medizinischen und zahnmedizinischen Erkrankungen und deren Behandlung. Dazu gehören Störungen, die nicht die gegenwärtige Erkrankung betreffen, genauso wie die bisherigen Erfahrungen des Patienten mit Anästhetika, Antibiotika und Probleme, die während bisheriger zahnmedizinischer Behandlungen aufgetreten sind. Es ist wichtig, früher gestellte Diagnosen und Behandlungen zu eruieren, einschließlich der Namen der behandelnden Ärzte.

6.2.2.4 Familiengeschichte

Verschiedene Aspekte der Familienanamnese können Aufschluß geben über die gegenwärtige Erkrankung des Patienten, wie Erbkrankheiten (z. B. rheumatoide Arthritis, hämorrhagische Diathese des Kiefergelenks). Die Behandlung eines anderen Familienmitglieds mit einer Kiefergelenkstörung kann einen bedeutenden Einfluß auf die Erwartungen des Patienten an die Behandlung haben.

6.2.2.5 Persönliche und soziale Anamnese

Eines der Probleme, die mit dem Auftreten chronischer Schmerzen vergesellschaftet sind, sind Störungen im psychosozialen Bereich. Dies findet seinen Ausdruck in einer Vermeidungshaltung des Patienten, wenn es um die Übernahme persönlicher, sozialer oder arbeitsspezifischer Verantwortung geht. Hier müssen beim Gespräch mit dem Patienten, der unter chronischen Schmerzen leidet, auch soziale und familiäre Erwartungshaltungen, aufgetretene Verhaltensänderungen, Schlafstörungen, Eßstörungen und eine gewisse Interesselosigkeit hinsichtlich seiner eigenen Lebensqualität in Betracht gezogen werden.

6.2.2.6 Allgemeinmedizinische Anamnese

Eine genaue allgemeinmedizinische Anamnese verringert die Möglichkeit, wichtige systemische Faktoren, die zu diesem spezifischen Problem beigetragen haben, bei Diagnosestellung und Einleitung der Therapie zu übersehen. Dazu gehören der kardiovaskuläre Bereich (z. B. ein schmerzhafter Mitralklappenprolaps, der Schmerzen einer Kiefergelenkstörung vortäuscht), der neuromuskuläre Bereich (z. B. Arthralgien, Myalgien), das Immunsystem (HIV-Infektion), gastrointestinale Probleme (z. B. Anorexie) und das Urogenitalsystem (z. B. Dysurie).

Störungen außerhalb des Kopf- und Halsbereichs können in direkter oder indirekter Beziehung zu Kiefergelenkstörungen und zum Erfolg der Behandlung stehen. Einige der systemischen Krankheiten mit orofazialen Schmerzen wurden in Kapitel 5 angeführt.

6.3 Diagnostische Anästhesie

Der Begriff „diagnostische Anästhesie" bezeichnet hier den Gebrauch von injizierbaren Anästhetika, die für Neuralblockaden und Infiltrationsanästhesien eingesetzt werden, um lokale Störungen als Ursache des Schmerzes oder des Projektionsschmerzes auszuschließen. Schmerzen, die vom sympathischen Nervensystem herrühren oder eine „umgekehrte sympathische Dystrophie" zeigen, können im Kopf- und Halsbereich auftreten. Dieser Schmerz kann mit einer Neuralblockade (z. B. Blockade des Ganglion stellatum oder Blockade eines weiter zervikal gelegenen sympathischen Ganglions) gemildert oder ausgeschaltet werden und wird üblicherweise von einem erfahrenen Anästhesisten durchgeführt. Eher für den Allgemeinpraktiker geeignet ist der Gebrauch einer diagnostischen Anästhesie zur Differentialdiagnose bei Zahnschmerzen durch einen frakturierten Zahn, Phantomzahnschmerz, Schmerzen mit einer lokalen Ursache oder Projektionsschmerz.

6.4 Chronische Schmerzen

Einige Aspekte zum Begriff Schmerz wurden in den Kapiteln 3, 4 und 5 vorgestellt; deshalb sollen hier nur einige Punkte bezüglich Patienten mit chronischen Schmerzen erwähnt werden. Ist der Schmerz persistent oder chronisch, besteht die Möglichkeit, daß sich das Verhalten des Patienten ändert, was anhand verschiedener **Bewältigungsmechanismen** ersichtlich ist, z. B. Versuche, die negativen Auswirkungen von Streß zu bewältigen. Verschiedene Arten von Schmerzfragebogen wurden empfohlen, die nützlich sein können, wenn es darum geht, Schmerzprofile zu identifizieren und herauszufinden, in welchem Ausmaß nicht funktionell bedingter chronischer Schmerz zu Funktionsstörungen und psychischer Beeinträchtigung führt. So versucht der „West Haven-Yale Multidimensional Pain Inventory" (WHYMPI oder MPI) schwerpunktmäßig, den Einfluß des Schmerzes auf das Leben des Patienten herauszufinden: die Reaktion derjenigen, die mit den Schmerzmitteilungen des Patienten konfrontiert werden, und das Ausmaß, in dem die täglichen Aktivitäten beeinflußt werden. Der Gebrauch dieses Fragebogens mag bei der Behandlung von Patienten mit chronischen Schmerzen durchaus nützlich sein, soll aber hier nicht weiter erläutert werden, da die meisten Allgemeinzahnärzte Patienten mit persistierenden Schmerzen an den jeweiligen Spezialisten überweisen.

6.5 Psychologische und psychiatrische Abklärung

Weitaus die meisten Patienten mit Kiefergelenkstörungen benötigen keine psychologische oder psychiatrische Abklärung. Dieser Schluß kann üblicherweise auf der Grundlage des Screening-Fragebogens oder des ersten Gesprächs mit dem Patienten gezogen werden. Obwohl die Prävalenz von Depressionen bei Patienen mit chronischen Schmerzen höher ist als bei Patients, die keine chronische Schmerzen haben, leidet die Mehrzahl der Patienten nicht unter einer klinisch manifesten Depression. Manche Patienten mit chronischen Schmerzen können jedoch, wie in Kapitel 5 erläutert wurde, emotionale Störungen aufweisen, einschließlich Gemüts- oder Gefühlsstörungen, Störungen durch Ängste oder psychosomatischen Störungen. Diese Störungen sind in der überarbeiteten, dritten Ausgabe des „Diagnostic and Statistical Manual of Mental Disorders" (DSM-IV-R) beschrieben. An dieser Stelle soll ein kurzer Überblick über einige dieser Störungen gegeben werden, um den Kliniker mit einigen der diagnostischen Kategorien vertraut zu machen, die für das Verständnis von Patienten mit chronischen Schmerzen wichtig sein können.

6.5.1 Gemütsstörungen (affektive Störungen)

Der grundsätzliche Aspekt dieser diagnostischen Kategorie sind Störungen des Gemüts, begleitet von einem manischen Syndrom oder einem depressiven Syndrom, das keiner anderen physischen oder mentalen Störung zugeordnet werden kann. Ein **Gemütssyndrom** ist eine Gesamtheit von Gemüts- oder begleitenden Symptomen, die über eine kurze Zeit hinweg, z. B. zwei Wochen, gemeinsam auftreten. Eine **Gemütsepisode** ist ein Gemütssyndrom, das in keinem Zusammenhang zu irgendeiner organischen Ursache steht und Teil einer nicht durch das Gemüt bedingten psychischen Störung ist. Gemütsstörungen teilt man nach der Art der Gemütsepisoden ein.

Diagnostische Kategorien:

▸ Bipolar I: eine oder mehrere manische Perioden, die mit depressiven Episoden auftreten.
▸ Bipolar II: zahlreiche hypomanische Epi-

soden, die mit zahlreichen depressiven Perioden auftreten.
▸ Depression (verstärkte): eine oder mehrere Episoden von verstärkter Depression.
▸ Dysthymie: depressive Stimmung hält mehrere Tage bis höchstens zwei Jahre an.

Die Bezeichnung **Manie** erfordert mindestens eine Episode von Manie.

In einer manischen Episode gibt es eine bestimmte Zeitspanne, in der die vorherrschende Gemütsverfassung euphorisch, mitteilsam und reizbar ist, so daß eine deutliche Beeinträchtigung der beruflichen Tätigkeit oder sozialer Aktivitäten gegeben ist. Dies ist vergesellschaftet mit einer überhöhten Selbsteinschätzung, Ideenflucht, einem verringerten Schlafbedürfnis und einer Steigerung zielorientierter Aktivitäten.

In einer Episode von verstärkter Depression kommt es zu einer depressiven Stimmung mit Verlust jeglichen Interesses und jeglichen Empfindens von Freude, wenn nicht sogar jeglicher Aktivität, über einen Zeitraum von mindestens zwei Wochen. Die damit vergesellschafteten Symptome schließen folgendes ein:

▸ Schlafstörungen
▸ Gewichtsänderung
▸ psychomotorische Agitation oder Reduktion
▸ unangemessene oder übersteigerte Schuldgefühle
▸ das Gefühl der Wertlosigkeit
▸ häufig wiederkehrende Gedanken an Tod und Selbstmord.

6.5.2 Störungen durch Ängste

Die diagnostischen Kategorien beinhalten hier unter anderem: panische Störungen und allgemeine Störungen durch Ängste.

Panische Störung ist ein Begriff, um häufig wiederkehrende panische Anfälle zu beschreiben, die aus diskreten Perioden sehr starker Angst oder Unbehaglichkeit bestehen, die entweder minutenlang anhalten oder – in seltenen Fällen – stundenlang. Es gibt eine Reihe von Symptomen, die sich während eines Anfalls manifestieren können, von denen aber keines organische Ursachen hat. Von den möglichen Symptomen werden zur Stellung der Diagnose „Panische Störung" mindestens vier benötigt. Dazu gehören unter anderem:

▸ Kurzatmigkeit
▸ Schwindelgefühle
▸ Herzklopfen
▸ Übelkeit
▸ Brustschmerzen oder Unbehagen
▸ Erstickungsgefühl
▸ Schwitzen
▸ Zittern
▸ Taubheitsgefühle oder Brennen
▸ Gefühle von extremer Hitze oder Kälte
▸ Todesangst
▸ die Angst, verrückt zu werden
▸ Depersonalisation.

Eine **generalisierte Angststörung** ist charakterisiert durch übertriebene oder unrealistische Sorgen oder Befürchtungen bezüglich zweier oder mehr unangenehmer Komponenten im Leben, die länger als sechs Monate bestehen. Ein großer Symptomenkomplex schließt unter anderem ein:

▸ Zittern
▸ Muskelspannung oder motorische Spannung mit Zucken oder dem Gefühl, ganz schwach zu sein
▸ Ruhelosigkeit
▸ Gefühl schneller Ermüdung
▸ Kurzatmigkeit
▸ autonome Hyperaktivität
▸ Schwitzen
▸ Mundtrockenheit
▸ Kopfschwere
▸ Übelkeit
▸ Durchfall
▸ Dysphagie
▸ Wangenröte.

Außerdem gibt es Symptome erhöhter Wachsamkeit einschließlich Nervosität und Aufgedrehtheit, Reizbarkeit, Konzentrationsschwierigkeiten, geistige Ausfälle aufgrund von Ängsten und Schwierigkeiten, ein- oder durchzuschlafen.

6.5.3 Psychosomatische Störungen

Psychosomatische Störungen sind eine Gruppe von Störungen, in der physische Symptome eine physische Störung nahelegen, diese aber durch organische Befunde oder bekannte physiologische Mechanismen nicht verifiziert werden kann. Dies läßt vermuten, daß diese Symptome in Beziehung zu psychischen Faktoren oder Konflikten stehen. In diese Kategorie fallen Fehlbildungen, körperliche Störungen und Störungen durch Schmerzen (ohne körperliche Ursache). Die letztgenannte Störung bezieht sich auf ein Schmerzproblem, das nicht in einer anderen mentalen oder physischen Störung begründet liegt. Es gibt keinen pathologischen Mechanismus, der für den Schmerz verantwortlich wäre. Begleitende Kennzeichen können sein:

▸ übertriebener Gebrauch von Schmerzmitteln ohne Besserung
▸ Wunsch nach einem chirurgischen Eingriff
▸ Übernehmen einer Invalidenrolle
▸ Weigerung, eine psychische Komponente der Störung zu akzeptieren.

6.5.4 Indizien einer Beteiligung verhaltenspsychologischer Faktoren

▸ Hinweise auf erhebliche Schmerzen, länger als 6 Monate andauernd
▸ Mißerfolg vieler sinnvoller Behandlungsansätze
▸ uneinheitliche Berichte über wichtige Lebensereignisse
▸ übermäßige Dramatisierung von Symptomen und Vorbehandlung
▸ Verlangen nach bestimmter Medikation bei unbestimmtem Schmerz

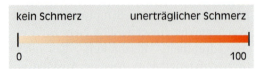

kein Schmerz	unerträglicher Schmerz
0	100

Abb. 6-1. Die „visual analog scale" für die eindimensionale Evaluierung des Schmerzes, z. B. seiner Intensität.

▸ uneinheitliche Hauptbeschwerde, abhängig von Lebensereignissen
▸ klinische Symptome von Angst oder Depression
▸ Fixierung auf eine Diagnose, unabhängig von den Symptomen
▸ streßbedingte Erkrankungen in der Anamnese
▸ Verwicklung in Rechtsstreit über frühere Therapie
▸ einschneidende Lebensereignisse wie Todesfall, Scheidung, Arbeitsplatzverlust
▸ extreme Abhängigkeit von Behandler oder erwarteter Behandlung.

Diese psychologischen und verhaltensbezogenen Merkmale können einzeln oder in Kombination ein Hinweis auf die Notwendigkeit einer Überweisung zu einer kompetenten psychologischen Beurteilung sein. Je

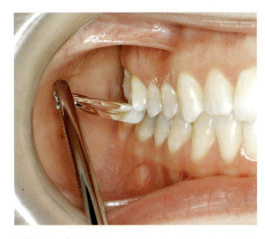

Abb. 6-2. Überprüfung der Kontakte in zentrischer Okklusion mit einer 8 μm dicken Shimstockfolie.

notwendiger eine Überweisung zu einem Spezialisten erscheint, um so mehr Widerstand leistet allerdings oft der Patient.

6.6 Schmerzevaluierung

Im Verlauf des Gesprächs mit dem Patienten und bei der Erhebung der Anamnese wird eine schriftliche Beschreibung des Schmerzes in die Akte mit aufgenommen. Als Grundlage der Diagnose und zur Einschätzung der Wirkung der eingeleiteten Therapie ist eine verläßliche, reproduzierbare Messung nichtchronischer Schmerzen nützlich. Eine eindimensionale Evaluierung des Schmerzes (Intensität), wobei eine sogenannte „visual analog scale" (VAS) benutzt wird, wird als verläßlich und reproduzierbar angesehen. Diese Skala ist 10 cm lang, hat als Begrenzungen einerseits „kein Schmerz" und andererseits „unerträglicher Schmerz" (Abb. 6-1). Der Patient wird gebeten, seine Einschätzung der Schmerzintensität auf der Skala anzugeben.

6.7 Klinische Evaluierung: Zähne

Die dentale Evaluierung des Patienten sollte die folgenden Komponenten beinhalten:

▸ Status der Zähne und Attachment
▸ zentrische Stops
▸ Suche nach einem Trauma, verursacht durch die Okklusion
▸ Knirschen und Pressen
▸ Unterschiede in verschiedenen Positionen der Okklusion
▸ okklusale Interferenzen.

Dieser Teil der Untersuchung wird durchgeführt aufgrund möglicher Zusammenhänge zwischen **Okklusion und Kiefergelenkstörungen** (s. a. Kap. 11).

6.7.1 Zahnstatus und Okklusion

Die Untersuchung sollte mit dem Zählen der Zähne beginnen. Fehlende Prämolaren lassen kieferorthopädische Extraktion vermuten, was für die Vervollständigung der Anamnese bezüglich der Kiefergelenkstörung (s. a. Kap. 5) wichtig sein kann. **Fehlende Zähne** können auch im Zusammenhang mit früheren Unfällen und chirurgischen Eingriffen stehen; beides kann eine Auswirkung auf die Kiefergelenkstörung haben.

Das **Fehlen zentrischer Stops** wird am besten mit einer Shimstockfolie überprüft (Abb. 6-2). Das Fehlen zentrischer Kontakte in einem oder mehreren Quadranten des Zahnbogens kann auf einen kleinen anterioren oder posterioren, einseitigen oder beidseitigen offenen Biß hindeuten. Ein offener Biß von einem oder zwei Millimetern kann auf eine frühere Behandlung mit einer anterioren Repositionierungsvorrichtung oder auf eine Diskusverlagerung zurückzuführen sein, oder er ist einfach eine natürliche Erscheinung. Diese Art des offenen Bisses wird üblicherweise vom Patienten nicht wahrgenommen und kann auch vom Zahnarzt übersehen werden, wenn er keine Shimstockfolie benutzt. Dieser offene Biß ist für die Ätiologie von Kiefergelenkstörungen und für die Behandlung mit einer **Aufbißschiene** von Bedeutung – ebenso wie für jede andere Art von Behandlung, insofern als eine Behandlung der Kiefergelenkstörung so lange erfolglos bleibt, bis der offene Biß erfolgreich behandelt worden ist. In einigen Fällen erscheinen und verschwinden diese offenen Bisse völlig unvorhersehbar. Aus diesem Grund ist eine umfassende Restaurierung nicht angezeigt. Manchmal stammt der offene Biß von einer früheren kieferorthopädischen Behandlung und kann mit einer weiteren kieferorthopädischen Behandlung nicht beseitigt werden. Die Aufbißschiene als diagnostisches Hilfsmittel ermöglicht bei einer Kiefergelenkstörung mit einem offenen Biß dieses Ausmaßes eine effektive Behandlung und die Beobachtung von Änderungen hin-

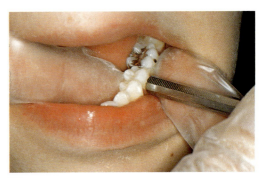

Abb. 6-3. Erhöhte Zahnbeweglichkeit kann überprüft werden, indem man einen Finger hinter den Zahn plaziert und mit dem Griff eines Instrumentes, z. B. eines Mundspiegels, auf den Zahn drückt. Die Beweglichkeit wird auf einer Skala von 0 bis 3 bewertet.

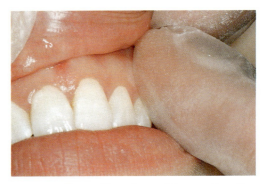

Abb. 6-4. Überprüfen des spürbaren Fremitus. Der Finger wird leicht an Zahn und Gingivalrand angelegt, wobei der Patient in zentrischer Okklusion schließt.

sichtlich dieses Bisses. Eine plötzliche Exazerbation der Symptome der Kiefergelenkstörung weist üblicherweise auf eine Veränderung des offenen Bisses hin und darauf, daß die Schiene der Situation stark angepaßt werden muß.

Die Zähne sollten auf ihre **Beweglichkeit** (Abb. 6-3) und auf Fremitus untersucht werden, wobei die Fingerspitze zum Teil auf die Gingiva und zum Teil auf den Zahn gelegt wird (Abb. 6-4), während der Patient die Zähne langsam zusammenbringt.

Erhöhte Beweglichkeit und erhöhter spürbarer Fremitus können auf ein okklusales

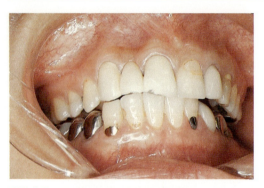

Abb. 6-5. Fraktur einer Keramikbrücke aufgrund von Knirschen und Pressen. Man beachte, daß Kontakte zwischen den Eckzähnen nicht möglich sind. Das Ausmaß des Abriebs an den Eckzähnen weist darauf hin, daß funktioneller Abrieb oder/und Abrieb durch Knirschen vor Eingliederung der Brücke vorhanden war. Die Brücke war deshalb ein Hindernis für die Funktion und/oder Parafunktion und führte zur Symptomatik einer Kiefergelenkstörung, die mit Beseitigung der Interferenz aufgehoben werden konnte (d.h. Entfernung der Brücke).

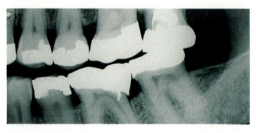

Abb. 6-6. Okklusionstrauma mit Beteiligung der Molaren führt zu Schmerzen oder Beschwerden, die das Beschwerdebild einer Kiefergelenkstörung imitieren.

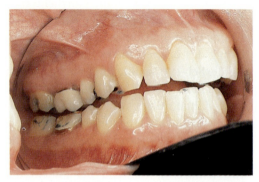

Abb. 6-7. Interferenzen für Funktion/Parafunktion auf der Arbeitsseite. Eckzahnkontakt ist aufgrund der Restaurationen im Molarenbereich nicht möglich.

Trauma hindeuten und zur Kiefergelenkstörung und zu atypischen Zahnschmerzen oder Phantomzahnschmerzen beitragen.

Restaurationen sollten auf atypische Schliffacetten hin untersucht werden, die ihrerseits auf habituelles **Knirschen** und **Pressen** hindeuten. Frakturen von Keramikrestaurationen (Abb. 6-5) können nicht nur auf Interferenzen durch Bruxismus hindeuten, sondern auch auf eine traumatische Ursache der Kiefergelenkstörung.

Zahnfrakturen können mit Knirschen und Pressen in Zusammenhang stehen oder von einer früheren endodontischen Behandlung herrühren. Solche Frakturen und der damit verbundene Schmerz können die Ursache für Phantomzahnschmerzen sein, was bei einigen Kiefergelenkstörungen ein differentialdiagnostisches Problem sein kann.

Hin und wieder kann auch ein parodontales Problem (z. B. ein Abszeß, ein Trauma durch Okklusion) differentialdiagnostische Schwierigkeiten aufgrund der Lokalisation der Läsion und der schmerzhaften Symptome bereiten, insbesondere in der Molarenregion (Abb. 6-6).

Dieses Problem taucht dann mit größerer Wahrscheinlichkeit auf, wenn eine parodontal-endodontische Läsion auf derselben Seite wie der durch die Kiefergelenkstörung verursachte Schmerz auftritt. Die Untersuchung mit der Parodontalsonde, eine Röntgenaufnahme und die Untersuchung der Vitalität der Pulpa können sich hier als notwendig erweisen.

6.7.2 Okklusale Interferenzen

Okklusale Interferenzen sind definitionsgemäß okklusale Kontakte, die die Funktion oder Parafunktion stören.

Es kann jedoch unmöglich sein festzustellen, daß eine Adaptation stattgefunden hat und eine aktive Störung der Funktion nicht mehr besteht. Führt aber eine kürzlich eingegliederte Restauration zu einer signifikanten Interferenz von Eckzahnkontakten der Laterotrusionsseite (Abb. 6-7), die funktionell und für das Knirschen/Pressen von Bedeutung ist, kann man die okklusalen Interferenzen ohne weiteres mit einem fast gleichzeitigen Auftreten einer Kiefergelenkstörung und muskulärer Symptome in Beziehung setzen.

Das Eingliedern einer Restauration auf der Mediotrusionsseite, die für Parafunktionen der Laterotrusionsseite Interferenzen bildet (Abb. 6-8), kann ebenso mit dem fast gleichzeitigen Auftreten von Symptomen im Kiefergelenk zusammenhängen. Protrusive Interferenzen können so groß sein, daß Kontakte der Schneidezähne (Abb. 6-9) oder der Eckzähne (Abb. 6-10) nicht mehr möglich sind.

Sehr kleine **protrusive Interferenzen,** die die zweiten Molaren betreffen (bei Nichtvorhandensein der dritten Molaren), können zu einer Distalwanderung des Antagonisten im Unterkiefer führen, so daß dort die Approximalräume zwischen erstem und zweitem Molaren offen sind und eine Nische für Speisereste entsteht. Protrusive Kontakte können symptomlos bleiben; falls jedoch eine Kiefergelenkstörung und muskuläre Symptome nach der Eingliederung einer Restauration, die eine protrusive Interferenz darstellt, auftreten, sollte der aufmerksame Kliniker die Wahrscheinlichkeit einer kausalen Beziehung nicht verkennen und die okklusale Interferenz beheben.

Frühkontakte in der zentrischen Okklusion (sogar sehr geringe) können die Ursache für Phantomzahnschmerz sein (atypische Zahnschmerzen) und den Zahnarzt vor ein diagnostisches Problem stellen, wenn dieser während der Untersuchung nur das Kiefergelenk betrachtet. Besteht ein Frühkontakt in zentrischer Okklusion, kann eine funktionelle Adaptation auftreten, d.h. eine

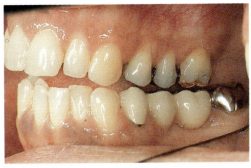

Abb. 6-8. Interferenz auf der Balanceseite aufgrund einer neuen Restauration, die zur Dislokation auf der Arbeitsseite und zur Interferenz mit der Funktion geführt hat. Die Kiefergelenksymptomatik verschwand mit Beseitigung der Interferenz auf der Balanceseite.

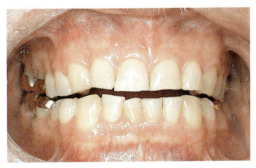

Abb. 6-9. Posterior liegende protrusive Interferenzen, die einen Schneidekantenkontakt verhindern, wobei die Schneidezähne starke Schlifffacetten aufgrund von Funktion/Parafunktion zeigen. Die Symptome einer Kiefergelenkstörung, die mit der Eingliederung der Restaurationen aufgetreten waren, verschwanden mit deren Herausnahme.

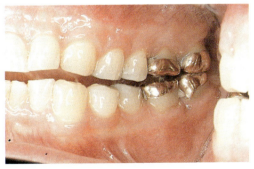

Abb. 6-10. Neu eingesetzte posteriore Restaurationen, die mit der Eckzahnfunktion interferieren. Das Entfernen der Restaurationen beseitigte die Symptome, die mit der Eingliederung begonnen hatten.

Vermeidungsbewegung oder Vermeidungshaltung des Unterkiefers, um den betreffenden Zahn nicht zu belasten. In solchen Fällen kann der betreffende Zahn möglicherweise perkussionsempfindlich sein oder auch nicht. Wenn das Gelenk keine offensichtlichen Symptome aufweist, aber bereits von einer Kiefergelenkstörung betroffen war, kann seine Beweglichkeit mechanisch beeinträchtigt sein. Die Beeinträchtigung kann jedoch auch funktioneller Art sein, um das Gelenk zu schützen. Versuche, die okklusale Interferenz zu umgehen (funktionelle Adaptation), können zu einer Exazerbation der Kiefergelenkstörung führen. Die Adaptation kann durch eine erhöhte Beweglichkeit des betreffenden Zahns erfolgen, so daß alle dentalen Symptome innerhalb weniger Tage nachlassen und nur noch die Erkrankung des Gelenks besteht, welches, wie jedes erkrankte Gelenk, mehr Zeit zur Ausheilung benötigt. Damit kommt es erst später zum Nachlassen der Symptomatik.

Strukturelle Adaptation, beispielsweise die Labialwanderung eines oberen Schneidezahns bei einem okklusalen Trauma, kann innerhalb von Stunden bis Tagen auftreten; **funktionelle Adaptation** hingegen scheint sofort aufzutreten. Vorübergehende oder verlängerte Symptomatik tritt auf, wenn die Adaptation nicht sofort erfolgreich ist.

6.8 Klinische Evaluierung: Gelenk und Muskeln

Die Evaluierung der Gelenke und Muskeln beginnt mit der Aufnahme der Anamnese und wird dann mit der klinischen Untersuchung fortgeführt (Tab. 6-3). Für die Diagnosestellung werden nicht immer alle Untersu-

Tabelle 6-3. Evaluierung von Kiefergelenk und Muskeln: eine Skizzierung.

Evaluierung von Anzeichen und Symptomen
  – Schmerz, Kiefergelenkgeräusche, unterbrochene Gelenkbewegung
    Funktionsbeeinträchtigungen (Kauen, Sprechen)

Gesichtsanalyse
Muskelpalpation
  – Kaumuskulatur
  – Halsmuskulatur

Palpation der Kiefergelenke
  – rechte/linke Seite einzeln/zusammen während der Öffnungsbewegung,
    der Schließbewegung, bei Lateral- und Protrusionsbewegungen und während des
    Pressens

Umfang der Unterkieferbewegungen
  – maximale Öffnung: ungeführt/geführt
  – maximale Lateralbewegung: rechts/links
  – maximale Protrusion
  – Unterkieferabweichung bei der Öffnungsbewegung/Protrusionsbewegung

Selektive Gelenk-/Muskelbelastung
  – posteriores und superiores Belasten
  – Distraktion/Kompression
  – Pressen: „Schlüssel-Schloß"-Facetten
  – Widerstände bei der Bewegung: Öffnen, Schließen, Protrusion, Retrusion,
    Lateralbewegungen

Einsatz bildgebender Systeme (falls indiziert)

chungen benötigt, aber ein systematisches Vorgehen ist für alle Patienten angezeigt.

6.8.1 Evaluierung von Anzeichen und Symptomen

Die Anzeichen und Symptome von Kiefergelenkstörungen wurden während des Gesprächs mit dem Patienten erörtert; dabei ging es Patient und Kliniker jedoch darum, das Hauptanliegen zu lokalisieren und die damit verbundenen Symptome abzuklären. Oft ist es dabei möglich abzuklären, ob die geschilderte Symptomatik mit den Charakteristika einer speziellen Kiefergelenkstörung übereinstimmt und die klinische Untersuchung so in eine bestimmte Richtung zu lenken ist. So kann der Patient beispielsweise über Ohrenschmerzen klagen, während sich aufgrund der klinischen Untersuchung aber eher eine Beziehung zum Kiefergelenk, das palpationsempfindlich ist, vermuten läßt.

6.8.1.1 Schmerz

Der Patient wird gebeten, mit der Fingerspitze auf die schmerzende Stelle zu zeigen; daraus kann jedoch nicht geschlossen werden, daß die schmerzende Stelle in jedem Fall so identifiziert werden kann. Der Patient muß bei der Schmerzlokalisation unterstützt werden, besonders dann, wenn der Schmerz als tiefsitzend empfunden wird und ungenau begrenzt ist. In einigen Fällen gibt es mehr als nur einen Ursprung von Schmerzen. Ist der Schmerz sehr stark, können einige der Untersuchungen zur Beurteilung von Widerständen bei der Bewegung oder zur Beurteilung der Belastungsfähigkeit nicht durchgeführt werden. Die Schmerzintensität ohne Unterkieferbewegung sollte mit Hilfe der „visual analog scale" schon abgeklärt sein.

6.8.1.2 Kiefergelenkgeräusche

Die Lokalisation von *Knacken* (schmerzhaft oder schmerzlos) wird anfangs vom Patienten bestimmt. Kiefergelenkgeräusche stehen in Zusammenhang mit Öffnungs-, Schließ-, Protrusions- und Lateralbewegungen. Man sollte seine Aufmerksamkeit auch auf die Veränderung von Geräuschen richten und darauf, ob das Knacken mit dem Einsetzen von Schmerzen und einer eingeschränkten Unterkieferöffnung verschwunden ist und wann – in Beziehung zu einer Änderung des Schmerzes und der Öffnungsbewegung – Krepitus eingesetzt hat.

Kiefergelenkgeräusche können mit Hilfe eines Stethoskops und anhand der Palpation während verschiedener Unterkieferbewegungen abgeklärt werden. Beim Kauen von Hartwurst oder Hartwachs können Geräusche auftreten, die während Leerbewegungen nicht auftreten. Bei bilateralem Kauen tritt das Knacken möglicherweise nur in der Crossover-Phase auf. *Schmerzloses Knacken* ist anders zu bewerten als schmerzhaftes Knacken, und grundsätzlich ist es so, daß *schmerzhaftes Knacken* mit einer höheren Wahrscheinlichkeit auftritt, wenn das Gelenk be- oder entlastet wird. Knacken bei Lateralbewegungen kann in einer vertikalen Dimension vorkommen, aber nicht in anderen Dimensionen.

Bei der Therapie mit der *Aufbißschiene*, die in späteren Kapiteln erörtert wird, kann die Gestaltung der Eckzahnerhöhung von der vertikalen Dimension abhängen, bei der das Knacken während Lateralbewegungen auftritt. Das heißt, das Knacken kann schon bei einer sehr geringen Eckzahnerhöhung auftreten, nicht aber bei einer stärkeren Eckzahnerhöhung oder umgekehrt. Deshalb sollte die Eckzahnerhöhung der Schiene so gestaltet sein, daß das Knacken vermieden und nicht verstärkt wird; das gilt besonders für schmerzhaftes Knacken. Die Dicke der Schiene sollte ein schmerzhaftes Knacken bei der Schließbewegung verhindern, falls die vertikale Dimension dies zuläßt.

6.8.1.3 Unterbrochene Unterkieferbewegungen

Hier soll nur eine kurze Überprüfung der Unterkieferbewegungen durchgeführt werden, um abzuklären, ob sich der Patient an ein „Blockieren des Gelenks" erinnern kann und daran, daß der Mund nur mit äußerer Hilfe geöffnet werden konnte. Dieser Aspekt der Unterkieferbewegung wurde in der Screening-Untersuchung abgehandelt. Er wird hier nochmals für den Fall einer positiven Antwort im Screening-Fragebogen erwähnt. Die Bedeutung der Diskusverlagerung wird bei der Evaluierung der Unterkieferbewegungen eingehender besprochen.

6.8.1.4 Beeinträchtigung der Funktion

Eine klinische Evaluierung beeinträchtigter Funktion hat Aussagen über Schwierigkeiten bei den folgenden Aktivitäten zur Grundlage:

▸ Kauen harter Nahrung
▸ Gähnen
▸ Singen

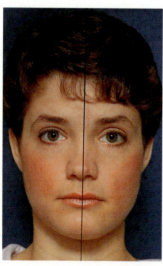

Abb. 6-11. Beurteilung des Gesichts auf faziale Asymmetrien. Die Anfertigung einer Photographie kann bei manchen psychischen Störungen angezeigt sein.

▸ Pflichten am Arbeitsplatz
▸ Abbeißen großer Nahrungsstücke (z. B. Apfel, Sandwich)
▸ Spielen einer Violine oder eines Blasinstruments
▸ außerdem weitere Aussagen über den Verzehr bestimmter Nahrungsmittel.

Diese Aussagen sollte der Kliniker der im Screening-Fragebogen gewonnenen Information über funktionelle Probleme des Patienten hinzufügen. Dies kann wertvolle Hinweise für die Behandlung geben, z. B. Verbot bestimmter Nahrungsmittel und Überlegungen bezüglich einer Diät (z. B. Verzicht auf harte und zähe Nahrung). Außerdem kann festgestellt werden, wie sich die Funktion unter dem Einfluß der Therapie ändert.

6.8.2 Analyse des Gesichts

Der Patient sollte auf **Asymmetrien** im Gesichtsbereich hin untersucht werden (Abb. 6-11).

Bis zu einem bestimmten Ausmaß können Asymmetrien im Gesichtsbereich naturgegeben sein; diese leichte oder eine größere Asymmetrie kann Folge einer früheren Verletzung, einer okklusalen oder skelettalen Störung, einer Muskelhypertrophie aufgrund von Knirschen/Pressen oder einer Schwellung aufgrund einer Entzündung der Kiefergelenke und/oder der Muskeln sein. Eine Asymmetrie im Gesichtsbereich kann zu jeder der oben genannten Ursachen in Beziehung stehen oder – in manchen Fällen – zu einer psychosomatischen Störung führen, wobei der Patient über kleinere oder auch nur eingebildete Asymmetrien im Gesichtsbereich klagt. Die vom Patienten angegebenen kleineren oder eingebildeten Störungen der okklusalen Symmetrie werden auch als „monosymptomatische Hypochondriasis" bezeichnet (Phantombiß). Patienten mit diesem Beschwerdebild können selten wirksam behandelt werden, da kein signifikantes organisches Problem besteht.

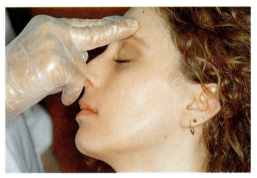

Abb. 6-12. Palpation eines Kontrollpunktes vor und während der Palpation von Muskeln und Gelenken.

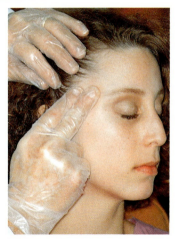

Abb. 6-13. Palpation des vorderen Anteils des M. temporalis. Verifizierung der Position in Relation zum Arcus zygomaticus dadurch, daß der Patient die Zähne zusammenbringt.

Photographien des Gesichts sollten in die Patientenakte mit aufgenommen werden, wenn der Patient ein außergewöhnliches Interesse an Asymmetrien erkennen läßt, auch wenn das Hauptanliegen das einer Kiefergelenkstörung zu sein scheint.

6.8.3 Untersuchung der Muskeln und Gelenke

Die klinische Untersuchung der Muskeln und Gelenke wurde in Tabelle 6-3 skizziert, und die verschiedenen Untersuchungsschritte sollen nun in der dort vorgegebenen Reihenfolge dargestellt werden.

6.8.3.1 Palpation der Kaumuskeln

Muskuläre Druckempfindlichkeit ist ein häufig auftretendes Symptom bei Kiefergelenkstörungen. Obwohl es Änderungen in der Konsistenz und Festigkeit der Muskeln geben kann, einschließlich sog. „Trigger points", ist der Nutzen dieser Trigger points fragwürdig, da diese nicht immer aktiv sind und weder jeder Muskel noch jeder Teil eines Muskels palpiert werden kann. Die Druckempfindlichkeit ist ein nützlicher klinischer Befund bei Kiefergelenkstörungen und steht bei Patienten mit Kiefergelenkstörungen in signifikanter Beziehung zum Zusammenbeißen der Zähne. Die bei der Palpation angewandte Kraft sollte ungefähr

2–4 kg betragen. Übergroßer Druck sollte vermieden werden, und der Einsatz eines Algometers wird empfohlen. Zwei oder drei Standardpunkte sowie ein oder zwei Kontrollpunkte (z. B. der Orbitaober- oder -unterrand) sollten in die Palpationsuntersuchung eingeschlossen werden (Abb. 6-12).

6.8.3.2 Palpation und diagnostische Kriterien

Myalgie ist ein Symptom; außerdem ist Myalgie eine Diagnose, wenn man den diagnostischen Kriterien von TRUELOVE et al. (1992) folgt, wie sie in Tabelle 5-2 (Kap. 5) dargestellt sind.

Die funktionellen Kriterien für die Diagnose der *Myalgie Typ I* schließen ein:

▸ Beschwerdebild orofaziale Schmerzen
▸ Palpationsschmerz in zwei oder mehr Punkten der palpierten Muskulatur
▸ Schmerzintensität von zwei oder mehr auf einer Intensitätsskala von 0 bis 3 in nicht mehr als einem Punkt der palpierten Muskulatur.

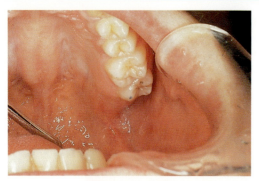

Abb. 6-14. Der aufsteigende Ast wird auf Druckempfindlichkeit der ansetzenden Sehne des M. temporalis palpiert. Distal und etwas oberhalb der Tuberositas maxillaris und der Molaren und medial des aufsteigenden Astes (wobei die Mandibula nach links geschwenkt ist), befindet sich das laterale „Pterygoideus-Fenster".

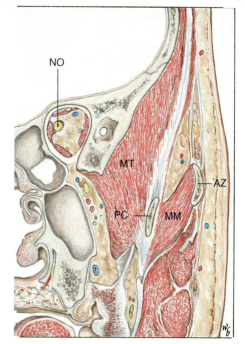

Abb. 6-16. Frontalschnitt durch die Oberfläche und tiefe Gesichtsregion (halbseitig): M. temporalis (MT); Arcus zygomaticus (AZ); M. masseter, Pars profunda (MM); Processus coronoideus (PC) und den N. opticus (NO) (nach LILLIE und BAUER, 1994).

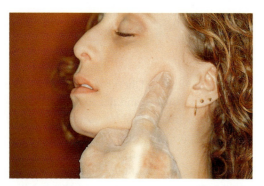

Abb. 6-15. Palpation des tiefen Anteils des M. masseter knapp unterhalb des Arcus zygomaticus und anterior des Kiefergelenks. Das Gebiet ist klein und die Palpation möglicherweise nicht effektiv.

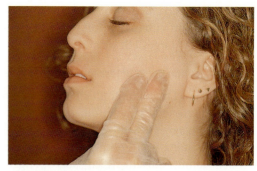

Abb. 6-17. Palpation des Bauchs des M. masseter während der Ruhephase und des Zusammenbeißens.

Weitere Kriterien können sein:

▶ dumpfes Schmerzempfinden in den Gesichtsmuskeln
▶ Schmerzen und Ermüdung unter funktioneller Beanspruchung
▶ Symptome im Ohrbereich: Tinnitus, ein „dumpfes" Hörempfinden und das Gefühl von Verspannung und Steifheit in der Gesichtsmuskulatur.

Die Diagnose der *Myalgie Typ II* basiert auf folgenden funktionellen Kriterien:

▶ Beschwerdebild orofaziale Schmerzen
▶ Palpationsschmerz in zwei oder mehr Punkten der palpierten Muskulatur mit einer Schmerzintensität von 2 oder mehr auf einer Intensitätsskala von 0 bis 3.

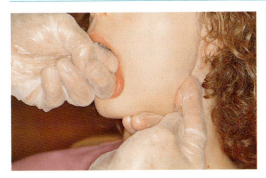

Abb. 6-18. Intraorale Palpation des M. pterygoideus medialis, wobei der extraorale Finger als Führung genutzt wird.

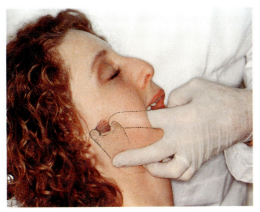

Abb. 6-19. Palpation des „Fensters" des M. pterygoideus lateralis. Direkte Palpation des Muskels ist nicht möglich.

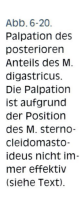

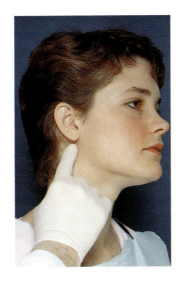

Abb. 6-20. Palpation des posterioren Anteils des M. digastricus. Die Palpation ist aufgrund der Position des M. sternocleidomastoideus nicht immer effektiv (siehe Text).

Mögliche weitere Kriterien sind die gleichen wie für Myalgie Typ I.

Manches spricht dafür, daß die Druckempfindlichkeit depressorisch aktiver Muskeln mit Hilfe von Widerstandstests bei Protrusions- und Laterotrusionsbewegungen evaluiert werden kann. Widerstandstests sollen später besprochen werden. Symptome in Form muskulärer Mißempfindungen durch Kontraktionen beim Einsatz von Resistenztests und digitaler Palpation können am M. masseter, am M. pterygoideus medialis (Kieferwinkel) und am M. temporalis gefunden werden.

Der M. temporalis sollte von extraoral palpiert werden (sowohl in der Ruhe- als auch in der Kontraktionsphase), vom posterioren Anteil zum anterioren Anteil (Abb. 6-13) bis zum Arcus zygomaticus. Die Temporalisfasern setzen am Processus coronoideus an, die Fasern der Sehne am Vorderrand des Ramus mandibularis (Abb. 6-14). Es ist bei Kiefergelenkstörungen nicht ungewöhnlich, daß der am Ramus mandibularis ansetzende Teil druckempfindlich ist.

Die tiefen (Abb. 6-15 und 6-16) und oberflächlichen Anteile des M. masseter sollten während des Pressens und in der Ruhephase palpiert werden (Abb. 6-17). Palpationsempfindliche Punkte können für Projektionsschmerz verantwortlich sein. Ein Nachlassen oder ein Verschwinden des Schmerzes durch den Gebrauch eines Kühlsprays und die Dehnung des M. masseter läßt myofazialen Schmerz vermuten.

Der M. pterygoideus medialis wird von intraoral an seinem Ansatz am medialen Teil des Kieferwinkels palpiert (Abb. 6-18). Der extraorale Palpationsfinger dient der Orientierung des intraoralen Fingers.

Die direkte Palpation des M. pterygoideus lateralis ist nicht möglich (Abb. 6-19); manche Kliniker sind jedoch der Meinung, daß das Vorhandensein von Druckempfindlichkeit eines „Weichgewebefensters" im distalen

113

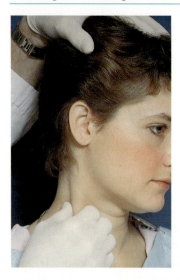

Abb. 6-21.
Palpation
des M. sterno-
cleidomasto-
ideus.

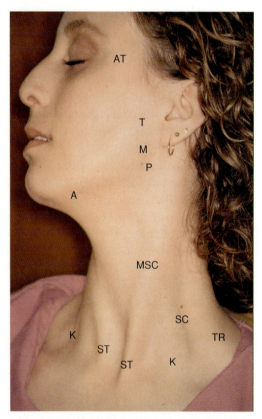

Abb. 6-22. Oberflächenanatomie der Muskeln: M. sternocleidomastoideus (MSC), klavikulärer Ansatz (K), sternaler Ansatz (ST); Mm. scaleni (SC); M. trapezius (TR); M. digastricus, anteriorer Anteil (A), posteriorer Anteil (P); M. masseter (M), tiefgelegener Anteil (T); M. temporalis, anteriorer Anteil (AT).

Anteil des bukkalen Oberkiefervestibulums hinter dem dritten Molaren und dem Alveolarkamm ein Zeichen für die Druckempfindlichkeit des M. pterygoideus lateralis sei.

Druckempfindlichkeit im „Pterygoideus-Fenster" durch sanftes digitales Palpieren kann ohne weitere Hinweise auf eine Kiefergelenkstörung auftreten. Dieses Fenster wird von einigen Klinikern zu einer Infiltrationsanästhesie in die Region genau vor dem Muskel benutzt, um akuten Schmerz im Kiefergelenk und im M. pterygoideus lateralis zu lindern, wenn eine Vorverlagerung des Diskus oder eine Subluxation besteht; diese Maßnahme ist jedoch nicht routinemäßig und beinhaltet einige Risiken.

Die Palpation des anterioren Anteils des M. digastricus ist nicht schwierig, der posteriore Anteil aber befindet sich nicht dort, wo er üblicherweise vermutet wird (Abb. 6-20).

Außerdem kann der Ansatz des M. sternocleidomastoideus ein effektives Palpieren des posterioren Anteils des M. digastricus unmöglich machen. Während der Palpation des anterioren Anteils des M. digastricus tastet man sinnvollerweise auch die Mm. my-

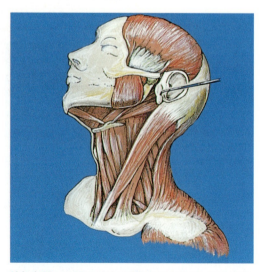

Abb. 6-23. Anatomischer Blick auf Kopf- und Halsmuskulatur.

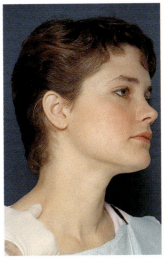
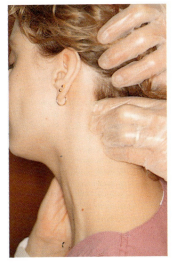
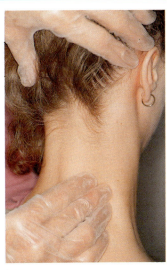

6-24   6-25   6-26

Abb. 6-24. Palpation der Muskeln des posterioren Dreiecks des Halses, begrenzt vom M. trapezius, M. sternocleidomastoideus und von der Klavikula (siehe Text).

Abb. 6-25. Palpation der posterioren Halsmuskeln (anatomische Strukturen s. Kap. 2).

Abb. 6-26. Palpation der Hals-/Schultermuskulatur: M. trapezius.

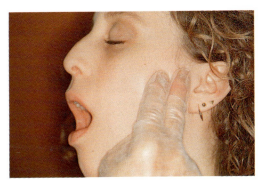

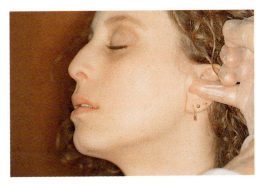

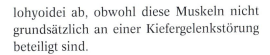

Abb. 6-27. Palpation des Kiefergelenks bei der Öffnungs- und Schließbewegung und während der lateralen Bewegungen. Das Kiefergelenk wird während der Grenzbewegungen palpiert: anterior, posterior, superior und inferior während des Zusammenbeißens.

Abb. 6-28. Palpation des Kiefergelenks im äußeren Gehörgang, während der Öffnungsbewegung, der Schließbewegung und beim Zusammenbeißen.

lohyoidei ab, obwohl diese Muskeln nicht grundsätzlich an einer Kiefergelenkstörung beteiligt sind.

6.8.3.3 Palpation der Halsmuskulatur

Die Palpation der Halsmuskulatur beginnt mit dem M. sternocleidomastoideus. Um den M. sternocleidomastoideus zu palpieren, wird der Kopf des Patienten abgewandt, leicht geneigt und stabilisiert (Abb. 6-21), wobei man sich vergegenwärtigt, daß dieser Muskel sowohl am Sternum als auch an der Klavikula ansetzt (Abb. 6-22 und 6-23). Der Randbereich des M. trapezius, der sich über den unteren Bauch des M. omo-

115

hyoideus erstreckt, ist in Abbildung 6-22 dargestellt.

Zwischen der posterioren Begrenzung des klavikulären Ansatzes des M. sternocleido-mastoideus und dem Randbereich des M. trapezius kann man, aufwärts palpierend, die Mm. scaleni erreichen (Abb. 6-24). Auf die anatomischen Eigenschaften der posterioren Halsmuskulatur wurde in Kapitel 2 und 3 eingegangen. Die posteriore Halsmuskulatur einschließlich des M. trapezius und die Subokzipitalmuskulatur sollten auf Druckempfindlichkeit und Schmerz palpiert werden (Abb. 6-25 und 6-26).

6.8.3.4 Palpation der Kiefergelenke

Die *anterioren, posterioren, superioren* und *inferioren* Anteile der Kiefergelenke werden auf Schmerz, Druckempfindlickeit, Schwellungen, Knacken und auf kondyläre Translation palpiert. Soweit möglich, werden die Kiefergelenke mit mäßigem Druck während verschiedener Unterkieferbewegungen, einschließlich der Protrusion, palpiert (Abb. 6-27).

Die Gelenke sollten während des Zusammenbeißens auch durch den äußeren Gehörgang palpiert werden (Abb. 6-28).

Schmerzen und Schwellungen eines Gelenks oder beider Gelenke sind eine der Indikationen für den Einsatz *bildgebender Verfahren* (Röntgenaufnahmen). Die Festigkeit der Gewebe in den Gelenken kann ebenfalls untersucht werden, obwohl bei Vorhandensein von Druckempfindlichkeit oder Schmerz in den Kiefergelenken eine Manipulation der Gelenke unmöglich sein kann. Man glaubt, daß eine generell fehlende Festigkeit der Gewebe in den Kiefergelenken die Prognose einer Kiefergelenkbehandlung verschlechtert.

6.8.3.5 Bewegungsspielraum des Unterkiefers (ROM = Range of Motion)

Wiederholte Messungen der *maximalen Öffnungs-, Protrusions- und Lateralbewe-*

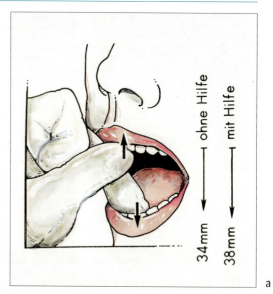

a

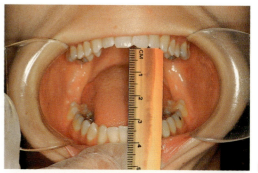

b

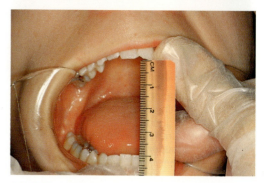

c

Abb. 6-29. a) Eine schematische Darstellung der mit Daumen und Finger geführten Öffnungsbewegung. In diesem Beispiel kann der Patient eine ungeführte (ohne Hilfe) Öffnungsbewegung von 34 mm ausführen und eine geführte (mit Hilfe) Öffnungsbewegung von 38 mm.
b) Messung der maximalen ungeführten Öffnungsbewegung.
c) Messung der maximalen geführten Öffnungsbewegung.

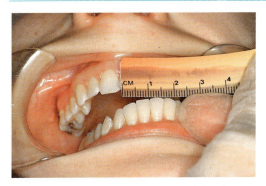

Abb. 6-30. Messung der maximalen lateralen Bewegung, ausgehend von der Mittellinie der Schneidezähne.

gungen können wertvolle Hinweise für den Behandlungsfortschritt geben; eine Steigerung von 35 auf 40 mm ist jedoch noch kein Hinweis auf eine erfolgreiche Behandlung, nur weil der Standardwert 40 mm beträgt. Das maximale Ausmaß der Unterkieferbewegungen wurde zur Abgrenzung von Fällen mit Kiefergelenkkapsulitis und Fällen ohne Kapsulitis benützt. Neuere Untersuchungen zeigen jedoch, daß die maximale Mundöffnung diesen Anspruch nicht erfüllen kann.

Aktive/passive Mundöffnung: Hat der Patient die ungeführte Öffnungsbewegung abgeschlossen (Abb. 6-29b), kann der Kliniker mit Hilfe von Daumen und anderen Fingern (wie in Abb. 6-29a und c gezeigt) die Öffnung noch etwas vergrößern (Abb. 6-29 c). Diese vergrößerte Öffnung wird auch als das passive Ausmaß der Bewegung bezeichnet. Dieses unterschiedliche Ausmaß der Öffnungsbewegung wurde als funktionelles diagnostisches Kriterium für Kiefergelenkstörungen benutzt (s. Kap. 5, Tab. 5-2). Die verschiedenen Diagnosen bei der Klassifikation nach klinischen und diagnostischen Kriterien in Tabelle 5-2 basieren teilweise auf dem Unterschied zwischen geführten und ungeführten Öffnungsbewegungen.

Mundöffnung: Bei der Öffnungsbewe-

gung wird der maximale Interinzisalabstand (ungeführt) *gemessen*. Die Intensität der Beschwerden (Schmerzen) wird auf einer Skala von 0 bis 3 (d.h. keine, leichte, mäßige oder starke) beurteilt. Der maximale Interinzisalabstand (geführt) wird gemessen, nachdem man zur passiven Dehnung 15 s lang einen sanften Druck angewandt hat. Der dabei bezüglich des Widerstandes gegen die

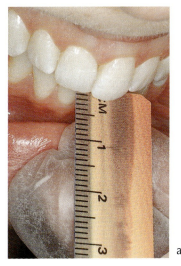

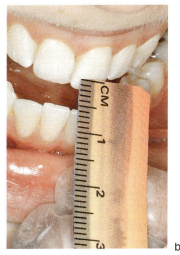

Abb. 6-31. Messung der maximalen Protrusion, a) ausgehend von der Fazialfläche der Schneidezähne in zentrischer Okklusion; b) gemessen gegen den protrudierten Unterkiefer. Die Summe dieser beiden Werte wird als maximale Protrusion betrachtet.

117

Bewegung auftretende Gegendruck sollte aufgezeichnet werden.

Lateralbewegungen: Auch für die Lateralbewegungen wird die maximal mögliche Bewegung gemessen und dabei Lokalisation und Intensität des Schmerzes angegeben (Abb. 6-30).

Der Mittelwert für Lateralbewegungen liegt bei 10 mm. Es wurde angenommen, daß bei einer maximalen Lateralbewegung von weniger als 5 mm eine interkapsuläre Restriktion vorliegt (z. B. ein ohne Reduktion nach anterior verlagerter Diskus), und zwar in dem Kiefergelenk, daß der Seite, auf der die Lateralbewegung ausgeführt wurde, gegenüberliegt.

Seite der Lateralbewegung. Die Möglichkeit einer extrakapsulären Ursache einer Bewegungseinschränkung muß aber auch bedacht werden. Diese Messungen haben keinen Zusammenhang mit einsatzfähigen diagnostischen Kriterien, aber sie haben einen Bezug zur Gestaltung der Schiene, d. h., wenn möglich sollte die Eckzahnerhöhung so gestaltet werden, daß Knacken und Schmerzen nicht auftreten.

Widerstandstests bei Lateralbewegung (s. u.) können ein Knacken auslösen, das bei unbelasteten Bewegungen nicht auftritt.

Protrusionsbewegungen: Die maximale Vorschubbewegung wird an den Schneidezähnen gemessen (Abb. 6-31a, b). Die Lokalisation von Schmerz und Gelenkknacken sollte bestimmt werden. Diese Information hat Einfluß auf die Gestaltung der Aufbißschiene. Wenn möglich, wird die Vertikaldimension entsprechend vergrößert oder die Position der Eckzahnführung verlagert, um schmerzhaftes Gelenkknacken zu vermeiden.

Seitliche Abweichung: Die Seitenabweichungen von der Mittellinie bei Öffnungs- und Protrusionsbewegung werden gemessen. Diese Messungen können als ergänzende diagnostische Kriterien betrachtet werden, sie werden aber vor allem für die Kon-

struktion der Schiene verwendet. So sollte die Eckzahnführung nicht mit parafunktionellen Schließbewegungen interferieren, z.B. beim Gähnen.

6.8.3.6 Diagnostische Kriterien

▸ Die funktionellen Kriterien für die Diagnose *„myofazialer Schmerz mit Unterkieferfehlfunktion"* sind dieselben wie für Myalgie Typ I und Typ II bei einer ungeführten Öffnungsbewegung von weniger als 40 mm und einer geführten Öffnungsbewegung, die 4 mm (oder mehr) größer als die ungeführte Öffnungsbewegung ist.

▸ Das Knacken ist eines der funktionellen diagnostischen Kriterien (s. Tab. 5-2, Kap. 5) für die Diagnose *„interne Störung Typ I, Diskusverlagerung mit Reduktion"*, d.h. Knacken während der Unterkieferbewegungen, bei Lateral- oder Protrusionsbewegungen und eine normale Schließbewegung mit oder ohne Knacken.

▸ Die Kriterien für die Diagnose *„interne Störung Typ II, Diskusverlagerung mit Reduktion und temporärer Blockierung"* sind die gleichen wie für Typ I mit zusätzlich kurzen Perioden von Blockierungen bei der Öffnungsbewegung. Vorhandenes Knacken verschwindet mit dem Einsetzen von Diskusverlagerung ohne Reduktion.

▸ Die funktionellen diagnostischen Kriterien für die Diagnose *„interne Störung Typ III, Diskusverlagerung ohne Reduktion"* beinhalten: ungeführte Öffnungsbewegung geringer als 35 mm, geführte Öffnungsbewegung 3 mm (oder weniger) größer als die ungeführte Öffnungsbewegung und eine früher aufgetretene, plötzliche Reduktion der Öffnungsbewegung, die mit dem Verschwinden des Knackens zusammenfiel. Es gibt keine eindeutigen Kriterien, die den *„chronischen Typ III"* definieren würden, der Einsatz bildgebender Verfahren ist deshalb angezeigt (die zusätzlichen Kriterien sind der Tabelle 5-2, Kapitel 5 zu entnehmen).

▸ Die funktionellen diagnostischen Kriterien für die Diagnose *„Kapsulitis/Synovitis"* beinhalten Schmerzen im Kiefergelenk während der Palpation, während der Funktion und bei geführter Öffnungsbewegung.

▸ Die funktionellen diagnostischen Kriterien für die Diagnose *„Stauchung/Überbelastung"* sind die gleichen wie für die Kapsulitis, außerdem ein kürzlich erfolgtes Trauma, das dem Auftreten von Schmerz bei Lateral-, Protrusions- und Retrusionsbewegungen vorausging (die zusätzlichen Kriterien sind der Tabelle 5-2, Kapitel 5 zu entnehmen).

▸ Die funktionellen diagnostischen Kriterien für die Diagnose *„degenerative Kiefergelenkerkrankung bzw. Arthritis/Arthrose mit Arthralgie"* sind die gleichen wie für die Kapsulitis ohne positiven Laborbefund bei der Überprüfung auf kollagene Gefäßkrankheit; starkes Reiben oder Krepitus müssen für das Stellen dieser Diagnose vorhanden sein (die zusätzlichen Kriterien sind der Tabelle 5-2, Kapitel 5 zu entnehmen).

▸ Die funktionellen diagnostischen Kriterien für die Diagnose *„degenerative Kiefergelenkerkrankung bzw. Arthritis/Arthrose ohne eine Arthralgie"*, die durch *Altersprozesse* oder *traumatische* Einwirkungen bedingt oder *idiopathischer* Natur sind, sind die gleichen wie für die Diagnose „degenerative Kiefergelenkerkrankung mit Arthralgie", aber ohne Gelenkschmerz während der Palpation, bei Funktion oder Exkursionsbewegungen.

▸ Die funktionellen diagnostischen Kriterien für die Diagnose *„kollagene Gefäßkrankheit"* sind die gleichen wie für die Kapsulitis, aber mit einem positiven Laborbefund bei der Überprüfung auf eine

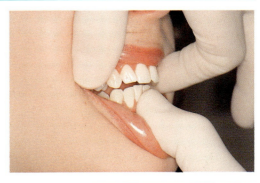

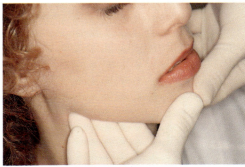

Abb. 6-32. Belastungsprüfungen: a) posteriores Belasten mit einer vom Daumen ausgeübten nach distal gerichteten Kraft während der Positionierung des Unterkiefers in die Scharnierachsenposition; b) superiores Belasten mit einer entlang von Unterkieferbasis und Kieferwinkel nach superior gerichteten Kraft in der Scharnierachsenposition.

Erkrankung des Immunsystems oder mit dem Vorliegen von klinischen Kriterien für die Diagnose kollagene Gefäßkrankheit. Zusätzliche Kriterien beinhalten: einen anterior offenen Biß, Schwellung des Kiefergelenks, röntgenologisch sichtbare Veränderungen, eine eingeschränkte Unterkieferbeweglichkeit, Krepitus/Reiben bei den Unterkieferbewegungen, systemische oder periphere Anzeichen einer kollagenen Gefäßkrankheit.

6.8.3.7 Gezieltes Belasten von Gelenken und Muskeln

Gezieltes Belasten und Entlasten von Kiefergelenken und Muskeln kann auf ver-

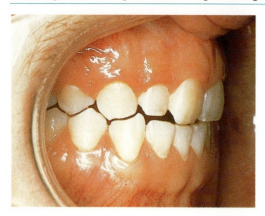

Abb. 6-33. Schlüssel-Schloß-Beziehung der Eckzähne durch Knirschen und Pressen. Der Patient wird in diese Position geführt, um die Auswirkungen dieser Position auf Gelenke und Muskeln zu überprüfen.

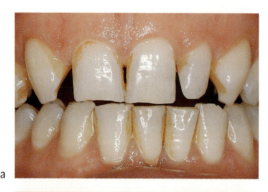

a

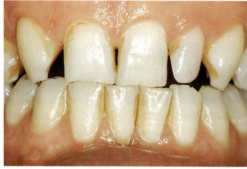

b

Abb. 6-34. Schlüssel-Schloß-Beziehung (Schlifffacetten) durch Knirschen und Pressen: a) Zähne außerhalb der Schlüssel-Schloß-Position; b) Zähne in Schlüssel-Schloß-Position. Die Prüfung auf Schmerz oder Beschwerden in Gelenken, Muskeln und Zähnen wird in diesen zwei Positionen durchgeführt.

schiedene Art und Weise durchgeführt werden. Eine Methode (als *Distraktion/Kompression* bezeichnet) besteht darin, den Patienten auf den Griff einer Zahnbürste, ein Hölzchen oder ähnliches, das auf der Seite des schmerzenden Kiefergelenks zwischen die Molaren plaziert wurde, beißen zu lassen, um Schmerz hervorzurufen (der Patient ist dabei darauf hinzuweisen, nicht allzu hart zuzubeißen, um eine Fraktur eines Zahns oder einer Restauration zu vermeiden). Wird der Schmerz durch Weichgewebe verursacht, wird er beim Beißen auf der betroffenen Seite geringer und beim Beißen auf der kontralateralen Seite verstärkt. Die Validität des Tests konnte noch nicht nachgewiesen werden.

Ein anderer Provokationstest besteht darin, den Patienten auf der rechten Seite auf eine *Watterolle* beißen zu lassen, während man das Kiefergelenk auf der linken Seite palpiert. Es wurde berichtet, daß ein Belasten des kontralateralen Kiefergelenks Schmerz im anderen Gelenk provozieren kann, wenn der Kondylus auf die retral des Diskus gelegenen Gewebe einwirkt, weil der Diskus nach anterior verlagert ist. Die Validität des Tests konnte noch nicht nachgewiesen werden.

Ein häufig angewandter Test zum *posterioren Belasten der Mandibula* ist der folgende: Die Mandibula (Kondylus) wird nach posterior gedrückt und somit der Unterkiefer in die Scharnierachsenposition gebracht (Abb. 6-32 a). Beim superioren Belasten wird die Mandibula posterior unterstützt, und Unterkieferrand und Kieferwinkel (Kondylen) werden nach oben gedrückt (Abb. 6-32 b). Es gibt Berichte, nach denen posteriores und superiores Belasten dann zu Schmerzen führt, wenn eine Retrodiszitis besteht. Obwohl diese Tests unter klinischen Gesichtspunkten nützlich erscheinen, ist ihre Validität nicht ausreichend gesichert.

6.8.3.8 Pressen

Manche Patienten pressen und knirschen *bevorzugt in einer bestimmten Position,* wobei der Patient in andere, weniger beliebte Positionen überwechselt, wenn die „Lieblingsposition" zu Beschwerden führt. Die bevorzugte Seite weist ein abriebbedingtes „Schlüssel-Schloß"-Aussehen auf (Abb. 6-33), das um so deutlicher ist, je mehr Zähne in Kontakt gebracht werden. Viele Patienten sind sich dessen nicht bewußt, und der Kliniker muß deshalb die Zähne in diese „Schlüssel-Schloß"-Position bringen (Abb. 6-34).

Stehen die Zähne in dieser Position, sollte der Patient die Zähne zusammenpressen und, unter Beibehaltung des verstärkten Zahnkontakts, kleine Positionswechsel auf den Schliffacetten vornehmen. Der Druck sollte ca. 30–60 s beibehalten werden, um abzuklären, ob Schmerzen oder Beschwerden entsprechend dem Hauptanliegen des Patienten provoziert werden können. Ein mäßiges und ausdauerndes Pressen eignet sich dafür am besten, exzessives Pressen,

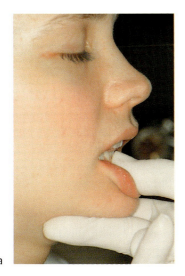

a

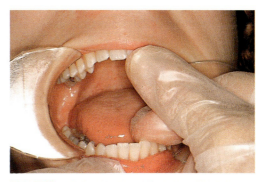

Abb. 6-36. Widerstandstest bei der Schließbewegung: Position des Daumens auf den Inzisalkanten der Oberkieferschneidezähne und Position des Zeigefingers auf den Inzisalkanten der Unterkieferschneidezähne.

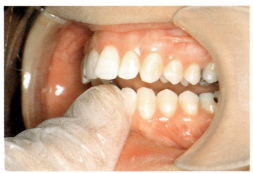

b

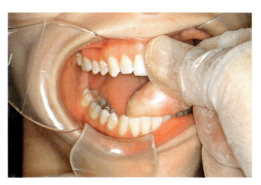

Abb. 6-35. Widerstandstests bei Öffnungs- und Protrusionsbewegung: a) Position der Finger unterhalb des Mandibularandes, um der Öffnungsbewegung entgegenzuwirken; b) Position des Daumens, um der Protrusionsbewegung entgegenzuwirken.

Abb. 6-37. Widerstandstest bei der Retrusionsbewegung: Der Daumen wird auf die Fazialflächen der Oberkieferschneidezähne und der andere Finger auf die Lingualflächen der Unterkieferschneidezähne gelegt, um der Retrusionsbewegung entgegenzuwirken.

121

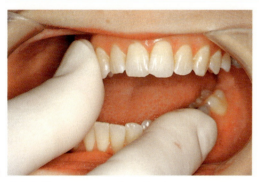 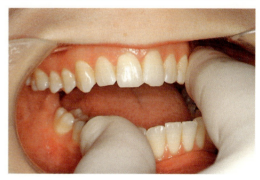

a   b

Abb. 6-38. Widerstandstest bei den Lateralbewegungen: die Positionen des Daumens und der anderen Finger, um der Einnahme der ursprünglichen Position nach einer Lateralbewegung nach rechts (a) und um einer Lateralbewegung nach links (b) entgegenzuwirken.

d.h. maximales Zusammenbeißen, sollte vermieden werden. Während der Ausübung der okklusalen Kraft werden verschiedene Muskeln in Funktion treten.

6.8.3.9 Widerstandstest

Bei diesem Test wird versucht, *Schmerzen oder Beschwerden* in den Muskeln oder Gelenken bei einer Mundöffnung von weniger als 25 mm und vor dem Beginn der Translationsbewegung *auszulösen*. Diese Tests (besonders der Retrusionstest) sind ebenso nützlich zur Überprüfung von subjektiven Hörstörungen wie z. B. Tinnitus und dumpfes Hörempfinden. Der Patient wird angewiesen, die verschiedenen Bewegungen des Unterkiefers langsam auszuführen, wobei der Kliniker mittels einer angemessenen Kraftaufwendung versucht, den Unterkiefer an Öffnungs-, Schließ-, Protrusions-, Retrusions- und Lateralbewegungen zu hindern. Die Lokalisation der Beschwerden wird notiert, und Schmerzen und deren Intensität werden auf einer Skala von 0 bis 3 festgehalten. Knacken wird ebenfalls aufgezeichnet.

Beim Widerstandstest von *Öffnungs- und Protrusionsbewegungen* legt der Kliniker seine Finger unter das Kinn des Patienten und den Daumen auf die Schneidezähne des Unterkiefers (Abb. 6-35 a). Der Patient wird gebeten, eine Öffnungsbewegung langsam gegen den Widerstand der Finger unter dem Kinn auszuführen. Bei der Protrusionsbewegung wird Widerstand mit dem Daumen ausgeübt (Abb. 6-35 b), wobei der Patient aufgefordert wird, den Unterkiefer langsam nach vorne zu schieben. Bei der *Schließbewegung* werden die Finger zwischen die Schneidezähne gelegt, um Widerstand gegen die Schließbewegung auszuüben (Abb. 6-36).

Kann der Patient den Unterkiefer nicht weit genug öffnen, legt man die Hand auf das Kinn des Patienten, um der Schließbewegung entgegenzuwirken. Für den Widerstandstest bei der *Retrusionsbewegung* wird der Patient gebeten, den Unterkiefer nach vorne zu schieben, und nachdem der Kliniker seinen Zeigefinger hinter die Unterkieferschneidezähne und den Daumen gegen die Labialflächen der Oberkieferschneidezähne plaziert hat (Abb. 6-37), wird der Patient gebeten, den Unterkiefer langsam nach hinten zu schieben. Für die auszuführende Retrusion wird der Patient gebeten, den Unterkiefer etwa 3–4 mm nach vorne zu schieben (oder gerade eben über die Position, in der ein Knacken auftritt, hinaus). Auftretende Schmerzen oder Beschwerden werden für die jeweilige Bewegung auf einer Intensitätsskala von 0 bis 3 aufgezeichnet.

Der Widerstandstest bei *Lateralbewegungen* wird bei ausreichend weit geöffnetem Mund durchgeführt, um die Finger einsetzen zu können. (Abb. 6-38 a, b). Der Test sollte bei verschiedenen vertikalen Dimensionen, nahe am und weit entfernt vom Eckzahnkontakt ausgeführt werden. Wenn wegen Schmerz, Beschwerden oder Funktionsstörung die Mundöffnung nicht ausreicht, können die Widerstandstests auch ausgeführt werden, indem eine Hand seitlich auf den Unterkiefer gelegt wird. Das Ausmaß von Schmerzen oder Beschwerden wird mit Hilfe einer Skala von 0 bis 3 bestimmt, vorhandenes Kiefergelenkknacken wird festgehalten. Während dieser Tests können Gelenkknacken, Herausspringen oder kurze Blockierung des Diskus auftreten, vor allem bei Laterotrusion und Retrusion.

Obwohl man glaubt, daß Widerstandstests Muskelsehnenstörungen erkennen lassen, ist es nicht möglich, Muskel- oder Gelenkschmerzen mit tieferliegenden Muskeln wie dem M. pterygoideus lateralis in Verbindung zu bringen, es sei denn, man kann Kiefergelenkprobleme ausschließen. Da tieferliegende Muskeln nicht palpiert werden können, können Widerstandstests Informationen über deren Zustand liefern, der anders nicht abgeklärt werden kann.

6.8.3.10 Diskusverlagerung

Von den in der Literatur beschriebenen Formen der Diskusverlagerung ist die reduzierende anteriore Verlagerung die häufigste. Außerdem treten aber auch Varianten mit lateraler oder medialer Verlagerung, in wenigen Fällen auch posteriore Verlagerungen auf. Diese Thematik wird näher in Kapitel 14 behandelt (s.a. Abb. 14-1)

Innere Gelenkstörungen mit oder ohne Reduktion sind diagnostische Kriterien in den meisten TMD-Klassifikationen. Bei den meisten Patienten kann zwar eine Diskusverlagerung klinisch festgestellt werden, nicht aber mit Sicherheit, welche der neun Formen der Verlagerung (lateral, medial, etc.) vorliegt. Bei initialen, reversiblen Therapieformen muß dies keine größere Bedeutung haben. Werden aber irreversible Therapieformen, z.B. die mandibuläre Repositionierung, in Erwägung gezogen, können einzelne Formen der Verlagerung eine Kontraindikation bedeuten. So ist beispielsweise die anteriore Repositionierung bei transversaler Diskusverlagerung nicht sehr wirkungsvoll (Summer, 1997). Bei etwa einem Drittel der Patienten mit Gelenkknacken, Blockierung, Mundöffnungseinschränkung und Schmerzen liegen mediale und laterale Diskusverlagerungen vor.

Zu den Hauptmerkmalen einer nicht-reduzierenden oder permanenten Diskusverlagerung gehört eine Vorgeschichte von vorübergehender Blockierung mit einer plötzlichen Mundöffnungsbehinderung.

In manchen Fällen kann eine degenerative Osteoarthritis beobachtet werden. Im frühen Stadium ist die Beweglichkeit eingeschränkt, und es bestehen Schmerzen mit Muskeldruckempfindlichkeit. Im weiteren Verlauf können die horizontalen Exkursionsbewegungen jedoch nahezu normal werden, wobei das Diskus-Attachment gedehnt wird. Andere Symptome können das Auftreten von Krepitus und von geringeren Schmerzen sein. In manchen Fällen kommt es zu Adhäsionen, die die Beweglichkeit beeinträchtigen. Ein Diskus kann – sogar sehr stark – verlagert sein und asymptomatisch bleiben. Bezüglich funktioneller Ansprüche ist bei etwa 10% der Bevölkerung eine deutliche Diskusverlagerung vorhanden, eine Beeinträchtigung der Funktion entsteht dadurch aber nicht.

Obwohl ein Diskus verlagert erscheinen kann (sogar nach dem Hinzuziehen von kernspintomographischen Aufnahmen),

123

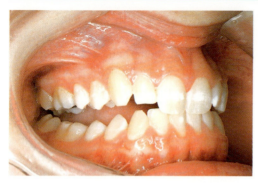

Abb. 6-39. Ein posterior offener Biß nach einer anterioren Repositionierungstherapie zur Verhinderung schmerzlosen Knackens. Umfassende kieferorthopädische Maßnahmen waren zur Wiederherstellung einer korrekten Okklusion notwendig.

kann sich die „Verlagerung" als physiologische Variation der Diskusposition herausstellen. Bis vor kurzem wurden häufig anteriore Repositionierungsvorrichtungen benützt, um den Diskus wieder in seine richtige Position zu bringen, wenn augenscheinlich folgende Voraussetzungen erfüllt waren:

▶ Der Diskus war tatsächlich verlagert, oder der Grund für die Dysfunktion konnte abgeklärt werden.

▶ Es erschien möglich, daß ein verlagerter Diskus wieder „zurückverlagert" werden konnte.

▶ Der Einsatz anteriorer Repositionierungsvorrichtungen erschien erfolgversprechend.

▶ Kiefergelenkgeräusche konnten mit anterioren Repositionierungsvorrichtungen eliminiert oder verhindert werden.

▶ Der Unterkiefer konnte nach der Repositionierung des Diskus zurückgeführt werden.

▶ Der repositionierte Diskus ließ sich in der „therapeutischen Position" halten.

Es existiert immer noch eine gewisse Unklarheit über den Nutzen anteriorer Repositionierungsvorrichtungen, da es keine spe-

zifischen diagnostischen, prognostischen oder therapeutischen Kriterien für ihren Einsatz gibt. Sie werden aufgrund der okklusalen Probleme, die durch ihren Gebrauch entstehen können und oft entstanden sind, grundsätzlich zu den irreversiblen Formen der therapeutischen Mittel gezählt (Abb. 6-39). Auf die anterioren Repositionierungsgeräte wird in Kapitel 14 eingegangen.

6.9 Einsatz bildgebender Verfahren am Kiefergelenk

Die Indikation für den Einsatz bildgebender Verfahren ergibt sich aus dem Vorhandensein von Anzeichen und Symptomen, die erwarten lassen, daß dadurch die diagnostische Sicherheit erhöht oder die Versorgung des Patienten verbessert werden kann.

So weist z.B. eine vorläufige Diagnose einer degenerativen Osteoarthritis auf die Notwendigkeit einer röntgenologischen Beurteilung der Kiefergelenke hin.

In einigen Gegenden der Vereinigten Staaten werden Röntgenaufnahmen lediglich zur Absicherung in einem eventuellen Rechtsstreit angefertigt, unabhängig von der Wahrscheinlichkeit, daß sie Diagnose oder Therapie beeinflussen.

Patienten mit implantierten Polytetrafluorethylen- oder Silikonmembranen sollten kontinuierlich im Hinblick auf eine mögliche knöcherne Zerstörung des Daches der Fossa glenoidalis überwacht werden, bis sich die reaktive Antwort auf das implantierte alloplastische Material stabilisiert. Röntgenaufnahmen, zu denen auch die Computertomographie und die Kernspintomographie gehören können, werden für Patienten empfohlen, bei denen das Implantat noch korrekt liegt.

Bevor eine irreversible Therapieform, beispielsweise mandibuläre Repositionierung oder Chirurgie bei Diskusverlagerung, eingesetzt wird, ist in der Regel eine Aufnahme zur Zustandsbestimmung des Diskus erforderlich.

6.9.1 Grundlagen für den Einsatz bildgebender Verfahren

Damit der Einsatz eines bildgebenden Verfahrens sinnvoll erscheint, muß es ein hohes Maß an diagnostischer **Sensitivität** auf-

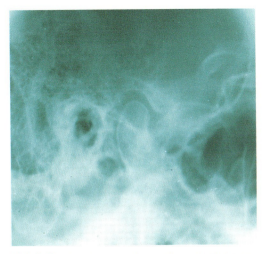

Abb. 6-40. Schräg-laterale transkraniale Röntgenaufnahme des Kiefergelenks.

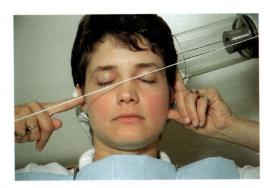

Abb. 6-41. Methode zur Herstellung von Kiefergelenkaufnahmen mit der Ausrüstung einer Zahnarztpraxis. Der Patient positioniert den linken Finger ungefähr 3,5 cm (ca. 1 inch) oberhalb und 7 cm (ca. 2 inch) distal des äußeren Gehörgangs; der rechte Finger befindet sich über dem rechten Kiefergelenk zur Ausrichtung des Zentralstrahls.

weisen, ein hohes Maß an diagnostischer **Spezifität**, einen positiven **Vorhersagewert** und einen negativen Vorhersagewert (die Wahrscheinlichkeit, daß die Störung nicht vorhanden ist, wenn aus der Aufnahme ein negativer Befund abgeleitet werden kann).

Die meisten bildgebenden Verfahren können diese Ansprüche nicht erfüllen, obwohl die Meinung vertreten wurde, daß die Kiefergelenkarthrographie sowohl Sensitivität als auch Spezifität besitze. Die Verfahren jedoch, die einen hohen Grad an Sensitivität, Spezifität und Genauigkeit bei der Krankheitserkennung aufweisen, für das Stellen einer Diagnose aber nicht nötig sind, stehen in einem ungünstigen **Kosten-Nutzen-Verhältnis.**

6.9.2 Fälschliche Annahmen über den Einsatz bildgebender Verfahren am Kiefergelenk

Es gibt einige weitverbreitete fälschliche Annahmen über den Wert des Einsatzes bildgebender Verfahren für die Diagnose von Kiefergelenkstörungen. Dieses Problem ist jedoch nicht nur auf diesen Bereich beschränkt, insofern als es auch über den Wert anderer Tests für die Diagnose bestimmter Störungen fälschliche Annahmen gibt. Einige dieser fälschlichen Annahmen beziehen sich auf den Wert der Information, die man der Röntgenaufnahme entnimmt. So gibt es z. B. die fälschliche Annahme, daß man die **Position des Diskus** mit einer Röntgenaufnahme bestimmen könne, die nur eine einzige Ebene abbildet, oder daß die Kenntnis dieser Position in der Mehrzahl der Fälle einen Einfluß auf den Erfolg der Behandlung habe. Außerdem wird manchmal angenommen, daß man mit dieser Art von Aufnahme die **Position der Kondylen** bestimmen könne und daß die Stellung des Kondylus in der Fossa im Vergleich zu einer konzentrischen Stellung für die Diagnose

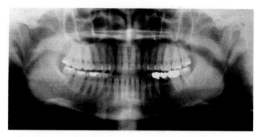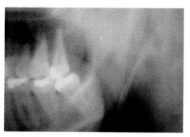

a   b

Abb. 6-42. Panoramaaufnahmen zur Überprüfung der knöchernen Strukturen des Mittelgesichts und der Zähne. a) Verschiedene Einstellungen ermöglichen es, verschiedene Strukturen wie die Kiefergelenke, die Nasennebenhöhlen und den Processus styloideus hervorzuheben. b) Aufnahme des Processus styloideus bei einem Patienten mit Styloideus-Syndrom.

einer Kiefergelenkstörung von spezifischer Bedeutung sei.

Eine andere Annahme, die in der Vergangenheit vertreten, und erst vor kurzem angegriffen wurde: Es sei in allen Fällen notwendig, die Position des Diskus zu kennen, um eine Diagnose der Diskusverlagerung stellen zu können und eine geeignete reversible Behandlung zu ermöglichen. Wenn mit der reversiblen Behandlung begonnen werden soll, kann eine vorläufige Diagnose einer anterioren Diskusverlagerung in den meisten Fällen mit Hilfe von diagnostischen Kriterien (s. Tab. 5-2) ohne den Einsatz bildgebender Verfahren bestätigt werden.

Die Auffassung, alle Formen von TMD seien unausweichlich progredient und z.B. durch anteriore Repositionierung vermeidbar, führte zu der Forderung nach genauerer Identifikation der Lokalisation des Diskus in bezug auf den Kondylus und das Tuberculum articulare, unabhängig vom Vorhandensein oder Fehlen von Schmerzen oder einer Planung zur chirurgischen Intervention. Trotz stärkerer Betonung der Bedeutung von bildgebenden Verfahren gibt es sehr deutliche Anhaltspunkte dafür, daß die meisten Kiefergelenk- und Muskelfunktionsstörungen konservativ behandelt werden können, ohne Ätiologie und Schweregrad präzise zu kennen. So sind spezielle bildgebende Techniken für das Kiefergelenk ge-

genwärtig nur von sehr eingeschränktem prognostischem Wert in der Allgemeinpraxis. Bei der Klassifikation von TMD und anzuwendenden diagnostischen Kriterien (s. Tab. 5-2) wird angegeben, daß bei der inneren Gelenkstörung Typ III B (chronisch) Aufnahmen erforderlich sind. Diese Aussage ist jedoch nicht für alle Fälle von Kieferklemme gültig. Einige können durch Manipulation und physikalische Therapie reduziert werden, wenn kein Schmerz vorliegt. Vor irreversibler Therapie sind Aufnahmen obligatorisch.

6.9.3 Aufnahmen mit transkranialer Projektion

Die schräg-laterale transkraniale Projektion der Kiefergelenke (Abb. 6-40) wurde häufig eingesetzt, obwohl sich andere Strukturen überlagern und die medialen und zentralen Strukturen des Kondylus nicht genau abgebildet werden. Obwohl die Aufnahmen die frühesten **arthritischen Veränderungen,** die meist an der artikulären Protuberanz erscheinen, nur ungenügend zeigen, isoliert diese Projektion deutlich den lateralen Anteil des Kondylus, wo ungefähr 50% der knöchernen Veränderungen im Gelenk auftreten. Außerdem können diese Röntgenaufnahmen in nur einer Ebene (plane film radiographs) wegen der simplen Technik mit den üblicherweise in der zahnärztlichen

Praxis vorhandenen Röntgenvorrichtungen gemacht werden (Abb. 6-41).

Röntgenaufnahmen in nur einer Ebene können knöcherne Veränderungen in den Gelenken zeigen, vorausgesetzt, die Störung ist nicht in einer initialen Phase. Die Differentialdiagnose zwischen **„degenerativer Osteoarthritis"** und **„rheumatoider Arthritis"** ist bei Röntgenaufnahmen in nur einer Ebene schwer zu stellen, die Diagnose „rheumatoide Arthritis" erfordert üblicherweise die Erfüllung einer Reihe anderer Kriterien, wie z. B. einen positiven Laborbefund bezüglich des Rheumafaktors. Der Rheumafaktor ist jedoch nicht spezifisch für rheumatoide Arthritis; man findet ihn auch bei anderen Bindegewebskrankheiten einschließlich Sjögren-Syndrom, Sklerodermitis und systemischen Lupus erythematodes (SLE).

6.9.4 Panoramaaufnahmen

Es gibt Empfehlungen für die Herstellung von Panoramaaufnahmen (Abb. 6-42a) bei der Diagnose von **Mittelgesichtsschmerz.** Die Verschiedenartigkeit der Strukturen, die bei der Entstehung von Schmerzen der Gesichtsmitte beteiligt sein können, läßt es sinnvoll erscheinen, eine Panoramaaufnahme anzufertigen, die den Patienten nur einer geringen ionisierenden Strahlung aussetzt. Das Fehlen der dafür notwendigen Vorrichtungen in der allgemeinzahnärztlichen Praxis kann dies jedoch unmöglich machen.

Außerdem gibt es bei dem, was von den Kiefergelenken gesehen werden kann, sogar dann Einschränkungen, wenn die Projektionsparameter für die Aufnahmen der Gelenke optimiert worden sind. Die Panoramaprojektion läßt die bestehenden Störungen des Processus styloideus (Styloideus- oder Eagle-Syndrom) gut erkennen (Abb. 6-42b). Für Panoramaaufnahmen haben sich verschiedene Autoren eingesetzt, da sie Informationen über die Zähne und andere Kieferabschnitte im Rahmen der Beur-

teilung des Kiefergelenks liefern. Sollen lediglich deutliche knöcherne Veränderungen dargestellt werden, sind bei vielen Patienten neben Panoramaaufnahmen keine weiteren Aufnahmen der Kiefergelenke erforderlich (Brooks, 1997).

Die Beschränkungen für den Einsatz von Panoramaaufnahmen und Aufnahmen mit transkranialer Projektion für die röntgenologische Abklärung von Kiefergelenkstörungen müssen bei der Kosten-Nutzen-Rechnung berücksichtigt werden. Der Einsatz von Panoramaaufnahmen für die Suche nach knöchernen Störungen im Mittelgesichtsbereich hat seine Vorzüge, wenn ihn die Anamnese und die Untersuchung nahelegen. Der routinemäßige Einsatz bei Kiefergelenkstörungen scheint jedoch in einem ungünstigen Kosten-Nutzen-Verhältnis zu stehen.

6.9.5 Computertomographie

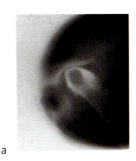

a

b

Abb. 6-43. Arthrographie mit einem injizierten Farbstoff: normale Position des Diskus; a) bei geschlossenem, b) bei offenem Mund.

Die Computertomographie wird hauptsächlich dazu benutzt, **knöcherne Abnormitäten** der Kiefergelenke zu evaluieren, da die Identifizierung des Diskus einige technische Schwierigkeiten bereitet. Sie ist deshalb für die routinemäßige Untersuchung der Kiefergelenke nicht angezeigt.

6.9.6 Arthrographie

Die **Position des Diskus** im Kiefergelenk kann mit der Arthrographie bestimmt werden (Abb. 6-43 a und b); diese Methode ist jedoch aus technischer Sicht empfindlich, und der Patient wird einer beträchtlichen Strahlenbelastung ausgesetzt. Mit diesem Verfahren ist es möglich, die dynamischen Aspekte der Kiefergelenkfunktion zu bestimmen und intrakapsuläre Adhäsionen und Diskusperforationen darzustellen. Arthrographie und Arthrotomographie, kontrastverstärkte einfache oder tomographische Röntgenaufnahmen waren lange das bildgebende Verfahren der Wahl zur Diagnostik einer inneren Störung des Kiefergelenks. Durch die moderne Kernspinresonanztomographie kann heute eine verbesserte Darstellung des Diskus erreicht werden. Seitliche und rotatorische Diskusverlagerungen können durch Arthrotomographie nicht verläßlich diagnostiziert werden.

6.9.7 Kernspintomographie

Die **Position des Diskus** kann mit der Kernspintomographie festgestellt werden (Abb. 6-44 a und b), vorausgesetzt, die normalen Diskuspositionen sind bekannt. Kernspin(resonanz)tomographie ist nichtinvasiv, Weichgewebe werden dargestellt, seitliche und rotatorische Diskusverlagerung können ebenso erkannt werden wie Fibrosen, Gelenkergüsse und Gewebszunahmen.

Bei Patienten mit Schrittmachern, intrakraniellen vaskulären Clips oder Metallpartikeln im Auge oder in anderen wichtigen Strukturen ist die Kernspintomographie kon-

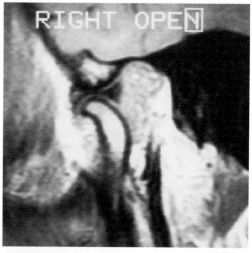

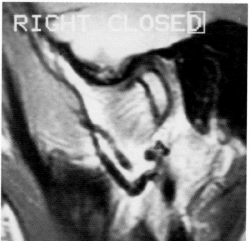

Abb. 6-44. Kernspintomogramm. Normale Position des Diskus der rechten Seite; a) bei offenem, b) bei geschlossenem Mund.

traindiziert. Adipositas und Klaustrophobie stellen relative Kontraindikationen dar.

6.9.7.1 Verlagerung des Diskus im Kiefergelenk

Auf der Grundlage von kernspintomographischen Darstellungen des Kiefergelenks sind die verschiedenen Positionen des Discus articularis im Kiefergelenk in 9 Kategorien eingeteilt worden: Zu der superioren

Diskusposition kommen acht verschiedene Formen der Verlagerung (Tasaki, 1996), die in Kapitel 14 näher betrachtet werden sollen.

6.9.8 Arthroskopie

Die Arthroskopie kann bei Osteoarthritis/Osteoarthrosis und Autoimmunarthritiden, d.h. rheumatoider Arthritis, psoriatischer Arthritis und systemischem Lupus erythematodes, von diagnostischem Wert sein. Sie wird benützt, um das Vorhandensein von Adhäsionen festzustellen und um verschiedene Formen arthroskopischer Chirurgie auszuführen, z. B. einfache Arthrozentese, Spülung und Arthroplastik.

Folgende **Indikationen** werden für die Anwendung der Arthroskopie vorgeschlagen: starke Schmerzen (nicht chronischer Natur) in Verbindung mit einer verifizierten Diskusstörung und mechanischer Dysfunktion. In manchen Fällen ist es eine attraktive Alternative zur offenen Kiefergelenkchirurgie. Die Notwendigkeit diagnostischer Arthroskopie und arthroskopischer Chirurgie wird grundsätzlich anhand der Anamnese, der klinischen Befunde und der Ergebnisse konservativer Behandlung entschieden.

6.9.9 Indikationen für den Einsatz bildgebender Verfahren

Obwohl es keine allgemein anerkannten Richtlinien für den Einsatz bildgebender Verfahren bei Kiefergelenkstörungen gibt, kann folgendes Grundprinzip formuliert werden:

> Bildgebende Verfahren sollten nur dann eingesetzt werden, wenn eine Wahrscheinlichkeit besteht, daß die Befunde die Diagnose, die Prognose oder die empfohlene Therapie verändern.

Die diagnostische Bedeutung bildgebender Verfahren hängt zu einem großen Teil von der Anamnese und den Befunden der klinischen Untersuchung ab. Bildgebende Verfahren (Röntgenaufnahmen in nur einer Ebene, Arthrographie, Computertomographie, Kernspintomographie oder Arthroskopie) sind nützlich bei unterschiedlichen Störungen, in unterschiedlichen Stadien der Krankheit und für unterschiedliche Gewebe. Ohne entsprechende Anamnese und Untersuchung sind die Indikationen für ein bestimmtes Verfahren und der diagnostische Nutzen dieser Untersuchung fragwürdig.

Grundsätzlich wird sich der Kliniker bei diagnostischer Unsicherheit verpflichtet fühlen, bildgebende Verfahren zu benutzen. Wenn das diagnostische Problem jedoch eine Kiefergelenkstörung beinhaltet (besonders eine anteriore Diskusverlagerung), sind die Ergebnisse der Anamnese und der klinischen Untersuchung üblicherweise ausreichend, um eine vorläufige Diagnose zu stellen und eine konservative (reversible) Therapie einzuleiten.

6.9.10 Zusammenfassung: Bildgebende Verfahren

> Der Einsatz schräg transkranialer Projektionen und Panoramaaufnahmen zur Evaluierung knöcherner Veränderungen in den Kiefergelenken sollte auf den Ergebnissen der Anamnese und der klinischen Untersuchung basieren, die die Indikation für zusätzliche Untersuchungen geben, z. B. bei rheumatoider Arthritis. Die Grenzen dieser Verfahren bezüglich dessen, was sie zeigen können, und ihre Sensitivität bezüglich knöcherner Veränderungen sollten jedoch bekannt sein. Die Computertomographie eignet sich gut für die Evaluierung knöcherner Veränderungen, aber die dazu erforderliche Ausrüstung ist üblicherweise nur in speziellen Einrichtungen vorhanden, z. B. in einem Krankenhaus. Dieses bildgebende

129

Verfahren wird benötigt, wenn die Anamnese und die klinische Untersuchung es notwendig erscheinen lassen, zwischen degenerativer Osteoarthritis und rheumatoider Arthritis zu unterscheiden und das Ausmaß der Gelenkschädigung zu erkennen. Am häufigsten kommt es jedoch bei Notfällen mit traumatischen Verletzungen der knöchernen Strukturen zum Einsatz.

Der diagnostische Wert von Arthrographie und Kernspintomographie hängen davon ab, welche Informationen benötigt werden. Im allgemeinen werden diese Techniken für Probleme mit Diskusverlagerung eingesetzt, wenn die Frage nach möglichen transversalen Verlagerungen oder einer anderen (chronischen) Verlagerung ohne Reduktion zu beantworten ist, sowie zur Planung irreversibler Therapieformen. Für eine reversible Behandlung ist in der Regel eine Diagnose der Diskusstörung mit oder ohne Reduktion (oder mit Blockierung) auf der Grundlage der Anamnese und der klinischen Untersuchung ausreichend. Liegen weder Schmerz noch eine nennenswerte Funktionseinschränkung vor, ist die Notwendigkeit für aggressivere Therapieformen und damit auch für den

Einsatz der genannten bildgebenden Techniken in Frage gestellt worden.

Oft wird die Kosten-Nutzen-Rechnung für Diagnose und Therapie durch die vorherrschenden Richtlinien der Versicherungsträger bestimmt. Diese Richtlinien beeinflussen den Einsatz von verschiedenen diagnostischen und therapeutischen Maßnahmen mehr als die Wünsche des Klinikers. Darüber hinaus scheint die gegenwärtige Forschung darauf ausgerichtet zu sein, feste Richtlinien für die Identifizierung von Patienten zu etablieren, die aufgrund ihrer Kiefergelenkschmerzen mit Krankheitssymptomen reagieren und das öffentliche Gesundheitswesen übermäßig in Anspruch nehmen. Deshalb kann man erwarten, daß die therapeutischen Richtlinien vor allem auf die konservative Behandlung abzielen und weniger Gewicht auf ausgeklügelte diagnostische Tests zur Feststellung verschiedener Stufen einer mechanischen Dysfunktion des Diskus legen, aber mehr Gewicht auf die Identifikation von Patienten mit chronischen Schmerzen, für die eine frühe, evtl. psychische Therapie die Probleme und das Ausmaß des Krankheitverhaltens vermindern oder verhindern kann.

7

Indikationen für eine okklusale Therapie bei Kiefergelenk- und Muskelfunktionsstörungen

In den letzten Jahren sind die Vorstellungen über Kiefergelenk- und Muskelfunktionsstörungen sehr viel komplexer und die Therapiealternativen vielfältiger geworden. Dabei ist die geeignete Therapie zunehmend Gegenstand von Kontroversen. Im Idealfall sollte eine Therapie die Ursache einer Erkrankung beseitigen und für eine Rückkehr zu normaler Gesundheit und Funktion sorgen.

Die Ätiologie von Kiefergelenk- und Muskelfunktionsstörungen ist jedoch multifaktoriell, für die einzelnen Erkrankungen konnte keine spezifische Ätiologie ermittelt werden. Dementsprechend ist die Behandlung in der Regel empirisch und reversibel. Sie konzentriert sich auf solche Maßnahmen, die die Symptome beseitigen oder auf ein erträgliches Maß reduzieren, ohne den Heilungsprozeß zu beeinträchtigen. Die Heilung eines Gelenks ist in der Regel langwierig.

> **Die Behandlung (basierend auf den Symptomen und Zeichen, die eliminiert werden sollen) ist somit rein empirisch. Das dominierende Symptom ist der Schmerz.**

Solange es keine wissenschaftliche Methode gibt, den Schweregrad des Schmerzes zu bestimmen, wird die Bestimmung des Schweregrades auf den **subjektiven Angaben des Patienten** beruhen. Das Problem, Schmerz objektiv zu bestimmen, bringt die Möglichkeit von Plazeboeffekten und psychologischen Wechselwirkungen bei jeder Therapie mit sich. Dies erklärt die sich teilweise widersprechenden Kriterien für einen Erfolg bzw. Mißerfolg bei einer großen Variabilität der Therapiemöglichkeiten für solche Schmerzen. Ein anderes verwirrendes Problem ist die Tatsache, daß die Behandlungsmöglichkeiten sogar in einzelnen Studien nicht standardisiert und die Gruppeneinteilung der Patienten und die Auswahl des Behandlungsverfahrens nicht randomisiert und in einer akzeptablen Art und Weise beschränkt wurden. Die Therapieauswahl basiert auf der Erfahrung des behandelnden Klinikers bei der Behandlung von Patienten mit dem gesamten Spektrum von Symptomen, die bei Kiefergelenk- und Muskelfunktionsstörungen auftreten können.

Wesentliche Komponenten des weithin akzeptierten, konservativen Behandlungsmodells für die reversible Behandlung fast aller Patienten mit TMD sind die Therapie mit Apparaturen (Stabilisierungsschiene, Aufbißschiene), Patientenberatung, medikamentöse und physikalische Therapie. Die Behandlung der kleinen, aber bedeutsamen Minderheit von Patienten, die nicht auf reversible Therapie ansprechen, konzentriert sich auf Geräte zur anterioren Repositionierung, Chirurgie (offen oder arthroskopisch) und/oder multimodale Behandlungen wie die kognitive Restrukturierung, Affektregulation, Streßmanagement, Entspannung und Biofeedback. Solche kognitiv-verhaltenstherapeutischen Maßnahmen sind einigermaßen effektiv; und sind, betrachtet man alle Varianten zusammen, weltweit verbreitet.

Welches sind nun die Indikationen für eine konservative okklusale Therapie? Es konnte in verschiedenen Untersuchungen nachgewiesen werden, daß der Einsatz von Aufbissen und okklusalen Schienen zu einer erheblichen Linderung von Schmerzen und Beschwerden bei der überwiegenden Mehrzahl von Patienten (70–90%) mit Kiefergelenk- und damit zusammenhängenden Muskelerkrankungen führt. Es ist aber der verwirrende Umstand zu berücksichtigen, daß eine beachtliche Zahl von Patienten im Laufe der Zeit Schmerzerleichterung durch non-okklusale Therapie, Plazebowirkungen oder ganz ohne Therapie erfahren. Offensichtlich gibt es nicht nur einen einzelnen ätiologischen Faktor, der in allen Fällen ausgeschaltet werden muß. Der Kliniker muß eine Form der initialen reversiblen Behandlung auswählen. Anschließend kann sich eine Notwendigkeit zur Auswahl einer irreversiblen Therapieform ergeben. Die Auswahl der Behandlungsmodalitäten sollte sich auf eine sorgfältige Beurteilung der Anzeichen und Symptome, der Anamnese und der Diagnose stützen.

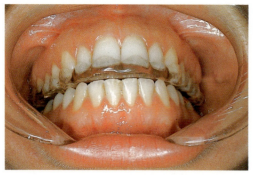

Abb. 7-1. Okklusale Michigan-Schiene mit Eckzahnführung statt Frontzahnführung und Freedom-in-splint-centric.

Schmerz und Unbehagen sollen auf einfache Weise beseitigt werden, ohne spätere Komplikationen zu verursachen.

In dem vorliegenden Buch werden nur Indikationen für okklusale Therapien diskutiert, mit Schwerpunkt auf Situationen, bei denen eine okklusale Therapie gegenüber anderen Therapieformen Vorteile bringt.

7.1 Bedingungen, die für eine okklusale Therapie sprechen

▸ Beginn der Symptome mit der **Eingliederung von dentalen Restaurationen oder externem Trauma:** Wenn die Symptome der Inkorporation einer störenden Restauration folgten, sollte selbstverständlich diese Restauration baldmöglichst korrigiert werden. Es kann aber durchaus zusätzliche Okklusionstherapie in Form von Aufbißschienen und umfangreichen okklusalen Korrekturen erforderlich sein, um die Symptome zu lindern. Neben der okklusalen Therapie können zu Beginn auch andere Formen der Initialtherapie wie nicht-steroidale Antiphlogistika (NSAID), weiche Kost und Wärmeapplikation eingesetzt werden, um die Folgen *externer Traumen* oder andere plötzlich einsetzende TMD zu behandeln.

▸ Bei Patienten mit Anzeichen und Symptomen von **kurzfristigen Schmerzen** sollte zunächst mit non-okklusaler Therapie begonnen werden. Wenn sich durch die Anwendung dieser Behandlungsform die Erkrankung innerhalb von einer bis höchstens drei Wochen nicht nennenswert bessert, sollte eine Aufbißplatte oder -schiene angewendet werden.

Die MI-Stabilisierungsschiene mit Eckzahnführung (Abb. 7-1) hat sich als sehr wirksam erwiesen. Erhebliche okklusale Interferenzen können den Rückgang von Symptomen verzögern. In diesem Fall kann eine okklusale Korrektur erforderlich sein.

▶ Bei Patienten mit **lange bestehenden Symptomen,** z.B. Schmerzen und reduzierende Diskusverlagerung, kann die Behandlung mit einer stabilisierenden Aufbißschiene, Beratung, Beschränkung auf weiche Kost und regelmäßige Kontrolle und Korrektur der Schiene begonnen werden. Okklusale Korrekturen können bei solchen okklusalen Interferenzen angezeigt sein, die sich als Hindernisse für zentrische Okklusionskonzepte darstellen.

▶ Patienten mit Anzeichen und Symptomen einer **Diskusverlagerung ohne Reduktion** („Kieferklemme") können von einer Einrenkung des Unterkiefers zur Verminderung der Blockierung profitieren, wenn das Problem erst seit kurzer Zeit besteht. Es muß allerdings eine Entscheidung über die angestrebte Therapieform getroffen werden, wenn Physiotherapie und Kiefereinrenkung nicht erfolgreich sind. In den meisten Fällen wird die Schmerzintensität dem Patienten die Entscheidung vorgeben, obwohl der Zahnarzt möglicherweise eine Fortsetzung der konservativen Behandlung empfiehlt. Schmerzhaftigkeit der Mundöffnung kann die Öffnung so weit einschränken, daß die Abdrucknahme zur Anfertigung von Modellen für Geräte oder Schienen nur mit Hilfe einer Anästhesie ermöglicht wird.

Eine Arthroskopie kann notwendig werden, wenn Adhäsionen vorliegen (Abb. 3-14b). Wenn eine Mundöffnung von bis zu 15 mm nicht zu schmerzhaft ist, kann eine Sved-Apparatur zur temporären Anwendung (5 bis 7 Tage oder bis zu einer durch Physio- oder Pharmakotherapie vergrößerten Mundöffnung) aus schnellhärtendem Acryl- oder Kunststoffmaterial auf den Frontzähnen direkt modelliert werden.

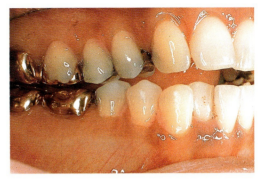

Abb. 7-2. Neu eingesetzte Seitenzahnkronen, die den Verlust aller okklusalen Kontakte (zentrische Okklusion und Artikulation) mesial der Kronen zur Folge haben.

▶ Bei Patienten mit einer **Osteoarthritis** oder **rheumatoider Arthritis** der Kiefergelenke lindert eine Michigan-Schiene die Beschwerden. Viele Adjustierungen der Schiene können dazu notwendig sein.

▶ Patienten mit **Spannungskopfschmerz** sowie Migränepatienten empfinden Erleichterung durch die Anwendung einer Stabilisierungsschiene.

7.2 Präventive okklusale Therapie

Es gibt keinen Beweis dafür, daß eine orthodontische Therapie einer Zahnfehlstellung die Entwicklung von Kiefergelenk- und Muskelfunktionsstörungen entscheidend verhindern kann. Obwohl es neuere Beweise gibt, daß eine okklusale Therapie (okklusale Adjustierung) das Auftreten von späteren Dysfunktionen reduzieren kann, sind der Nutzen und die Folgekosten einer solchen Behandlung noch nicht eindeutig geklärt, und deshalb kann eine präventive okklusale Therapie zur Zeit nicht als routinemäßige klinische Behandlungsmethode empfohlen werden.

7.3 Modalitäten einer okklusalen Therapie

Die folgenden Überlegungen sollten einer okklusalen Therapie vorangehen:

▶ schnelle Schmerzlinderung

▶ minimales Risiko für spätere iatrogene Probleme

▶ minimales Eingreifen in die Lebensumstände des Patienten

▶ Langzeitnutzen

▶ einfache und wirtschaftliche Behandlung, falls möglich.

Eine okklusale Adjustierung sollte nicht als initiale Maßnahme durchgeführt werden, weil die optimale Kieferrelation bei Schmerzen nicht bestimmt werden kann. Dennoch sollten offensichtliche okklusale Ursachen von Schmerzen (Abb. 7-2), wie neu eingegliederte störende Restaurationen, entfernt werden.

Eine Hawley-Apparatur ist leichter zu konstruieren als eine MI-Schiene und kann ebenso schnell das Abklingen der Symptome erreichen. Wird sie jedoch länger als 2 bis 3 Wochen verwendet, ist mit hoher Wahrscheinlichkeit eine Veränderung der bestehenden okklusalen Beziehungen zu erwarten. Dies gilt auch für die Apparaturen zur anterioren Repositionierung, z.B.

MORA, für Seitenzahninlays und Pivotierungen. Die möglichen iatrogenen Probleme mit solchen Apparaturen lassen sie nur für kurzfristigen Einsatz geeignet erscheinen. Grundsätzlich werden für die Initialtherapie nicht-invasive Maßnahmen empfohlen. Wenn die Okklusion aber nach Abklingen der Symptome stabilisiert werden muß, können okklusale Korrekturen, restaurative Zahnheilkunde oder die Schienung stark gelockerter Zähne indiziert sein.

7.4 Zusammenfassung

Die Initialtherapie bei Kiefergelenk- und Muskelfunktionsstörungen sollte sich auf konservative Maßnahmen beschränken. Dazu gehören die Physiotherapie, die medikamentöse Therapie, soweit indiziert, sowie die Behandlung mit einer stabilisierenden Aufbißschiene wie z.B. der MI-Schiene, wenn eine frühe interne Degeneration vorliegt, insbesondere bei assoziierter degenerativer Osteoarthritis/Osteoarthrose.

Strategie zur Behandlung von Kiefergelenk- und Muskelfunktionsstörungen

Die Strategie zur Behandlung von TMD hängt von der Diagnose, dem Vorhandensein oder Fehlen von Schmerzen, dem Ausmaß der Funktionsstörung und der Wirksamkeit der verfügbaren Behandlung ab. Eine sinnvolle Therapie sollte stets anstreben, die ursächlichen Faktoren zu beseitigen und die Wiederherstellung des Normalzustandes so schnell wie möglich zu erreichen. Dieses Ziel ist bei der Behandlung von TMD aber nicht immer zu erreichen. Manchmal sind die Symptome vorübergehender Natur und verschwinden ohne besondere Therapie, insbesondere bei solchen Fällen, in denen die Schmerzen von einem oder mehreren Muskeln ausgehen. Im Falle von vorübergehenden Symptomen und fehlender klarer Ätiologie sollte der Patient zu Beginn selbstverständlich sehr konservativ behandelt werden, dauerhafte Veränderungen des Kausystems sollten vermieden werden. In manchen Fällen ist eine solche Behandlung nicht wirkungsvoll, und eine potentiell irreversible Therapie wie der Einsatz von Apparaturen zur mandibulären Repositionierung bei reduzierender Diskusverlagerung (RDD) kann als notwendig erachtet werden. Zu einem anderen Zeitpunkt wird man vielleicht eine Arthroskopie oder andere Formen der chirurgischen Intervention für angebracht halten. Sowohl initiale als auch weiterführende Therapieformen sollen hier in groben Zügen kurz behandelt werden. In wenigen Fällen wird sich ein Patient ohne TMD in der Anamnese oder zumindest ohne entsprechende Konsultation mit starken Kiefergelenkschmerzen vorstellen, mit oder ohne „Sperre". Nach einer orientierenden Untersuchung und einer vorläufigen Diagnose wird die Behandlung auf die Schmerzlinderung ausgerichtet, ohne irreversible Therapieformen anzuwenden.

8.1 Initialbehandlung bei TMD

Unsicherheit bezüglich der Ätiologie und einer genauen Diagnose gibt Anlaß zu einer konservativen und reversiblen Initialtherapie. Oft ist eine solche Therapie bereits ausreichend.

Tatsächlich erholt sich der Patient in einigen Fällen ganz ohne Therapie. Das zyklische Verhalten vieler TMD kann sowohl irrationale als auch rationale Behauptungen über Behandlungserfolge nach einer weiten Bandbreite von therapeutischen Maßnahmen erklären.

> **Das allgemeine Prinzip für die Behandlung von TMD in Fällen ohne offensichtliche ätiologische Faktoren, mit einem gewissen Grad von diagnostischer Unsicherheit und/oder wenn der Behandlungserfolg einer bestimmten TMD nicht ausreichend gesichert ist, sollte eine konservative Initialbehandlung sein, die keine irreversiblen Veränderungen hervorruft.**

Dieser Grundsatz ist um so mehr zu betonen, wenn kein Schmerz vorliegt. Bei fehlendem Schmerz ist das Ausmaß der Funktionsstörung das Kriterium für das Behandlungsziel. Bei einer geringfügigen Gelenkfunktionsstörung ist möglicherweise keine Behandlung indiziert, aber eine Beratung sollte dem Patienten das Verständnis für die Problematik ermöglichen. Da ein Fortschreiten der Erkrankung nicht ausgeschlossen werden kann, sollte eine Form von präventiver oder Erhaltungstherapie erwogen werden, z.B. mit einer Stabilisierungsschiene, insbesondere dann, wenn der Patient knirscht oder preßt.

8.1.1 Beratung

Beratung ist eine aktive Therapie – nicht bloß ein Plazebo. Der Muskeltonus kann vom Patienten vermindert werden, wenn er über die Bedeutung der Muskelanspannung für seine Symptomatik informiert wird. Eine ausschließlich aus Beratung bestehende Therapie ist möglicherweise nicht ausreichend, aber sie fördert eine gute Beziehung zwischen Zahnarzt und Patient, eine unverzichtbare Voraussetzung für den Erfolg jeglicher Therapie. Versuche, die Therapie von TMD auf ausschließliche Beratung zu reduzieren, hatten im Vergleich mit verschiedenen anderen Therapieansätzen nur eingeschränkten Erfolg. Scheinkorrekturen oder eine Plazeboapparatur verstärken den Erfolg von Beratungen. Eine funktionelle okklusale Therapie ist allerdings wirksamer als Beratung und Plazebo zusammen.

Die typische Fluktuation von TMD-Symptomen macht es sehr schwierig, eine bestimmte Auswirkung einer symptomatischen Therapiemaßnahme nachzuweisen. Allerdings konnte gezeigt werden, daß die Behandlungsergebnisse von Patienten mit Depressionen und TMD sich entscheidend gegenüber der Durchführung der Einzelmaßnahmen verbesserten, wenn eine Kombination von Antidepressiva mit okklusalen Schienen angewendet wurde.

8.1.2 Medikamentöse Therapie und restriktive Diät

Die am häufigsten empfohlenen schmerzlindernden und entzündungshemmenden Pharmaka sind die **NSAIDs** (non-steroidal antiinflammatory drugs = nicht-steroidale entzündungshemmende Wirkstoffe), z.B. Ibuprofen. Sie sollten für ein paar Wochen verordnet werden, zur Einnahme zwei- bis viermal täglich. Sie sollten ohne Kontrolle von Magenreaktionen und Blutbild nicht über einen längeren Zeitraum angewendet werden. Acetylsalicylsäure (z.B. Aspirin®) ist für mäßige Schmerzen ebenfalls ein geeignetes Mittel.

Tranquilizer (z.B. Valium) sind bei Schmerzerkrankungen nicht besonders wirksam. Antidepressiva wie Prozac sind nach einigen Berichten hilfreich bei chronischen Fällen von Kiefergelenk- und Muskelfunktionsstörungen; solche stimmungsverändernden Mittel passen jedoch kaum in die zahnärztliche Praxis und sind in der Regel für die Initialtherapie nicht empfehlenswert.

Lokalanästhetika, die in schmerzhafte Bereiche oder palpierbare Triggerpunkte injiziert werden, können kurzzeitige Schmerzlinderung verschaffen und außerdem eine wertvolle diagnostische Hilfe darstellen.

Eine *palliative Blockade* mit Anästhetika kann in Abständen von zwei bis vier Tagen wiederholt werden. Der Zusatz von Kortikosteroiden ist von zweifelhaftem zusätzlichem Nutzen. Bei akutem Schmerz oder einer äußeren Verletzung in der Vorgeschichte sollten die Eßgewohnheiten des Patienten dahingehend verändert werden, daß harte oder zähe Nahrungsmittel vermieden werden. Auch Kontaktsportarten oder körperliche Anstrengungen, bei denen die Zähne aufeinandergepreßt werden, sollten vermieden werden.

8.1.3 Physiotherapie

Verschiedene Formen von Physiotherapie können bei Schmerzpatienten mit Kiefergelenk- und Muskelfunktionsstörungen eingesetzt werden, dazu gehören thermische Verfahren (Wärme oder Kälte), Übungen, TENS (transkutane elektrische Nervenstimulation) und Biofeedback.

8.1.3.1 Thermische Verfahren

Wärme ist eine altbekanntes Mittel zur Schmerzlinderung. Die Anwendung von Wärme, zwei- bis dreimal täglich für 10 bis 15 Minuten, wird empfohlen. Feuchte Wärme scheint zu einer besseren Penetration in tiefere Schichten zu führen als trockene Wärme.

Ultraschall verbessert ebenfalls die Wärmepenetration und wurde zur Schmerzlinderung bei Arthritis des Kiefergelenks empfohlen. Obwohl durch Wärme eine sofortige Besserung bei starken Schmerzen erreicht werden kann, hält die Wirkung meist nur kurz an. Deshalb sollte die Wärmeanwendung durch andere Behandlungsformen ergänzt werden. Ihr großer Vorteil liegt in einfacher, häuslicher Anwendung durch den Patienten, im Bedarfsfall auch nachts.

Kryotherapie mittels Eisbeuteln soll einen ähnlichen Effekt wie Wärme mit Ultraschall erzielen. Dabei wird eine Anwendung viermal täglich, jedenfalls nicht häufiger als achtmal täglich empfohlen. Eisspray kann nicht zur häuslichen Anwendung empfohlen werden, auch wenn es exzellent bei myofazialen und getriggerten Schmerzen bei Muskelstreckung wirkt. Eispackungen (Cold Packs) unmittelbar nach Verletzungen von Kiefern und Gelenken wirken abschwellend und schmerzlindernd.

8.1.3.2 Übungen

Häufig werden Patienten mit Kiefergelenk- und Muskelfunktionsstörungen Übungen verschrieben (Abb. 8-1 bis 8-4). Der Zweck von Übungen ist es, wieder eine *koordinier-*

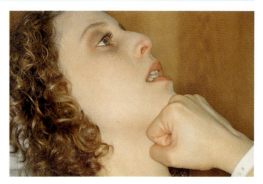

Abb. 8-1.   Übung, bei der die Patientin den Mund gegen den Druck der Faust öffnet.

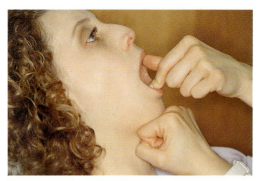

Abb. 8-2.   Übung, bei der die Patientin mit den Fingern den Mund öffnet und die Faust sich der Öffnung widersetzt.

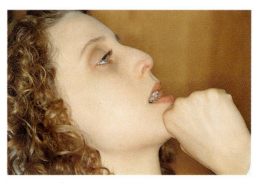

Abb. 8-3.   Übung, bei der sich die geschlossene Faust der Patientin der Protrusionsbewegung des Unterkiefers widersetzt.

te Muskelfunktion zu erreichen oder durch isometrische Übungen die *Muskelkraft* zu erhöhen. Bei Erkrankungen des Kiefergelenks, wie z.B. Arthritis, können Muskelübungen kontraindiziert sein. Die üblicher-

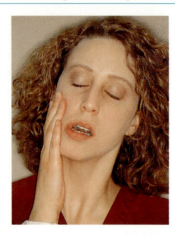

Abb. 8-4.
Übung, bei
der sich der
Patient mit
seiner Hand
einer Lateral-
bewegung des
Unterkiefers
widersetzt.

weise angewendeten Übungen sind leicht zu lernen, aber der Patient arbeitet oft nicht zuverlässig mit.

Entspannungsübungen funktionieren meist nach dem Prinzip der *Reflexentspannung,* das auf reziproker Innervation und Hemmung beruht. Der Patient sollte dabei versuchen, den Mund kraftvoll gegen den Druck zu öffnen, den seine Hand auf das Kinn ausübt (s. Abb. 8-1). Eine Kontraktion der Unterkiefersenkermuskeln induziert eine Hemmung der Spannung in den Mundschließermuskeln. Solche Übungen können mit aktiver oder geführter Dehnung bis zur maximalen Mundöffnung kombiniert werden. Um eine Seitenabweichung zu vermeiden, sollte der Patient die Übung im Spiegel kontrollieren. Die Übung sollte zweimal täglich 25mal durchgeführt werden.

Übungen werden in der Regel mit anderen Behandlungsmethoden kombiniert, deshalb ist der spezifische Wert der Übungen schwer einzuschätzen. Selbst mit einem enthusiastischen Trainer sind Übungen bestenfalls als adjuvante Therapie zu bewerten, und es ist fraglich, ob sie bei einer Schienentherapie zusätzlichen Nutzen bringen. Der Plazeboeffekt von Übungen ist nicht gemessen worden, ist aber wahrscheinlich hoch. Eine Übungstherapie zeigt die beste Wirkung, wenn sie von einem professionellen Physio-

therapeuten angeleitet wird. Wir waren mit solchen Therapien nicht sehr erfolgreich, aber der Patient kann etwas für sich selbst tun, was zu einer Entspannung führen kann.

8.1.3.3 Transkutane elektrische Nervenstimulation (TENS)

Als *lokale Analgesie* für schmerzhafte Kiefergelenk- und Muskelfunktionsstörungen ist die transkutane elektrische Nervenstimulation (TENS) empfohlen worden. Die Behandlung sollte zwischen 15 und 40 Minuten dauern, der analgetische Effekt kann bis zu 72 Stunden anhalten. Der Effekt ist vorübergehend, und unsere Erfahrung mit dieser Methode war nicht sehr ermutigend. Die Behandlung sollte nicht bei Schwangeren, Patienten mit Herzschrittmachern und Patienten mit rheumatoider Arthritis angewendet werden.

Die Bedeutung dieser Technik ist die *unmittelbar eintretende Schmerzlinderung.* Sie wird bei Notfällen eingesetzt, um eine aussagekräftige Untersuchung und die Herstellung eines okklusalen Geräts zu ermöglichen. Die Therapie ist in der Praxis recht zeitaufwendig, die erforderliche Zeit zur Anwendung in der Praxis läßt Analgetika oder häusliche Wärmetherapie sinnvoller erscheinen.

8.1.3.4 Biofeedback

Mit Biofeedback soll die *Kontrolle über Muskelaktivität* erlernt werden. Das Lernen wird durch Elektromyographie unterstützt, um die Muskelaktivität darzustellen. Für den Hausgebrauch sind auch tragbare Biofeedback-Geräte erhältlich, mit ihrer Hilfe kann nächtliches Knirschen behandelt werden. Allerdings neigen Bruxismus und Schmerzen dazu, bei Beendigung der Gerätetherapie erneut aufzutreten. Für die klinische Patientenversorgung scheinen die Geräte nicht geeignet.

Ein anderer Ansatz ist das Training von

Muskelentspannung für Phasen von 20 bis 30 Minuten unter Verwendung eines empfindlicheren EMG-Geräts. Diese Technik ist möglicherweise als Initialbehandlung von schmerzhaften TMD einzusetzen, erscheint aber im Vergleich mit anderen Methoden weniger geeignet, um Schmerzen zu lindern. Sie sollte nicht bei Patienten mit schweren Depressionen angewendet werden.

8.2 Psychologische und psychiatrische Überlegungen

Patienten mit persistierenden TMD können an komplexen Formen der **Depression** leiden, die von einem Zahnarzt nicht zu beherrschen sind. Besonders aufmerksam sollte man bei Patienten mit Weinkrämpfen und geringer emotionaler Kontrolle sein. Es sollte psychiatrisch abgeklärt werden, ob solche Patienten ohne Bedenken von einem Zahnarzt behandelt werden können oder ob sie zunächst psychiatrische Hilfe benötigen. Wir hatten solche Patienten, die Selbstmord begingen, sogar nachdem sie einem psychiatrisch erfahrenen Spezialisten überwiesen wurden. Wenn der Zahnarzt bei einem Patienten mit schwerer emotionaler Instabilität konfrontiert wird, sollte keine lokale Therapie begonnen werden, ohne zuvor einen Psychiater zu konsultieren. Dabei müssen dem Psychiater die Gründe für die Überweisung mitgeteilt und explizit danach gefragt werden, ob eine zahnärztliche Therapie risikolos eingeleitet werden kann.

Die meisten Patienten mit TMD brauchen oder wünschen keine Psychotherapie, auch wenn sie unter Streß stehen und Schuldgefühle haben. Man sollte bedenken, daß einige Patienten eine manifeste Depression ohne Zusammenhang mit Kiefergelenk- und Muskelerkrankungen haben und sich deshalb eventuell bereits in Behandlung befinden.

Die meisten Patienten brauchen **Beratung** und eine **mitfühlende Annäherung** an ihre Probleme. Diese Patienten haben vielleicht bereits Zahnärzte und Ärzte konsultiert, die ihnen mitgeteilt haben, daß es keinen Hinweis auf eine Erkrankung gebe, kein Therapiebedarf bestehe und daß der Schmerz psychischer Natur sei und/oder sie damit zu leben hätten. Einige Patienten können an einer Karzinophobie leiden, und es ist sehr wichtig, ihnen zu erklären, daß ihre Symptome nicht auf eine schwerwiegende Erkrankung schließen lassen und sogar ohne Therapie wieder Beschwerdefreiheit eintreten kann. Die Schwierigkeiten stehen oft im Zusammenhang mit Streß: Familien- oder Eheprobleme, finanzielle oder berufliche Schwierigkeiten oder nicht beherrschbare gesundheitliche Probleme. Einige Patienten müssen lernen, mit Streßbelastungen, die nicht verändert werden können, zu leben.

Hypnose und **transzendentale Meditation** sind für Patienten mit schmerzhaften Funktionsstörungen empfohlen worden, aber es gibt keine Veröffentlichungen über entsprechende kontrollierte Studien. Außerdem ist sicherlich in den meisten Fällen eine ausreichende Qualifikation des Zahnarztes zur Durchführung solcher Maßnahmen in Frage zu stellen.

8.3 Initiale Gerätetherapie

Verschiedene Geräte werden allgemein zur Behandlung von TMD eingesetzt. Einige Gerätetypen wirken **stabilisierend** und ihre Wirkungsweise **nichtinvasiv,** andere Formen bezwecken aber eine **Repositionierung** des Unterkiefers und können einen dauerhaften Effekt auf das Kiefergelenk, die Lage des Unterkiefers und die okklusale Relation der Zähne ausüben (Abb. 8-5).

Einige Geräte sind einfach herzustellen, andere erfordern höheren zeitlichen Einsatz und mehr Geschicklichkeit. Ein wichtiger

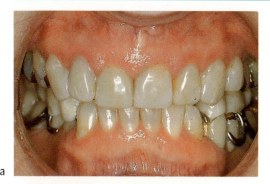

a

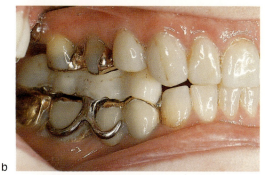

b

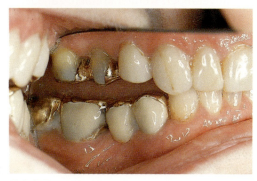

c

Abb. 8-5. Anteriore Repositionierungsschiene.
a) Ansicht von anterior mit der eingesetzten interokklusalen Vorrichtung. b) Ansicht von lateral mit Sicht auf den wiederholt aufgebrachten Kunststoff, bedingt durch die Intrusion der Zähne. c) Seitlich offener Biß, bedingt durch die Schiene, teils durch Intrusion der Seitenzähne, Extrusion der Frontzähne und anteriore Verlagerung des Unterkiefers. Der Unterkiefer konnte nicht zurückbewegt werden, und eine umfassende orthodontische Behandlung war notwendig, um die Okklusion einzustellen.

Gesichtspunkt für das erste Behandlungsgerät ist eine reversible Behandlung, verbunden mit Schmerzlinderung. Eine sonst später zwingend erforderliche umfangreiche zahnärztliche Restauration sollte, wenn möglich, vermieden werden. Wenn die Anzeichen und Symptome mit Physiotherapie gelindert werden können, gibt es keinen Grund, ein Gerät anzufertigen.

Folgt man dem konservativen Behandlungsschema, sollte zunächst die einfachste Behandlungsform eingesetzt werden; zusätzliche Schritte werden in Abhängigkeit von den Bedürfnissen des Patienten unternommen. Wenn die Symptome plötzlich und heftig einsetzen, sollte die Schmerzbekämpfung erste Priorität genießen, zusammen mit der Beseitigung ursächlicher oder erschwerender Faktoren.

Eine plötzlich auftretende TMD klingt oft durch Medikation, Wärme und Einschränkung der Kauaktivität ab. Eine akute Exazerbation einer geringgradigen, langdauernden TMD wird *initial* auf gleiche Weise behandelt. Um einen Rückfall zu vermeiden, wird aber auch dann eine **MI-Stabilisierungsschiene** eingesetzt, wenn die schwerwiegenden Symptome vermindert sind oder beseitigt scheinen. Alle traumatischen Faktoren wie zähe Nahrungsmittel, Bruxismus, Heben schwerer Lasten etc. sollten ebenfalls vermieden werden. Wenn eine erste Attacke einer akuten Funktionsstörung nicht innerhalb der ersten Tage auf eine medikamentöse und physikalische Therapie anspricht, sollten diese Patienten auch eine Schiene vom MI-Typ bekommen. Die Gestaltung dieser Schiene wird in Kapitel 11 beschrieben.

Aufbißschienen vom **Sved-Typ** können ebenfalls eine Linderung von Symptomen bewirken, sollten wegen möglicher Zahnstellungsänderungen aber lediglich für zwei bis drei Wochen angewendet werden. Dasselbe gilt für jedes Gerät, das nicht alle antagonistischen Zähne okklusal erfaßt.

Geräte zur **Repositionierung** können zwar auch eine sofortige Schmerzlinderung bewirken. Aber die Gefahr von Veränderungen der okklusalen Beziehungen nach Gebrauch solcher Geräte macht sie auch für einen kurzfristigen Einsatz in der Initialbehandlung inakzeptabel.

Die kombinierte Anwendung von Geräten und anderen Behandlungsformen wie Medikamente, Beratung, Übungen und okklusale Adjustierung sowie Plazeboeffekte machen es schwierig, wenn nicht unmöglich, die Wirksamkeit verschiedener Formen von okklusaler Therapie zu bestimmen. Darüber hinaus kann ein Teil der einem beliebigen Gerät zugeschriebenen Wirkung auch eher auf die abgelenkte Aufmerksamkeit des Patienten zurückzuführen sein als auf die okklusalen Auswirkungen des Geräts.

Durch eine initiale okklusale Therapie mit einer Aufbißschiene wird der Schmerz normalerweise in fünf bis sieben Tagen beseitigt oder stark reduziert, kann aber auch im Verlauf von mehreren Wochen abklingen. In einem kleinen Teil der Fälle (10–15%) bleibt Schmerz über längere Zeit bestehen. Dann sollten über einen Zeitraum von sechs bis 12 Monaten oder länger regelmäßige Kontrolltermine mit Adjustierung der Schiene und Beseitigung von groben okklusalen Störungen stattfinden.

> **Die Beseitigung eines schmerzlosen Gelenkknackens ist nicht Ziel einer Behandlung, es ist eines der am schwierigsten zu beherrschenden Symptome.**

Wenn nach einer bis zwei Wochen initialer okklusaler Therapie keine deutliche Reduzierung der Schmerzintensität und der Bewegungseinschränkung erzielt worden ist, sollte der Patient reevaluiert werden.

In 70 bis 90% der Patienten mit TMD, einschließlich einiger Fälle von Blockierung und Verlagerung, führt die Behandlung mit einer Stabilisierungsschiene zu einer wirksamen Schmerzminderung. Gelenkgeräusche sind nur selten vollständig zu beseitigen, unabhängig vom eingesetzten Gerät.

Nach einer Schienentherapie müssen anschließend okklusale Korrekturen, Restaurationen oder kieferorthopädische Maßnahmen folgen, um eine stabile Okklusion zu erhalten. Die okklusale Instabilität ist allerdings keine Folge der Behandlung mit einer Stabilisierungsschiene, sondern hat bereits vor der Schienentherapie bestanden.

Ein häufiger Grund für langsame Fortschritte bei der okklusalen Therapie ist die unzureichende Adjustierung der Aufbißschienen. Die Diskrepanz zwischen zentrischer Relation und zentrischer Okklusion muß eliminiert werden. Im Verlauf der Anwendung der Schiene kann der Unterkiefer weiter in Richtung zentrische Relation geführt werden. Dabei sollte die Schiene jeweils entsprechend der erreichbaren Position adjustiert werden, in dem Maße, wie die Symptome nachlassen.

8.4 Okklusale Adjustierung

Nach initialer TMD-Therapie ist eine Korrektur der Okklusalverhältnisse nur dann indiziert, wenn die Dysfunktion durch fehlerhafte Restaurationen hervorgerufen wurde. Nur diese Restaurationen bedürfen dann auch einer Korrektur. Die normale Kieferrelation kann bei bestehenden Schmerzen im Kiefergelenk und in der Muskulatur nicht genau bestimmt werden, so daß die initiale Therapie mit Schienen und anderen Methoden sich auf die Schmerzlinderung ohne Veränderung der Okklusion richten sollte.

Starke Abweichungen von der normalen Zahnstellung können ein Einschleifen von störenden, elongierten Zähnen vor der Anfertigung einer Schiene erforderlich machen. Elongierte Oberkiefermolaren (nicht Unterkiefermolaren) müssen möglicherweise extrahiert werden, wenn der Mund ausreichend weit geöffnet werden kann. Dies kann tatsächlich ein limitierender Faktor für die Beseitigung auch gravierender okklusaler Interferenzen im Zusammenhang mit distalen Molaren sein (s. Abb. 11-9). In den wenigen Fällen, in denen okklusale Interferenzen der Molaren und eine eingeschränkte Mundöffnung vorliegen, kann eine initiale Schienentherapie mit einer Sved-Apparatur durchgeführt werden (s. Abb. 9-5).

8.5 Maßnahmen bei nicht erfolgreicher Initialbehandlung

Wenn eine konservative, nicht-chirurgische Behandlung unwirksam ist, d.h. die Schmerzintensität nicht nennenswert vermindert werden konnte oder sogar ansteigt, nachdem ein angemessener Versuch unternommen wurde (10 bis 15 Tage), sollte die Diagnose reevaluiert werden, bevor aggressivere Therapieformen in Betracht gezogen werden. Dabei ist zu berücksichtigen, daß einige Patienten offensichtliche Fortschritte bei der Schmerzbekämpfung nicht wahrnehmen können oder wollen. Außerdem gilt:

> **Es gibt keine einzelne Therapieform, die bei jedem Patienten mit einer Kiefergelenk- und Muskelfunktionsstörung erfolgreich ist.**

8.5.1 Überdenken der Anfangsdiagnose

Eine irreversible oder bedingt reversible Therapie sollte nur begonnen werden, wenn eine intrakapsuläre Schmerzursache gesichert ist. Wenn eine somatische Nervenblockade durch Anästhesie erfolglos durchgeführt wurde, sollte dies den Kliniker dazu bewegen, alle möglichen Schmerzursachen in der orofazialen Region (s. Kap. 4) in die Betrachtung mit einzubeziehen. Dabei sollte stets berücksichtigt werden, daß chroni-

sche Schmerzen sowohl **zentralen** wie auch **peripheren Ursprungs** sein können. Wenn eine Diskusverlagerung die Folge einer Osteoarthrose/Osteoarthritis des Kiefergelenks darstellt und diese Grunderkrankung nicht „ausgebrannt", sondern, z.B. radiologisch erkennbar, aktiv ist, dann richtet sich die Schmerzbehandlung sowohl auf den Krankheitsprozeß als auch auf die palliative Linderung der Schmerzsymptomatik.

Viele Patienten mit TMD haben unterschiedliche Gelenkgeräusche, schmerzlose sporadische Blockierungen, Ziehen und Steifigkeit in den Gelenken, aber keine manifesten Schmerzen; von diesen Patienten begibt sich lediglich ein kleiner Teil (etwa 15%) in Behandlung. Obwohl viele, vielleicht die meisten Patienten mit Diskusverlagerung keine Schmerzen haben, leiden wiederum einige unter starken Schmerzen. Diese Gruppe von Patienten stellt die größte Herausforderung für die Therapie von TMD dar. Wenn diese Patienten nicht auf angemessene initiale Therapie ansprechen, müssen andere Therapieformen als Phase II der Therapie von TMD erwogen werden. Dies ist in einem kleinen Prozentsatz der Fälle erforderlich. Die Verhaltensweisen der meisten Patienten können im Verhältnis zur Schmerzintensität als normal beurteilt werden; in einigen anderen Fällen sind Begriffe wie „Krankheitsverhalten" und „chronischer Schmerzpatient" anzuwenden (s.a. Kap. 4)

8.5.2 Die Position des Diskus

Die normale Position des Diskus wird in Abbildung 3-8 dargestellt. Obwohl Symptome von Kiefergelenk- und Muskelfunktionsstörungen auch bei Personen mit einem normal angeordneten Diskus-Kondylus-Komplex auftreten können, hat sich die Aufmerksamkeit der Kliniker auf von der Norm abweichende Positionen des Diskus und die innere Gelenkstörung konzentriert. Die Formen der Diskusverlagerung wurden in acht verschiedene Klassen eingeteilt (Tasaki, Westesson, Isberg et al., 1996, s. Kap. 14, Abb. 14-1, Häufigkeit der Gruppen s. Abbildungslegende). In Kapitel 14 wird dargestellt, in welchem Ausmaß der Therapieerfolg von der Diskusposition abhängig ist.

8.5.2.1 Diskusverlagerung

Bis vor einiger Zeit galt die Diskusverlagerung als Hauptursache von Schmerz und Funktionsstörung (eingeschränkte Mundöffnung, Kieferklemme), und dementsprechend wurde die Erfolgswahrscheinlichkeit einer Therapie ohne Repositionierung des Diskus gering eingeschätzt. Fehlende Repositionierung wurde als Hauptgrund für das Scheitern konservativer Therapie betrachtet. Das Konzept, das die Diskusverlagerung als zentralen pathologischen Faktor bei der inneren Gelenkstörung ansieht, ist aus folgenden Gründen in Frage gestellt worden:

▸ Diskusverlagerung ist nicht immer mit Schmerz verbunden.
▸ Diskusverlagerung ist nicht immer mit Gelenkknacken verbunden.
▸ Kieferklemme wird nicht immer durch Diskusverlagerung ausgelöst, fibröse Adhäsionen sind ebenfalls Ursache eingeschränkter Öffnung.
▸ Osteoarthrose/Osteoarthritis können einer Diskusverlagerung vorausgehen, folgen oder sie begleiten.
▸ Schmerz kann durch Maßnahmen gelindert werden, die den Diskus nicht repositionieren.

Ungeachtet dessen können Techniken zur Repositionierung des Diskus weiterhin mit gutem Erfolg angewendet werden, wenn die anteriore Repositionierung sich auf bestimmte Formen der Verlagerung beschränkt und das Verhältnis von Kosten, Risiken und Nutzen vom Patienten akzeptiert wird (Summer & Westesson, 1997).

> **Jegliche Behandlung von TMD sollte ebenso auf schnelle Schmerzlinderung gerichtet sein wie auf Verminderung von schädlichen Gelenkbelastungen und Entzündung. Mit den Verfahren, die den besten Erfolg versprechen, sollte die Rückkehr zu einem praktischen Funktionsniveau angestrebt werden.**

Wenn eine „normalisierte" oder „therapeutische" Diskusposition nicht länger als sinnvolles Behandlungsziel bei Diskusverlagerung angesehen wird, würden selbstverständlich sowohl chirurgische als auch nicht-chirurgische Verfahren (anteriore mandibuläre Repositionierung) zur Repositionierung des Diskus deutlich weniger oft eingesetzt. Arthroskopie und/oder Arthrozentese wären dann die Behandlung der Wahl bei allen schmerzhaften inneren Störungen. Dies würde jedoch eine Überstrapazierung dieser Verfahren bedeuten. Wie bei allen Behandlungsphilosophien ist die Anwendung von „neuen Erkenntnissen" oft auf Annahmen und persönliche Neigungen zur Veränderung zurückzuführen.

Jede Behandlung für TMD ist nicht nur methodenabhängig, sondern auch in hohem Maße abhängig von der Auswahl der Patienten, die am ehesten auf eine bestimmte Behandlungsform ansprechen werden. Keine Behandlung ist bei allen Patienten gleichmäßig wirksam.

8.5.2.2 Diskusverlagerung als fortschreitende Erkrankung

Wenn eine reduzierende Diskusverlagerung (trotz unvorhersehbarer Ereignisabfolge) allgemein als deutlicher Indikator einer fortschreitenden Erkrankung gewertet wird – ein Konzept, das von vielen Klinikern vertreten wird – könnte man die Repositionierung des Diskus als folgerichtiges Verfahren betrachten. Allerdings geht die Tendenz im Moment nicht so sehr in Richtung präventiver Spekulation, sondern eher in Richtung einer Behandlung des vorliegenden Problems, wie es im Moment existiert, wobei es auf eine zutreffende Diagnose, die Auswahl geeigneter Patienten und die Erfahrung des Klinikers mit einer bestimmten Therapie ankommt. Obwohl der Einsatz der mandibuären Repositionierung und der modifizierten Kondylotomie aufgrund neuer Erkenntnisse vielleicht zurückgeht, scheinen zur Zeit beide Therapieformen Linderung entscheidender Symptome zu bewirken, wenn eine angemessene Auswahl geeigneter Patienten stattfindet (Summer & Westesson, 1997; McKenna, 1996).

Die Auswahl der Therapie, die auf eine erfolglose Initialtherapie folgen soll, hängt oft von den Interessen oder dem Spezialgebiet des Zahnarztes ab, z.B. Funktionskieferorthopädie, Arthroskopie. Der Behandlungserfolg wird jedenfalls bedeutend erhöht, wenn eine Auswahl geeigneter Patienten entsprechend der besonderen Spezialisierung und Erfahrung getroffen wird. Der Kliniker sollte die erfolgversprechendste Behandlung zur Lösung des Problems oder zumindest zur Verbesserung der Situation des Patienten durchführen.

Nicht-chirurgische oder chirurgische Maßnahmen im Rahmen der Phase-II-TMD-Behandlung sollten vorwiegend zur Schmerzlinderung und/oder zur Wiederherstellung erheblich eingeschränkter Funktion (z.B. schmerzhafte Kieferklemme) durchgeführt werden.

8.5.2.3 Kieferklemme

Eine anteriore Diskusverlagerung ohne Reduktion, die man als Kieferklemme bezeichnet, wird manchmal als *akutes Stadium einer inneren Gelenkstörung* angesehen. Es gibt eine Anzahl von Behandlungsmethoden für die Kieferklemme einschließlich Techniken zur Einrenkung.

> **Je weniger Zeit seit dem initialen blockierenden Ereignis verstrichen ist, um so besser ist die Chance zur erfolgreichen Reduzierung der „Klemme" durch eine Technik zur Einrenkung und Erhaltung einer verbesserten Funktion, es sei denn, das Problem besteht nicht nur in der Diskusverlagerung, sondern auch in arthrotischer Degeneration.**

Eine Methode der Einrenkung wird in Abbildung 6-39a und b gezeigt. Eine Diskusverlagerung ohne Reduktion kann in den meisten, relativ frühen Fällen mit konservativen Mitteln erfolgreich behandelt werden. Obwohl das Vorliegen einer anterioren Diskusverlagerung aufgrund von klinischen Befunden festgestellt werden kann, erfordert die genaue Differenzierung des Typs (z.B. transversal, medial, lateral) eine koronale Kernspintomographie. Auch der verwirrende Aspekt von Adhäsionen und arthrotischer Degeneration begrenzt die Sicherheit einer lediglich auf der Basis einer klinischen Untersuchung abgestützten Diagnose. Führt eine Einrenkung mit oder ohne somatische Anästhesie nicht zum Erfolg, können Arthroskopie und Arthrozentese der oberen Gelenkabteilung den Schmerz bei Kieferklemme oft reduzieren oder beseitigen. Jedenfalls ist konservative Therapie mit Physiotherapie, Muskelübungen und dem Einsatz einer Stabilisierungsschiene zur Verminderung der Kiefergelenksbelastung, besonders bei Bruxismus, immer notwendig, um die Häufigkeit von wiederholten Blockierungen zu reduzieren.

8.5.3 Strategie zur Behandlung schmerzhafter interner Gelenkstörungen

Im Falle einer schmerzhaften reduzierenden anterioren Diskusverlagerung sollte sich die Initialbehandlung grundsätzlich auf konservative Behandlung beschränken, z.B. Diagnose, physikalische Therapie, Einschränkung kauintensiver Nahrungsmittel, Begrenzung isometrischer Übungen beim Pressen und den Einsatz einer Stabilisierungsschiene zur Begrenzung der Gelenkbelastung durch Knirschen und Pressen. Wenn diese Behandlung versagt, kann eine aggressivere Behandlungsform indiziert sein. In diesem Fall sollte die anfängliche Diagnose reevaluiert werden.

Eine präzise Beurteilung des Diskus muß vorhanden sein, wenn irreversible Behandlungsformen in Betracht gezogen werden. So wird z.B. die Position des Diskus bedeutsam, wenn eine mandibuläre anteriore Repositionierung als Behandlung einer reduzierenden anterioren Diskusverlagerung in Erwägung gezogen wird. Bei symptomatischer RDD erfordert die Planung der Behandlungsstrategie eine genaue Beurteilung folgender Fragen:

▶ Kernspintomographie zur Bestimmung der genauen Form der Diskusverlagerung (transversal?).
▶ Erfordert die Diskusposition eine andere Therapieform, z.B. die modifizierte Kondylotomie zur Kontrolle degenerativer Kiefergelenkerkrankungen (McKenna, 1996; Werther et al., 1995), zur Behandlung einer transversalen Diskusverlagerung.
▶ Ist eine Arthroskopie mit Lyse und Lavage oder Arthrozentese besser geeignet als alle oben genannten.
▶ Kosten-Nutzen-Risiko-Verhältnis, Patientenmitarbeit, -ängste und -alter.

Zusätzlich setzt die Phase-II-Therapie für schmerzhafte TMD das Vorliegen folgender Indikationen voraus:

▶ Eine geeignete Initialtherapie blieb erfolglos.
▶ Die Lebensqualität des Patienten wird durch den Schmerz beeinträchtigt.

▶ Eine diagnostische Neubewertung zur Bestimmung der Schmerzursache wurde unternommen.
▶ Es besteht eine hohe Wahrscheinlichkeit einer kausalen Beziehung zwischen den Symptomen und Morphologie und Pathologie.
▶ Der Patient ist umfassend über Krankheit und Behandlungsmaßnahmen einschließlich möglicher Risiken aufgeklärt.
▶ Arthroskopische Lyse und Lavage oder Arthrozentese oder eine modifizierte Kondylotomie kommen nicht in Betracht.
▶ Es besteht sekundär Bedarf für Zahnersatz und kieferorthopädische Behandlung.

8.6 Chirurgische Therapie

Die chirurgische Therapie ist nicht als Initialtherapie für TMD indiziert. Erst nachdem eine geeignete konservative und reversible Behandlung bei der Beseitigung von Schmerz und Beschwerden nicht erfolgreich war, sollte die chirurgische Therapie in Betracht gezogen werden. Eine sorgfältige Neubeurteilung der Schmerzursache und pathologischer Veränderungen ist vor dem Beginn chirurgischer Maßnahmen durchzuführen. Mit der Arthroskopie können Adhäsionen beseitigt werden (Debridement), die Arthrozentese wird bei Kieferklemme angewendet, wenn eine Einrenkung nicht erfolgreich war. Die modifizierte Kondylotomie scheint bei der Linderung von Symptomen wirksam zu sein. Chirurgische Maßnahmen können für manche Patienten keine Behandlungsalternative darstellen.

8.7 Zusammenfassung

Es scheint hinreichende Übereinstimmung zu bestehen, daß die Behandlung für nahezu alle Fälle von TMD zunächst

aus einer Initialphase (Phase I) mit konservativer, reversibler Therapie besteht. Dieser Ansatz hat eine hohe Erfolgsrate und vermeidet zunächst die erhöhten Kosten-Nutzen-Risiko-Faktoren, die mit irreversiblen Therapieformen verbunden sind.

Die Initialtherapie hat folgende *Ziele:*

▸ schnelle Linderung von Schmerzen und Beschwerden
▸ minimales Risiko von Schädigung und iatrogenen Problemen
▸ minimale Beeinträchtigung der Lebensführung des Patienten
▸ Einfachheit und Wirtschaftlichkeit
▸ Identifizierung von Patienten mit nicht-zahnmedizinischen Beschwerden.

Die folgenden *Behandlungsmodalitäten* werden empfohlen:

▸ Medikation (z.B. NSAID), Einschränkung zäher Nahrungsmittel
▸ Physiotherapie, z.B. Kälte/Wärme, Übungen, Biofeedback
▸ Verhaltensänderungen, z.B. psychologische Beratung
▸ Therapie mit geeigneten Geräten, z.B. MI-Schiene
▸ Korrektur grober okklusaler Störungen.

> Die Betonung liegt auf einer Kombination aus Beratung, physikalischer Therapie und korrekter Therapie mittels Geräten.

Wenn eine angemessene, üblicherweise erfolgreiche Initialtherapie unwirksam bleibt, können entschiedenere, möglicherweise aggressivere, im wesentlichen irreversible Therapieformen zur Schmerzlinderung notwendig werden. Neben einigen der für die Initialtherapie genannten hat die Phase-II-Therapie folgende Ziele:

▸ Bestimmung der Gründe für das Scheitern der Initialtherapie, z.B. fehlerhafte Diagnose, schlechte Mitarbeit des Patienten, ungeeignete physikalische Therapie, unangemessene Gerätetherapie. Welche objektiven Veränderungen der Symptome sind während der Initialbehandlung aufgetreten, z.B. der Schmerzintensität (VAS) oder der Bewegungsmöglichkeiten des Unterkiefers
▸ diagnostische Neubewertung, insbesondere bezüglich des Schmerzcharakters
▸ Bestimmung des Zusammenhangs zwischen Symptomen und Veränderungen in Funktion und Morphologie
▸ Bewertung der Aussichten einer Verminderung der Kiefergelenksbelastung mittels kieferorthopädischer Behandlung von Bißlageanomalien (einschließlich Angle-Klasse-II) oder restaurativer Korrektur okklusaler Diskrepanzen
▸ Entscheidung über die den Bedürfnissen des Patienten am ehesten entsprechende, geeignete Therapie unter Berücksichtigung der Erfolgswahrscheinlichkeit verschiedener chirurgischer und nicht-chirurgischer Verfahren.

9

Geräte: Typen und Anwendungen

Nachdem KAROLYI (1901) die Aufbisse eingeführt hatte, ist eine ganze Anzahl von interokklusalen Geräten für die Behandlung von Kiefergelenk- und Muskelfunktionsstörungen empfohlen worden. Die meisten Geräte des frühen zwanzigsten Jahrhunderts dienten dem Ziel, dem sogenannten „geschlossenen Biß" bzw. dem „mandibular overclosure", der hypothetischen Ursache von Funktionsstörungen, durch Erhöhung der Vertikaldimension entgegenzuwirken (MONSON, 1921; GOODFRIEND, 1933). Dieses Konzept führte offenbar zur Zielsetzung einer Bißhebung („bite raising") für Patienten mit Klasse-II-Bißanomalien, die wegen Funktionsstörungen behandelt wurden. In den 20er und 30er Jahren wurden vor allem posteriore Schienen mit partieller Abdeckung der Zähne eingesetzt, was zu Extrusionen von Front- und Seitenzähnen führte. Obwohl es sich dabei unter Umständen um eine wirksame Behandlung der okklusalen Dysfunktion handelte, konnten die unerwünschten Nebeneffekte (z.B. seitlich offener Biß) nicht als notwendiger Teil der Behandlung betrachtet werden.

Eine Variation des Konzepts vom geschlossenen Biß setzte sich in Form des Costen-Syndroms (1934) fort. Dazu gehörten Taubheit und andere Hörveränderungen, die man einer Distalverlagerung des Kondylus („distal displacement") und Auswirkungen auf Nerven und Gewebe innerhalb und außerhalb der distalen Wand der Fossa mandibularis zuschrieb. Als hauptsächlicher ätiologischer Faktor für „overclosure"

und Distalverlagerung des Kondylus galt der Verlust von Seitenzähnen. Der vorherrschende therapeutische Ansatz war die Bißhebung durch verschiedene Arten von Onlays oder auch von Schienen auf den Unterkieferprämolaren und -molaren. Auch dieses Konzept führte häufig zu einer Bißhebung bei Bißlageanomalien der Klasse II.

In den 30er und 40er Jahren wurde das Konzept der **okklusalen Interferenz** als ätiologischer Faktor für Kiefergelenk- und Muskelstörungen populär. Die okklusale Therapie wurde empfohlen, um eine vollständige Okklusion nach Art einer Prothese ohne Störungen wiederherzustellen. In der Regel war auch eine Vergrößerung der vertikalen Dimension Teil der Behandlung.

Später, in den 50er und 60er Jahren, gewann ein **neuromuskuläres Konzept** an Interesse. Aufbisse zur Förderung muskulärer Entspannung wurden eingeführt. Mit diesem Konzept ging ein wachsendes Interesse an der Auslösung von okklusalen Funktionsstörungen durch psychischen Streß einher. Therapeutisch wurden dafür Tranquilizer eingesetzt.

Von den späten 70er Jahren bis in die frühen 90er Jahre war das Konzept der **„internen Störung"** (Diskus-Kondylus-Verlagerung) dominierend (FARRAR & MCCARTY, 1979). Man begann einfache Geräte zur Repositionierung des Diskus einzusetzen. Schließlich wurden kieferorthopädische Geräte verwendet.

Funktionskieferorthopädische Geräte haben eine lange Geschichte. Sie beginnt vermutlich mit NORMAN KINGSLEY (1880) und PIERRE ROBIN (1902). Es folgten ANDRESEN (1936) und KARL HÄUPL (1952), der die ursprüngliche Gestaltung modifizierte. Seitdem sind eine Reihe von Funktionsgeräten entwickelt worden, z.B. Bionator, Schiefe Ebene und in letzter Zeit das Twin-Block-Gerät (CLARK, 1995). Die Anwendung dieser Geräte bei der Behandlung von TMD mit Diskusverlagerung schien die große Hoffnung für die Behandlung fast aller TMD-Patienten zu werden.

Allerdings verringerte sich der Einsatz von Geräten zur Repositionierung ebenso wie der anderer nicht-stabilisierender Schienen wegen der mangelnden Vorhersagbarkeit des Behandlungserfolgs und des Scheiterns des Versuchs, den Unterkiefer zurückzusetzen. In vielen Fällen entstand daraufhin eine iatrogene Bißanomalie, die umfangreiche okklusale Restaurationen und/oder kieferorthopädische Maßnahmen erforderlich machten, um die Okklusion zu „finalisieren" (HADEN, 1982–83).

Die anteriore Repositionierung wird nicht generell als Initialbehandlung empfohlen. In Gegenwart einer Bißlageanomalie der Klasse II wird die anteriore mandibuläre Repositionierung und Zahnbogenentwicklung mit funktionskieferorthopädischen Apparaturen gelegentlich als kombinierte Therapie für eine bestehende Bißlageanomalie und TMD eingeschätzt.

Fast 70% der allgemeinpraktisch tätigen Zahnärzte in den USA verwenden Schienen zur Behandlung von TMD (GLASS, 1993). Der Plazeboeffekt einer Therapie mit Geräten, systemisch applizierten Pharmaka, Beratung und Übungen macht es schwierig, wenn nicht gar unmöglich, therapeutische und psychische Wirkungen voneinander abzugrenzen. Oft werden deshalb gleichzeitig andere Behandlungsformen angewendet, z.B. Muskelübungen für schmerzhafte Muskelfunktionsstörungen.

In der Literatur sind eine Vielzahl von Berichten über Erfolge und deren Begründung bei Anwendung der unterschiedlichsten Behandlungsmethoden erschienen. Alle sind aber geprägt durch das jeweils vorherrschende Okklusionskonzept.

9.1 Anwendung von intraoralen Geräten

Die wesentlichen **Ziele** zur Anwendung von Aufbissen, Aufbißschienen, funktionskieferorthopädischen Geräten, Mundschutzen und Geräten für die obstruktive Schlafapnoe sind die folgenden:

▸ Erhöhung der vertikalen Dimension

▸ Elimination von okklusalen Interferenzen

▸ Entspannung von Kiefer- und Nackenmuskeln

▸ Stabilisierung von okklusalen und neuromuskulären Relationen

▸ geringfügige Repositionierung des Kondylus-Diskus-Komplexes

▸ Stabilisierung der Zähne bei der PAR-Therapie

▸ Differentialdiagnose zwischen Okklusionstrauma, Zahninfraktionen, subjektiven Hörstörungen und einigen Kopfschmerzformen

▸ Repositionierung des Unterkiefers vertikal und protrusiv

▸ Dekompression der Gelenke, Verminderung von Gelenkkräften

▸ Beherrschung der Auswirkungen von Bruxismus

▸ Deprogrammierung der Muskulatur zur Bißregistrierung in zentrischer Relation

▸ Schutz von Lippen und Gelenken vor Verletzungen

▸ Aufrechterhaltung der Durchgängigkeit der oberen Atemwege.

Obwohl die meisten Geräte hergestellt werden, um hauptsächlich eines dieser Ziele zu erreichen, können sie gleichzeitig auch eini-

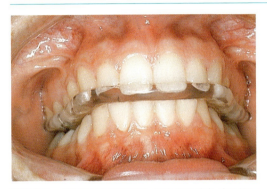

Abb. 9-1. Michigan-Schiene, bei der sich der Unterkiefer in der zentrischen Schienenposition befindet. Es handelt sich um eine okklusale Aufbißschiene mit flachen okklusalen Ebenen und einer Erhöhung in der Eckzahngegend zur Disklusion in jeder Position außerhalb der Freedom-in-centric. Es gibt keine Frontzahnführung und keine Arbeits- oder Balancekontakte außer denjenigen, die im Bereich der Freedom-in-centric auf der Schiene liegen. Diese Fläche wird bestimmt durch den Kontakt in zentrischer Relation, den Kontakt beim langsamen Schließen (zentrische Schienenokklusion), den Kontakt beim schnellen Schließen und den Kontakt beim Schlucken.

ge der übrigen Anforderungen erfüllen. Eine sehr wichtige, oft übersehene Bedingung ist die *okklusale Stabilität*. Wird diese nicht ausreichend berücksichtigt, kann die Verwandlung eines kurzfristigen Gewinns in ein chronisches Problem resultieren. Aufbisse und Aufbißschienen sollten außerdem nicht reizend wirken, normale orale Funktionen ermöglichen und das Aussehen nicht übermäßig stören.

9.2 Werkstoffe zur Herstellung von intraoralen Geräten

Interokklusale Geräte können aus verschiedenen Werkstoffen hergestellt werden, um ihre Funktion zu unterstützen:

▸ *Akrylat, Polymethylmethacrylat:* Heißpolymerisatkunststoff, glasklar, hart, gute Stabilität, Bruchfestigkeit und Verwindungssteifigkeit

▸ *mikrogefüllte Kompositfüllungskunststoffe:* okklusale Aufbauten, lichthärtend, transluzent; milchig; weniger bruchfest als Akrylat

▸ *Polyurethan:* sehr gute Transparenz, verhält sich wie Gummi

▸ *thermoplastisches Vinyl:* sehr gute Transparenz, gute Elastizität, die Dehnbarkeit ist begrenzt; starrer als Polyurethan

▸ *formbares (thermoplastisches) Akrylat:* Verschiedene Härtegrade (normal, hart) mit unterschiedlicher Biegsamkeit, wird in warmem Wasser weich. Sorgt für starre Fixierung bestehender Verhältnisse und von Zähnen mit mäßiger Fehlstellung; bei Zimmertemperatur starr

▸ *Silikonmassen:* gute Biegsamkeit und Dehnbarkeit mit gutem Rückstellungsvermögen, transluzent, etwas milchig, drei Härtegrade; die Biegsamkeit nimmt mit zunehmender Härte ab

▸ *Metall:* z.B. Goldlegierungen (Klasse III), Chrom-Kobalt-Legierungen.

9.3 Aufbißschienen

Okklusale Schienen, nächtliche Bißschutze, Aufbißplatten oder Aufbißschienen in unterschiedlichster Gestaltung sind lange Zeit intensiv genutzt worden. Die Michigan-Schiene (MI) wird detailliert in Kapitel 11 beschrieben. Es ist ein harte, glasklare Schiene aus Kunststoff, die alle Oberkieferzähne bedeckt. Für alle Unterkieferzähne weist sie flache okklusale zentrische Stops auf (Abb. 9-1). Die Schiene sollte frei von okklusalen Störungen sein, besitzt eine Eckzahnführung und eine ausreichend steile Neigung, um sowohl Balancekontakte als auch eine Frontzahnführung zu verhindern. Die Modifikationen, die bei der Michiganschiene über die einfache ebene okklusale Aufbißschiene hinaus verwirklicht wurden, haben sie zu einem deutlich verbesserten

Hilfsmittel bei der Behandlung von TMD und Bruxismus gemacht.

9.3.1 Funktionsweise

Wie bereits in Kapitel 1 angedeutet, wird durch Veränderungen der Unterkieferlage das neuromuskuläre System beeinflußt, insbesondere die Muskellänge.

> **Es konnte ein enger Zusammenhang zwischen Kiefermuskelaktivität und Kaumuskelschmerzen nachgewiesen werden.**

Bei Anwendung von okklusalen Schienen werden sowohl die nächtliche als auch die Tagesmuskelaktivität signifikant reduziert. Es liegt umfangreiche Literatur über die positiven klinischen Auswirkungen von Schienen zur Linderung von Schmerzen und anderen Anzeichen und Symptomen von Kiefergelenk- und Muskelfunktionsstörungen vor.

Die Rolle einer Erhöhung der Vertikaldimension für den Nutzen einer Schienentherapie ist nur schwer einzuschätzen. Im allgemeinen ist es nicht nötig, die vertikale Dimension interinzisal um mehr als 2 bis 3 mm zu erhöhen. In einigen Fällen ergibt sich aber erst dann eine Linderung der Symptome, wenn durch die Schienentherapie die vertikale Dimension über den Punkt hinaus erhöht worden ist, an dem frühes Öffnungs- oder spätes Schließungsreiben, -knacken, -springen oder -blockieren auftritt. Im allgemeinen sollte die Schiene möglichst dünn sein, um das Kiefergelenk nicht zu stark zu belasten.

Ein Teil des nützlichen Effekts der okklusalen Schiene beruht offenbar auf ihrer **bewußten Wahrnehmung.** Die Schiene ersetzt störende okklusale Interferenzen durch eine **flache okklusale Ebene,** die es dem Unterkiefer erlaubt, eine stabile Schlußbißlage zu erreichen, wenn eine Abstützung des Kiefers

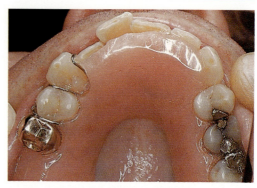

Abb. 9-2. Hawley-Apparatur. Okklusalansicht mit dem Aufbiß für die Schneidezähne.

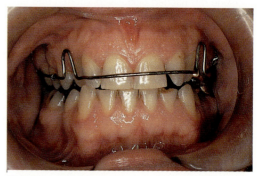

Abb. 9-3. Hawley-Apparatur. Frontansicht mit Drahthalteelementen.

während des Kauens, des Schluckens und körperlicher Anstrengung notwendig ist. Die Schiene ermöglicht außerdem eine **optimale Repositionierung des Kondylus,** und sie wirkt gegen Bruxismus, Pressen und übermäßig auslenkende Kräfte, indem die habituellen, dysfunktionalen okklusalen Relationen ausgeschaltet werden.

Die Schienentherapie kann ausreichen, um Kiefergelenk- und Muskelbeschwerden zu beseitigen. Nach der Stabilisierung der Kieferrelation durch eine Schiene kann aber auch eine weiterführende okklusale Therapie notwendig werden. Bei manchen Patienten ist eine okklusale Korrektur notwendig.

Verschiedene Studien haben nachgewiesen, daß Schienentherapie bei Patienten mit TMD wesentlich wirksamer ist als Entspannungstechniken alleine. Dementsprechend wird die ausschließliche Anwendung von Entspannungstechniken zur Erhaltung der Ergebnisse einer Schienentherapie nicht empfohlen. Da die Michigan-Schiene eine Stabilisierungsschiene ist, kann sie für unbegrenzte Zeit angewendet werden, wenn die okklusalen Kontaktbeziehungen regelmäßig überwacht und, falls nötig, korrigiert werden. Generell sind okklusale Schienen, ebenso wie andere Geräte, erfolgreicher bei der Bekämpfung von Schmerzen und Bewegungsfunktionsstörungen als bei der Beseitigung von Gelenkknacken, Gelenkreiben und Trismus.

9.4 Geräte mit partieller Abdeckung der Kauflächen

Einige Geräte decken nur die Oberkieferfrontzähne oder nur die Seitenzähne ab, z.B. die Hawley- und die Sved-Apparaturen. Werden diese Geräte auch nur für einige Wochen getragen, treten Extrusionen und Verschiebungen von Zähnen auf, da nicht alle Zähne gefaßt werden.

9.4.1 Hawley-Apparaturen

Eine Hawley-Apparatur (HAWLEY, 1919) wird mit einem flachen palatinalen Plateau hinter den Oberkieferschneidezähnen hergestellt, um die vertikale Dimension zu erhöhen und eine Disklusion der Seitenzähne bei Kontakt der Unterkieferfrontzähne mit dem Gerät zu erreichen (Abb. 9-2 und 9-3). Ein Hawley-Gerät mit einem Labialbogen wird als Retainer verwendet und nur selten für die Behandlung von TMD eingesetzt. Die Schneidekanten oder Kauflächen der Zähne werden nicht bedeckt.

9.4.2 Sved-Apparatur

Eine Apparatur zur Behandlung von Kiefergelenkfunktionsstörungen, ursprünglich von SVED (1944) vorgeschlagen und von POSSELT (1968) empfohlen, ist populär gewor-

den, da sie wesentlich einfacher herzustellen ist als die Hawley-Apparatur und demselben Zweck dient. Sie hat keinen Labialbogen, der gebogen oder korrigiert werden müßte. Diese Apparatur bedeckt den Gaumen und wird mit Molarenklammern beidseits verankert. Auch bei dieser Apparatur befindet sich hinter den Oberkieferschneidezähnen ein Plateau zum Kontakt mit den Unterkieferfrontzähnen (Abb. 9-4a und b).

Das Gerät kann ohne Schwierigkeiten auf einem Oberkiefermodell angefertigt und im Mund adjustiert werden. Dabei reicht Kunststoff vom palatinalen Plateau 1 bis 2 mm über die Schneidekanten der Oberkieferfrontzähne, um ein anteriores Einrasten zu ermöglichen. Sved-Aufbisse sind leicht herzustellen und offenbar sehr wirkungsvoll zur Verminderung von Kiefergelenk- und Muskelschmerzen bei kurzzeitiger Anwendung (ein bis zwei Wochen).

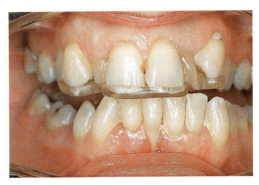

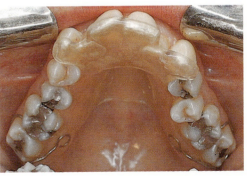

Abb. 9-4. Sved-Apparatur.
a) Frontansicht. b) Okklusalansicht.

9.4.3 Funktionsweise

Sowohl die Hawley-Apparatur als auch die Sved-Aufbißplatte bewirken eine Erhöhung der vertikalen Dimension und eine Disklusion der Seitenzähne, indem nur die Unterkieferfrontzähne auf der flachen, palatinalen Oberkieferebene Okklusionskontakt haben. Da im Seitenzahnbereich keine Fassung der Zähne stattfindet, können sie als kieferorthopädische Geräte wirken, d.h. zur Extrusion der Seitenzähne führen.

Die Vorteile der Geräte bestehen in einer Veränderung der Muskellänge durch die erhöhe vertikale Dimension, leichter Veränderung der Kondylenposition und vorübergehender Beseitigung potentiell störender okklusaler Interferenzen. Die Entlastung des Kiefergelenks ist nicht so ausgeprägt wie bei Aufbißschienen, die alle Okklusalflächen abdecken.

9.5 Schienen zur anterioren Repositionierung

Die Behandlungsansätze früherer Jahre wie die Durchführung von Bißhebungen, die Anfertigung von Onlay-Geräten, um den „Verlust der vertikalen Dimension" bei Patienten mit Kiefergelenk- und Muskelfunktionsstörungen auszugleichen, wurden allgemein wegen unerwünschter kieferorthopädischer Nebenwirkungen verlassen. In den 70er Jahren wurde aber ein Behandlungsgerät modifiziert, um eine anteriore Repositionierung des Unterkiefers zu bewirken. Es wird als **MORA** (mandibular orthopedic repositioning appliance = mandibuläre orthopädische Repositionierungs-Apparatur; Abb. 9-5a und b) bezeichnet. Dieses Gerät ermöglicht ein akzeptables optisches Erscheinungsbild sowie ein annehmbares Sprechvermögen des Patienten. Oft kann eine spektakuläre, schnelle Erholung von Schmerzen und anderen Symptomen der Funktionsstörung erreicht werden. Leider können aber auch schwere Okklusionsstörungen resultieren, wenn das Gerät mehrere Monate getragen wird, manchmal auch schon nach wenigen Wochen (Abb. 9-6a bis c).

Wird das Gerät über längere Zeit kontinuierlich getragen, werden aufgrund der Entwicklung eines seitlich offenen Bisses umfangreiche kieferorthopädische oder restaurative Maßnahmen erforderlich, wenn der Unterkiefer nicht zurückgesetzt werden kann (Abb. 9-7a und b). Das Gerät ist von begrenztem Nutzen, da es den mit seiner Anwendung verbundenen Folgen nicht entgegenwirken kann; das kontrollierte Schließen des entstehenden seitlich offenen Bisses ist damit ebensowenig möglich wie die Beherrschung von Zahnbogendiskrepanzen.

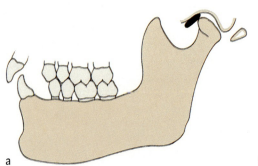
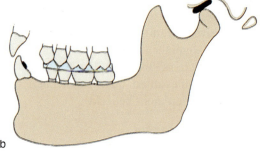

a b

Abb. 9-5. Anteriores Repositionierungsgerät, das von den orthopädischen mandibulären Repositionierungsgeräten abgeleitet wurde. a) Zähne in zentrischer Okklusion. b) Gerät mit einer Verbindung zwischen den beiden Seiten und Aufbissen aus Kunststoff mit Einkerbungen für die Oberkieferzähne. Unterkiefer in Vorwärtsposition. Ziel des Einsatzes: Reposition des anterior verlagerten Diskus.

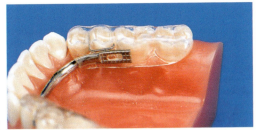

a

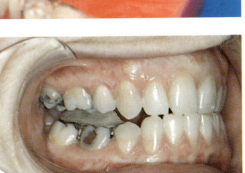

b

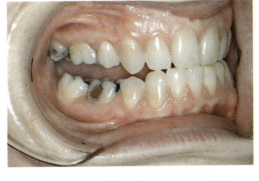

c

Abb. 9-6 Anteriores Repositionierungsgerät.
a) Lingualansicht mit lingualem Bügel. b) Gerät in situ mit dem Unterkiefer in einer anterioren Position und den Schneidezähnen in Kopfbißstellung. c) Seitlich offener Biß, hervorgerufen durch das Gerät. Der Unterkiefer konnte nicht zurückverlagert werden, und umfassende orthodontische Maßnahmen waren notwendig, um die Okklusion einzustellen.

Die Anwendung von extremer vertikaler Öffnung und anteriorer Repositionierung ist keine geeignete Therapie für die anteriore Diskusverlagerung mit Reduktion.

Die kontinuierliche Addition von Kunststoff, um den Biß für das Wohlbefinden des Patienten zu heben (additive Methode), ist

eine patientenorientierte Behandlung (Abb. 9-8). Allerdings resultiert daraus eine wirkliche Intrusion der Zähne, die vom Patienten empfunden wird. Dementsprechend entsteht ein endloser Teufelskreis aus Intrusion und Addition von Kunststoff. Wegen der Intrusion, die sich bei der Anwendung von Geräten ergibt, die nur einen Teil der Zähne abdecken, wurden Vorschubschienen mit vollständiger okklusaler Bedeckung entwickelt.

9.5.1 Vorschub-Repositionierungsschienen

Vorschub-Repositionierungsschienen sind im wesentlichen Stabilisierungsschienen mit vollständiger okklusaler Abdeckung und okklusalen Einbissen in Protrusionsstellung, um den Unterkiefer bei der Schließbe-

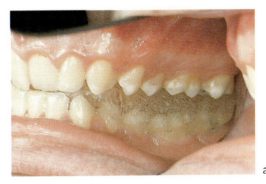

a

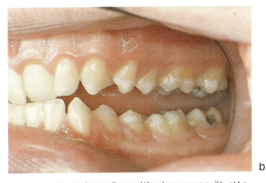

b

Abb. 9-7. Anteriores Repositionierungsgerät. a) Lateralansicht des Geräts mit schnellhärtendem Kunststoff. Der Unterkiefer ist in einer anterioren Position. b) Gerät entfernt, seitlich offener Biß. Zur Korrektur waren umfassende orthodontische Maßnahmen notwendig. Durch das Gerät wurde keine Linderung der Symptome erzielt.

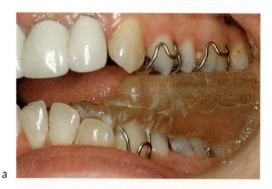

a

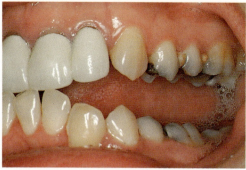

b

Abb 9-8. Anteriores Repositionierungsgerät. a) Gerät in situ. Bemerkenswert ist die Linie aus hinzugefügtem Kunststoff als Versuch, durch eine Erhöhung der Vertikaldimension die Symptome des Patienten zu lindern. b) Seitlich offener Biß durch Einsatz des Gerätes ohne eine Linderung der Symptome. Eine Schmerzlinderung wurde durch andere Mittel als die Schiene erreicht. Umfassende orthodontische Maßnahmen waren notwendig.

wegung zu protrudieren. Eventuell ist eine übermäßig geneigte schiefe Ebene im Oberkiefer vorhanden, um die Unterkieferschneidezähne in eine protrudierte Schienenkontaktposition zu führen (Abb. 9-9a und b). Diese modifizierten Schienen führen kaum zur Intrusion (Abb. 9-10a), da sie einige Merkmale der Stabilisierungsschienen (Abb. 9-10b) übernehmen. Auch sie führen jedoch aufgrund der Vorverlagerung des Unterkiefers zu einer gewissen seitlichen Öffnung des Bisses. Die Konstruktion bezieht die Notwendigkeit zur Zahnbogenerweiterung als Anpassung an die anteriore Verlagerung des Unterkiefers nicht ein. Das Gerät kann modifiziert werden, um eine „Rücksetzung" des Unterkiefers zu versuchen. Es hat gegenüber anderen funktionsorthopädischen Geräten, wie dem Twin-Block- und dem Herbst-Gerät oder Stift-Röhrchen-Apparaturen, die in Kapitel 14 betrachtet werden sollen, keinen Vorteil.

9.5.2 LARS-Apparatur

Es gibt verschiedene anteriore Repositionierungsschienen ohne weitere namentliche Spezifizierung. Einige sind näher bezeichnet, z.B. die LARS-Apparatur **(Ligated Anterior**

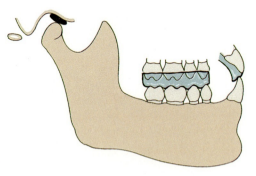

a

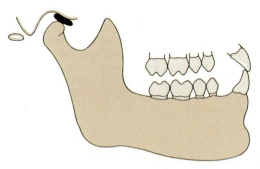

b

Abb. 9-9. Gerät zur anterioren Repositionierung. a) Dieses Gerät wurde mit einer anterioren Ebene und Einkerbungen im Kunststoff in einer anterioren Position benutzt, so daß der Unterkiefer beim Schließen in eine Vorwärtsposition gebracht wurde. b) Mit dieser Art von Gerät ergibt sich seitlich keine Extrusion, aber es resultiert ein seitlich offener Biß, weil der Unterkiefer oft nach vorne in eine Kopfbißstellung der Schneidezähne gebracht wird. Diese Geräte bedeuten eine Verbesserung gegenüber anderen ähnlichen Geräten, aber das Endresultat ist normalerweise nicht vorhersehbar, und sie sind bei konservativer Therapie nicht indiziert.

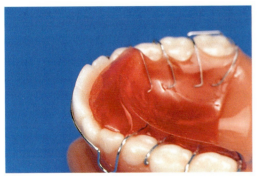
a

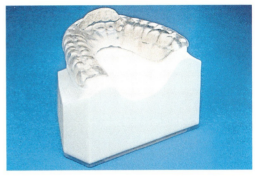
b

Abb. 9-10. Vorschubschienen. a) Schiefe Ebene, die Seitenzähne werden nicht unterstützt und neigen zur Extrusion. b) Schiefe Ebene auf Stabilisierungsschiene, um die Extrusion der Seitenzähne auszuschalten.

Repositioning Splint). Um die anteriore Position des Unterkiefers zu ändern, wird eingeschliffen oder Kaltpolymerisat aufgetragen. Weitere Adjustierungsmöglichkeiten bestehen nicht. Mit Ausnahme der Gelb-Schiene sind die meisten Vorschubschienen Oberkiefergeräte mit vollständiger okklusaler Abdeckung und einer schiefen Ebene im vorderen Oberkiefer. So soll der Unterkiefer in Protrusionsposition gebracht und der Diskus repositioniert werden. Auch die LARS-Apparatur ist auf diese Weise aufgebaut. Kleine Laschen in den fazialen bukkalen und Eckzahnbereichen sind vorgesehen, um kleine Löcher für Ligaturen zu bohren. Statt dessen können anfangs auch Kugelknopfanker in die Apparatur integriert werden.

9.5.3 Metallische Geräte zur Unterkieferrepositionierung

Geräte aus Metall (Abb. 9-11a und b) sind empfohlen worden, da sie sehr dauerhaft sind. Bestehen sie aus harten Metallen, sind sie allerdings schwierig zu adjustieren. Metallgeräte mit partieller Abdeckung führen zu Zahnintrusionen, vielleicht mehr als Geräte aus Kunststoff. Geräte aus Metall sind dünn, relativ stabil und verfügen über eine lange Lebensdauer. Im übrigen besitzen sie keine Vorteile gegenüber Geräten aus Akrylat.

9.6 Overlay-Schienen

Diese Schiene wird mit einer Biostar®-Maschine aus einem sehr widerstandsfähigen Material namens Biocryl hergestellt. Sie

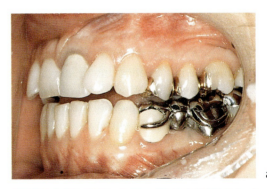
a

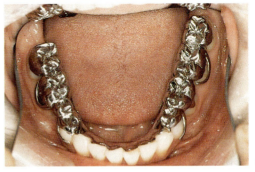
b

Abb. 9-11. Anteriores Repositionierungsgerät aus Metall. a) Lateralansicht. b) Okklusalansicht. Im anterioren Bereich gab es nur sehr geringe Veränderungen, während die Seitenzähne intrudierten, ohne daß es gelang, eine Linderung der Symptome zu erreichen.

155

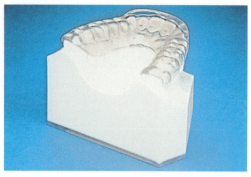
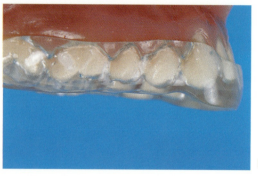

a   b

Abb. 9-12. Zentrikschiene (Oberkiefer). a) Schiene mit vollständiger Abdeckung. b) Anteriore Rampe, um den Unterkiefer nach distal in die zentrische Relation zu lenken.

wird als Basisplatte für die Registrierung der zentrischen Relation, für Vorschub- und Aufbißschienen oder allein als Knirscherschiene eingesetzt. Das Gerät wird im Labor mit 1, 2 oder 3 mm Dicke konstruiert.

9.7 Zentrikschiene

Die Zentrikschiene oder superiore Repositionierungsschiene wird für den Oberkiefer- (Abb. 9-12a und b) oder Unterkieferzahnbogen hergestellt. Die Modelle werden mit einem Gesichtsbogen und einer interokklusalen Registrierung der zentralen Relation montiert. Kaltpolymerisat wird für die zentrischen Stops der Höckerspitzen aufgetragen, und es wird mit zusätzlichem Material anterior eine Rampe gebildet, so daß Front- und Eckzahnführung in die zentrische Relation führen (Abb. 9-13a und b). Das Ein-

schleifen der Rampenneigung kann auf den artikulatormontierten Gipsmodellen erfolgen. Für die Behandlung von Kiefergelenkknacken wird die Schiene nicht empfohlen. Bei schmerzhaften TMD erhält man nur schwer einen Checkbiß in zentrischer Relation. Auch die Auswirkung der Schiene auf die terminale Scharnierachsenposition ist problematisch (GAUSCH & KULMER, 1977; WILLIAMSON et al, 1977).

9.8 Tanner-Schiene

Die Kombinations-, Tanner oder Bellavia-Schiene wird für die Behandlung von TMD-Symptomen einschließlich Knacken angewendet. Die Schiene wird auf dem Unterkiefermodell mit Abdeckung der Seitenzahnsegmente des Unterkieferzahnbogens hergestellt. Eine Überfassung aus Kaltpoly-

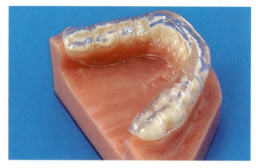
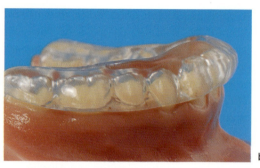

a   b

Abb. 9-13. Zentrikschiene (Unterkiefer). a) Schiene mit vollständiger Abdeckung. b) Anteriore Rampe, um den Unterkiefer bei Schließbewegungen nach distal in die zentrische Relation zu lenken.

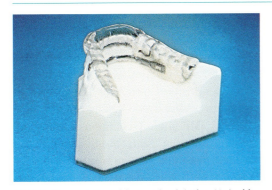

Abb. 9-14. Tanner-Schiene. Dies ist eine Unterkiefer-Stabilisierungsschiene mit einer anterioren Führungsrampe, die den Unterkiefer nicht in die zentrische Relation führen soll. Es liegen leichte Seitenzahnkontakte vor (Great Lakes Orthodontic Laboratories).

merisat wird auf das anteriore Segment des Zahnbogens aufgebaut und mit einem Unterzungenbügel mit den posterioren Segmenten verbunden (Abb. 9-14). Die Verankerung wird durch Kugelknopfklammern gewährleistet. Front- und Eckzahnführung werden auf der frontalen Überfassung aufgebaut. Dieses Gerät ist der Zentrikschiene ähnlich, besitzt aber keine Führung in die zentrische Relation. Die Wirksamkeit für TMD ist nicht nachgewiesen.

9.9 Pivot-, Zweipunkt- und Dreipunktschienen

9.9.1 Pivot-Schienen

Pivotierungen sind stumpfe, kegelartige Aufbauten, üblicherweise aus Kunststoff. Posteriore Pivotierungen werden beidseitig entweder über distale Molaren auf posterioren Unterkieferschienen gesetzt (SEARS, 1956) oder in neuerer Zeit auch direkt auf angeätzte erste Oberkieferprämolaren (NIEMANN, 1981). Letztere werden „Prämolarenaufbau" genannt (Abb. 9-15) und eingesetzt, um die „normale vertikale Dimension wiederherzustellen". Es wird dabei angestrebt,

den Zähnen eine Extrusion ohne Führung zu ermöglichen, bis sie okklusalen Kontakt erreichen. Oft werden die betroffenen Prämolaren schmerzhaft, und einige Patienten können die Pivotierung nicht ertragen. Eine Linderung der Symptome ist nicht vorhersagbar. Ungeachtet dessen wird diese einfache Methode von allgemeinpraktisch tätigen Zahnärzten bei 3% der Patienten, von Spezialisten bei 5% der Patienten mit myofazialem Schmerz-Dysfunktionssyndrom angewendet (GLASS, 1993).

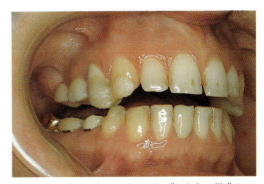

Abb. 9-15. Anteriores Pivot-Gerät. Schnellhärtender Kunststoff wurde zwischen die Prämolaren gebracht, um den Biß zu heben und den Unterkiefer nach vorne zu bringen, wobei der Patient versuchte, in einer stabilen Okklusion zuzubeißen. Meistens entwickelt sich eine Entzündung oder eine Lockerung der Prämolaren ohne Linderung der Symptome. Über längere Zeit benutzt, war eine Extrusion der Zähne wie auch eine Linderung der Myoarthropathie nicht sicher einzukalkulieren, und man mußte häufig die Okklusion einstellen.

9.9.2 Schienen mit Zweipunktabstützung

Diese Schienen entsprechen den Dreipunktschienen ohne den anterioren Kontakt für die Zähne (GERBER, 1966). Sie werden bei der Initialbehandlung als posteriore Pivotierung oder Distraktionsgerät eingesetzt, um das Kiefergelenk zu entlasten. Es wird ihnen eine therapeutischer Wert für chronische Diskusprobleme zugeschrieben, aber die Wirksamkeit des Geräts für TMD im Verlauf

157

kieferorthopädischer Behandlungen ist nicht nachgewiesen worden.

9.9.3 Schienen mit Dreipunktabstützung

Eine Dreipunktschiene, auch als eine **Sved-Apparatur** bezeichnet, wird in Abbildung 9-16 dargestellt. Die okklusale Oberfläche sorgt für einen Kontakt im hinteren Seitenzahnbereich (Dreipunkteffekt), um die Eruption der Prämolaren oder der ersten Molaren, falls erforderlich, zuzulassen. Wie bei der ursprünglichen Sved-Apparatur erlaubt eine flache Ebene oder Rampe lediglich einen Kontakt der Unterkieferfrontzähne. Zwei Adams-Klammern und zwei Kugelknopfanker dienen der Verankerung. Die Apparatur kann auf arbiträr montierten Gipsmodellen im SAM®-Artikulator hergestellt werden. Es wird manchmal in der zweiten Phase der Unterkiefervorverlagerung verwendet.

Das **Grumzat-Gerät** ist ein modifiziertes *Crozat-Gerät* mit Stützfeldern im Molarenbereich und einer Vorschubrampe aus Akrylat. So wird eine Dreipunktabstützung des Unterkiefers bewirkt. Ziel der Behandlung ist eine Dekompression des Kiefergelenks, bei der Zahnbewegungen zugelassen, und möglicherweise TMDPro-

bleme im Verlauf kieferorthopädischer Behandlungen gelindert werden.

Eine andere Dreipunktschiene wird mit dem Ziel angewendet, eine physiologische Kondylenposition durch die Einstellung eines neuromuskulären Gleichgewichts zu erreichen. Mit der **Grummons-Dreipunktschiene** soll die Kieferposition stabilisiert werden, während in den ausgesparten Bereichen Maßnahmen zur kieferorthopädischen Ausrichtung stattfinden können. Zu Beginn sind bei der Dreipunktschiene die Inzisivi, die Prämolaren und die Molaren abgedeckt. Der Vorteil dieser Geräte gegenüber Geräten ohne Dreipunktabstützung wurde bisher nicht nachgewiesen.

9.10 Implantatschablonen

Die Insertion von Implantaten erfordert Informationen und Führung zur angestrebten Position und Achsenneigung des Implantats. Einige der Probleme im Zusammenhang mit der korrekten Insertion eines Implantats unter Einsatz von Computertomographie wurde bereits in Kapitel 1 erörtert. Die meisten implantierenden Zahnärzte setzen eine chirurgische Implantatschablone (z.B. Abb. 9-17) ein, um die Position und Achsenneigung der Implantatinsertion in Abhängigkeit von der maximalen Knochendichte zu bestimmen. Die Verwendung von abgewinkelten Implantatauf-

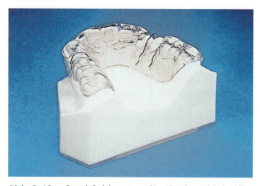

Abb. 9-16. Sved-Schiene mit Dreipunktabstützung. Dieses Gerät unterscheidet sich von dem Sved-Gerät in Abb. 9-4 dahingehend, daß es etwas posteriore Unterstützung gibt und eine Eruption der Prämolaren bei der mandibulären Repositionierung ermöglicht.

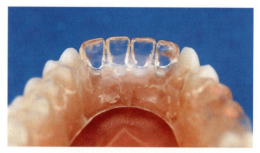

Abb. 9-17. Implantatschablone. Chirurgische Schablone für untere Schneidezähne (Space Maintainers Laboratories).

bauten soll minimiert, die Belastung optimiert werden.

9.11 Parodontalschienen

Parodontalschienen sollen traumatische Wirkungen der Okklusion ausschalten, die funktionelle Stabilität verbessern und ein vorteilhaftes Erscheinungsbild erhalten.

Temporäre Schienen dienen als unterstützende Maßnahme bei der Behandlung von fortgeschrittenen Parodontalerkrankungen zur Stabilisierung der Zähne während umfangreicher okklusaler Rekonstruktionen. Eine provisorische Schiene wird in Grenzfällen eingesetzt, bei denen das Ergebnis einer Parodontalbehandlung zum Zeitpunkt der Planung der Initialbehandlung noch nicht vorausgesagt werden kann. Temporäre Schienen werden auch eingesetzt, um Behandlungsabläufe zu unterstützen und vorübergehend Erscheinungsbild und Funktion zu verbessern.

9.11.1 Linguale Schiene mit Drahtgitternetz/Komposit

Das edelmetallreduzierte oder NEM-Netz wird ausgeschnitten und den Lingualflächen der Zähne angepaßt (Abb. 9-18a). Die Zahnoberfläche wird angeätzt, und das Netz mit Komposit befestigt. Die Zähne müssen vor Applikation des Kompositmaterials gut trockengelegt werden, da Undichtigkeiten durch schlechte Adaptation Prädilektionsstellen für Sekundärkaries darstellen. Durch diese reversible Technik wird ein stabiles, dauerhaftes und ästhetisch zufriedenstellendes Ergebnis erzielt.

9.11.2 Gegossene Schienen

Diese Art von Schienen ist langlebiger als die Metallgitternetz-/Kompositschienen, erfordert aber entsprechende Zahnpräparationen, um die Passungen der gegossenen Schiene aufnehmen zu können (Abb. 9-18b). Auch diese Schienen werden mit Komposit adhäsiv befestigt. Eine Lockerung des gesamten geschienten Zahnblocks kann auftreten, führt aber nicht zum Mißerfolg, wenn die Lockerung nicht zunimmt. Insbesondere wegen der erhöhten Anforderungen an die häusliche Parodontalhygiene sind von einer Schienung wohl keine langfristigen Vorteile zu erwarten.

9.11.3 Temporary Removable Splint

Schienen, die lediglich für die Dauer einer Parodontalbehandlung angewendet werden, müssen nicht alle Anforderungen erfüllen, die an Stabilisierungsschienen gestellt werden, die nach Abschluß einer Parodontaltherapie erforderlich sein können. Sie können aus thermoplastischem Material angefertigt werden, um das Einsetzen und Herausnehmen zu erleichtern. Sie sind nicht für langfristige Anwendung konzipiert und soll-

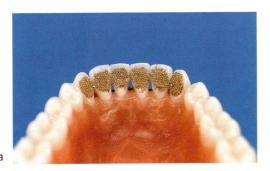
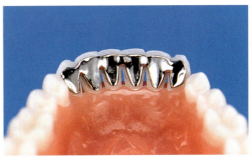

a

b

Abb. 9-18. Parodontalschienen, um Parodontaldiagnose und -behandlung zu ermöglichen. a) Metallgitternetz-/Komposit-Lingualschiene. b) Gegossene Schiene, adhäsiv befestigt.

ten ersetzt werden, sobald die aktive Behandlung abgeschlossen ist.

9.12 Mundschutze

Bei korrekter Gestaltung und Anwendung können Mundschutze die Häufigkeit und die Auswirkungen von Verletzungen bei der Ausübung von Kontaktsport- und Kraftsportarten vermindern. Nicht alle Mundschutze sind auf gleiche Weise konstruiert oder gestaltet.

Ein **Boxermundschutz** ist als Einheit gestaltet, bei der die gesamten Ober- und Unterkieferzähne gefaßt werden. Im vorderen Teil des Geräts befinden sich drei bis vier Atemöffnungen. Bei der Konstruktionsbißnahme für die Schiene sollte die Mundöffnung ausreichen, um die Atemöffnungen unterbringen zu können. Der Unterkiefer sollte leicht vorgeschoben sein, um die Flexion des Unterkiefers zu kompensieren. Anderenfalls wird ggf. bei dem Boxer ein „Glaskiefersyndrom" verursacht.

Die meisten Mundschutze werden dem *Oberkiefer* angepaßt. Je nach Sportart oder der Art des erwarteten Körperkontakts werden einige mit ein bis zwei verbundenen Schichten, andere mit einer harten Polykarbonatschicht zwischen weichen Schichten aus Ethylacetatmaterial für erhöhten Schutz bei Hochgeschwindigkeitsstößen, z.B. bei Hockey und Football, verwendet.

Dreischichtige (9 mm) Mundschutze werden für die Kampfsportarten eingesetzt, ebenso wie Pro-Form™-Mundschutze, die aus miteinander verbundenen Schichten von im Spritzgußverfahren hergestellten, kreuzverwebten Vinylfasern bestehen. So wird eine besonders hohe Stabilität und Verwindungssteifigkeit erzielt. Zusätzlich ist eine Gaumenverstärkung aus gehärtetem Kunststoff in das Material hinter den Oberkieferzähnen eingearbeitet. Einige Mundschutze werden mit einer Schlaufe versehen,

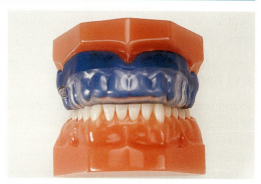

Abb. 9-19. Mundschutz. Durch Druck und Hitze aus Laminaten geformter Mundschutz für Sportarten, die harte Stöße auf das Gesicht erwarten lassen. Mehrschichtig mit dünner Polykarbonateinlage auf den labialen und bukkalen Oberflächen der Zähne (Space Maintainers Laboratories).

um sie an einer Gesichtsschutzstange eines Footballhelms befestigen zu können.

Mundschutze werden in einer Reihe von Farben (Abb. 9-19) und unter verschiedenen Bezeichnungen hergestellt. Spezielle Markenbezeichnungen dürfen nur vergeben werden, wenn die Richtlinien eingehalten werden, die von Sportverbänden erlassen wurden.

Schienen mit einer harten äußeren und einer weichen inneren Schicht sind für die Anwendung bei vorhandenen Keramik- oder Kunststoff-Veneers bestimmt.

Die posteriore MORA-Schiene aus Polyurethan wird gelegentlich bei Sportarten ohne Körperkontakt eingesetzt.

Tiefgezogene Schienen aus Acryl oder anderen Materialien dienen manchmal als Basisplatte für die individuelle Anfertigung der Schiene in der zahnärztlichen Praxis. Weiche Kunststoffüberzüge oder Schutzvorrichtungen, die bei Kontaktportarten eingesetzt werden, sind für die Behandlung von Kiefergelenk- und Muskelfunktionsstörungen nicht zu empfehlen. Tatsächlich können sie sogar selbst zu TMD-Problemen führen, wenn sie nicht korrekt gestaltet werden. Ein Mundschutz, der aus einer einzigen Materiallage gleichmäßiger Schichtstärke angefer-

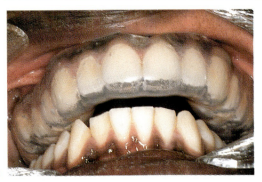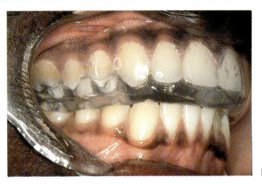

a b

Abb. 9-20. Okklusale Kontakte auf Mundschutz. Unsachgemäß hergestellter Mundschutz, wie er beim Sport getragen wird, kann durch Verdrehen auf den Molaren bei unkontrolliertem Kieferschluß Störungen verursachen. a) Mundschutz aus einlagigem Kunststoff, wobei ein vollständiger Mundschluß nur möglich ist, wenn eine große Kraft aufgebracht wird. b) Mundschutz mit gleichzeitigem Kontakt aller Unterkieferzähne beim Kieferschluß ohne starke Kräfte.

tigt wird, stellt sicher, daß ein initialer Kontakt nur im distalen Molarenbereich auftritt. Um den Mund ganz zu schließen, müssen beachtliche Kräfte auf die Kiefergelenke ausgeübt werden. Abbildung 9-20a zeigt einen unsachgemäß hergestellten Mundschutz. Abbildung 9-20b zeigt einen Mundschutz mit modifizierter Freedom-in-centric. Die bukkalen Oberflächen werden gefaßt, die lingualen nicht. Die Schiene wird hergestellt, indem zusätzliche Schichten im vorderen Teil der Schiene aufgesetzt und verschmol-

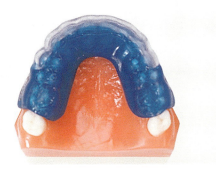

Abb. 9-21. Mundschutz: Unzureichende okklusale Abstützung. Nichtabdeckung der distalen Molaren – eine ungeeignete Lösung zur Vermeidung von Kompressionskräften auf das Kiefergelenk durch Vorkontakt auf dem distalen Abschnitt des Mundschutzes bei Schlußbiß, insbesondere bei habituellem Pressen.

zen werden. So können alle Zähne bei Schließbewegungen gleichmäßig okkludieren. Die Adjustierung der okklusalen Oberfläche wird mit einer Brassler-Fräse vorgenommen. Einige Mundschutze wollen diese Problematik vermeiden, indem die distalen Molaren nicht bedeckt werden, dies führt aber zu okklusaler Instabilität (Abb. 9-21).

9.13 Geräte zur Behandlung der obstruktiven Schlafapnoe (OSA)

Eine ganze Reihe von Geräten werden zur Behandlung des Schnarchens und der obstruktiven Schlafapnoe eingesetzt. Einige ähneln miteinander verschmolzenen Oberkiefer- und Unterkieferstabilisationsschienen, z.B. das Gerät zur nächtlichen Offenhaltung der Atemwege (**NAPA** = Nocturnal Airway Patency Appliance; Abb. 9-22). Andere sind eher mit funktionskieferorthopädischen Apparaturen zu vergleichen, z.B. der **Bionator** (orthopädischer Korrektor; Abb. 9-23).

Beide Geräte verlagern jedoch den Unterkiefer nach vorne und erhöhen so die vertikale Dimension. Mit OSA-Geräten wird keine Repositionierung des Kondylus-Diskus-Komplexes des Kiefergelenks angestrebt.

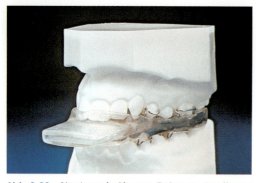

Abb. 9-22. Nocturnal Airway Patency Appliance (NAPA). Gerät zur nächtlichen Offenhaltung der Atemwege, zur Behandlung von Schnarchen und obstruktiver Schlafapnoe (Great Lakes Orthodontics Laboratories).

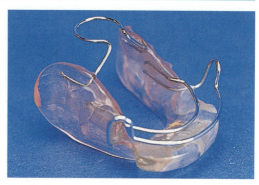

Abb. 9-23. Bionator. Manchmal bei der TMD-Therapie zur anterioren Unterkieferrepositionierung eingesetzt, erweitert etwas die Zahnbogen und erlaubt die kontrollierte Eruption der Molaren und Prämolaren (Space Maintainers Laboratories).

Geräte zur anterioren Repositionierung werden in Kapitel 14 betrachtet, OSA-Geräte in Kapitel 15.

9.14 Zusammenfassung

Die Vielzahl der verschiedenen Arten von Geräten, die in der Zahnmedizin praktisch angewendet werden, entspricht der Vielfalt der Gründe für ihren Einsatz. Dies wurde bereits in Abschnitt 9.1 dieses Kapitels ausgeführt. Dennoch besteht offenbar allgemein Übereinstimmung, daß die Initialbehandlung von TMD zunächst in konservativer Therapie, d.h. aus reversiblen Behandlungsmaßnahmen, besteht. Dazu gehören Pharmaka ohne Suchtpotential, Einschränkung zäher Speisen, Begrenzung der Gelenkbelastung, Muskelübungen und, insbesondere bei Patienten mit Parafunktionen wie Knirschen und Pressen, Stabilisierungsschienen.

Eine konservative Behandlung mit einer stabilisierenden Aufbißschiene hat eine hohe Erfolgsrate. Sie ist der fluktuierenden Natur von TMD mit Exazerbationen, Ruhephasen und Remissionen angemessen. Allerdings verbleiben einige wenige Patienten mit persistierenden Schmerzen, die durch konservative Behandlung nicht gelindert werden. Diese Patienten wurden mit verschiedenen Geräten zur anterioren Reposition des Unterkiefers sowie chirurgischen Verfahren behandelt. Diese Behandlungsmethoden waren aber nicht so erfolgreich, wie man ursprünglich gehofft hatte. Die Erfolgswahrscheinlichkeit dieser Therapieformen kann aber durch strenge Indikationsstellung erhöht werden.

10

Kiefergelenkmyoarthropathie: Patientenführung

Die Differentialdiagnose einer Kiefergelenk-myoarthropathie ist in den meisten Fällen möglich, jedoch kann eine Kausaltherapie nur selten verwirklicht werden, weil die Ätiologie bei den meisten Kiefergelenkmyoarthropathien ungeklärt ist. Die **ätiologische und diagnostische Unsicherheit** hat für die meisten – wenn nicht für alle – dieser Erkrankungen zu einer allgemeinen Übereinstimmung bezüglich der Notwendigkeit einer konservativen oder palliativen Therapie geführt. Dennoch gibt es bei folgenden Fragen noch keine Übereinstimmung:

▶ Welche der konservativen Therapieformen (wenn es überhaupt welche gibt) sind tatsächlich anwendbar, effektiv und zuverlässig?
▶ Bei welchen Formen von Kiefergelenkmyoarthropathien ist eine aggressive oder irreversible Therapie berechtigt?
▶ Wie und von wem sollen die Patienten mit chronischem Kiefergelenkmyoarthropathieschmerz, aber auch mit anderen Arten von chronischem orofazialem Schmerz betreut werden?

Diese kontrovers diskutierten Fragen werden hier mit Bezug zur konservativen Therapie der Kiefergelenkmyoarthropathien betrachtet.

10.1 Initiale Therapie

Die Indikationen für eine Initialbehandlung der Kiefergelenkmyoarthropathien wurden bereits in Kapitel 7 und 8 besprochen und werden deshalb hier nur kurz erwähnt. Wie bereits definiert, versteht man unter konservativer Therapie reversible Therapieformen. In einigen Fällen werden die Begriffe bedingt irreversibel und **irreversibel** zur näheren Bezeichnung der Therapieformen verwendet. Unter **bedingt irreversibler** Therapie versteht man die okklusale Adjustierung von Restaurationen (insbesondere erst kürzlich eingegliederter Restaurationen), welche okklusale Faktoren einer Kiefergelenkmyoarthropathie darstellen. Die Begriffe **palliativ, provisorisch** und „**Erste Hilfe**" werden in einem nachfolgenden Kapitel besprochen.

10.2 Symptom- und Patientenprofil

Symptomprofile für Patienten mit Kiefergelenk- und/oder Muskelerkrankungen können für Forschungszwecke erstellt werden, wie dies in Tabelle 10-1 gezeigt wird. Der relative Prozentsatz der Patienten in den verschiedenen Symptomgruppen wurde folgendermaßen angegeben:
▶ Gruppe mit Muskelerkrankungen etwa 33%
▶ Gruppe mit interner Störung mit Reduktion etwa 20%
▶ Gruppe mit interner Störung ohne Reduktion etwa 6%
▶ Gruppe mit Osteoarthritis bzw. Arthrose etwa 8%
▶ gemischte Gruppe etwa 33%.
Innerhalb dieser Gruppen können nur wenige Patienten als chronische Schmerzpatienten identifiziert werden.

Tabelle 10-1. Einige Symptomprofile von Kiefergelenkmyoarthropathiepatienten.

Initial mäßiger bis starker Schmerz, oft nach einem geringfügigen Kau- oder Traumaereignis, lokalisiert vor oder im Kiefergelenk. Abklingen in sieben bis zehn Tagen mit oder ohne Therapie.

Verhältnismäßig starker fluktuierender Schmerz, überwiegend myogenen Ursprungs, zeitweise auf Kopf- und Halsmuskeln übergreifend und mit generalisierten Muskel- und Gelenkbeschwerden kombiniert, in einigen Fällen psychosoziale Probleme.

Interne Störung mit Diskusreduktion und Rückverlagerung: wird als eine verhältnismäßig leichte Erkrankung eingestuft.

Interne Störung ohne Reduktion: wird als eine verhältnismäßig schwere und schmerzhafte Erkrankung betrachtet, oft kombiniert mit Kopfschmerz.

Osteoarthritis mit einer progressiven internen Störung in der Genese oder primäre Osteoarthritis ohne Blockierungsursache als Ausdruck einer generalisierten Gelenkerkrankung. Kann episodischen Charakter aufweisen oder für Monate akut schmerzhaft sein.

Schmerz aufgrund einer Dysfunktion: Schmerz mit Funktionsstörung und psychischer und sozialer Einschränkung, was nicht unbedingt in eines der o.g. Profile paßt.

Tabelle 10-1 kann nicht alle möglichen Profile darstellen, hebt aber eine der häufigsten klinischen Erfahrungen hervor.

10.3 Kiefergelenk- und Muskelerkrankungen: Therapierichtlinien

Palliative Therapie ist symptomatische Therapie, die als primäres Ziel eine schnelle Schmerzlinderung und/oder das Nachlassen der Dysfunktion verfolgt, nicht Beseitigung kausaler Faktoren, die bis jetzt nicht identifiziert wurden oder identifiziert werden können.

Der Begriff „**provisorische Therapie**" bezeichnet die Therapie, die nicht nur die unmittelbare Symptomlinderung, sondern auch eine Langzeitbeherrschung von Kiefergelenk- und Muskelerkrankungen beabsichtigt.

Der Begriff „**Erste Hilfe**" bedeutet eine palliative Therapie, bestehend aus Physiotherapie, Beratung über Muskelentspannung und Information über die verschriebenen Medikamente.

Wie die palliative Therapie basiert auch eine provisorische Therapie auf einer vorläufigen Diagnose, d.h. einer Diagnose, die nichts über die kausalen Faktoren aussagt, aber eine Zuordnung in eine Kiefergelenkmyoarthropathiekategorie ermöglicht. Eine prinzipielle Anforderung an die provisorische Therapie besteht darin, daß sie weder irreversible Veränderungen verursacht noch das Potential besitzt, solche irreversiblen Veränderungen herbeizuführen. Somit wird also eine Therapie, die keine irreversiblen Veränderungen verursacht, als **konservative Therapie** definiert.

Eine neue Therapie für die Kiefergelenkmyoarthropathie sollte nicht kritiklos übernommen werden. Unglücklicherweise wird der Erfolg oft daran gemessen, wie gut ein Patient initial auf die Anwendung einer neuen Therapieform anspricht. Jedoch hat aufgrund des zyklischen Verlaufs der Kiefergelenkmyoarthropathien in den meisten Fällen jede Therapieform bei Abwesenheit von Kontrollen eine hohe initiale Erfolgsquote. Ein Plazeboeffekt ist bei mindestens 40% der untersuchten Fälle mit oder ohne

Therapie nachweisbar. Der Kliniker sollte in einer Gruppe von klinischen Patienten nichts anderes erwarten. Der Kliniker sollte für eine Behandlung sorgen, die sich über einen angemessen langen Zeitraum als gleichbleibend wirksam erwiesen hat.

10.3.1 Diagnose und Therapie

Die Therapie sollte auf der Grundlage einer Diagnose mit adäquater **Sensitivität, Spezifität** und **Vorhersagbarkeit** bestimmt werden. Die Diagnosekriterien für die Kiefergelenkmyoarthropathien basieren auf der Patientenanamnese und der klinischen Untersuchung, obwohl die Zuverlässigkeit und die Gültigkeit dieser diagnostischen Kriterien nicht optimal sind. Zum gegenwärtigen Zeitpunkt sind jedoch keine besseren vorhanden. Damit wird das Konzept einer sowohl reversiblen als auch palliativen initialen Behandlung unterstützt. Die Behandlung sollte nicht begonnen werden, ehe zumindest eine vorläufige Diagnosestellung erfolgt ist.

Die Diagnosestellung kann komplex sein. Die initiale Reaktion auf die palliative Therapie kann eine Überarbeitung der vorläufigen Diagnose erforderlich machen, insbesondere dann, wenn der Therapieerfolg nicht den Erwartungen entspricht.

Obwohl einige Patienten eine aggressivere Therapieform verlangen, wenn ihr **Schmerz** nicht innerhalb von ein bis zwei Tagen abgeklungen ist oder zumindest signifikant abgenommen hat, ist der Praktiker nicht gut beraten, wenn er Medikamente mit einem hohen Mißbrauchs- bzw. Abhängigkeitspotential verschreibt oder irreversible Therapieformen einsetzt. Der akute Schmerz kann normalerweise mit konservativen Mitteln effektiv behandelt werden, wenn der Patient nicht ein psychisches Problem aufweist. Opiatderivate werden vorsichtig für die kurzfristige Behandlung akuter starker Schmerzzustände verwendet.

Wenn der Patient unter Schlaf- und Eßstörungen, Appetitmangel oder Gewichtsverlust leidet und kein Interesse mehr an der eigenen Lebensqualität zeigt, muß untersucht werden, ob ein **psychisches Leiden** vorliegt. Für einen Patienten mit einer langen Schmerzanamnese kann eine psychische Untersuchung als Bestandteil einer schrittweisen Diagnosestellung erforderlich sein.

Das **Fehlen eines weiteren Therapieerfolgs** hinsichtlich der Symptomreduktion nach anfänglichem Ansprechen auf die Therapie kann weiterführende diagnostische Tests erfordern, ferner auch eine Änderung der Diagnose und/oder Änderung der Behandlung. Dennoch ist die diagnostische Unsicherheit an sich kein Anlaß für die Durchführung einer ganzen Reihe von diagnostischen Tests mit der Hoffnung, eine versteckte Erkrankung zu erkennen. Die Entscheidung für weitere diagnostische Testverfahren sollte auf spezifische Kriterien gestützt werden, und die Ergebnisse sollten – in Form einer Änderung der Diagnose, Prognose und/oder Therapie – direkt anwendbar sein. Es ist unwahrscheinlich, daß kostspielige Spezialtestverfahren der Diagnose und Therapie eines Patienten mit einem benignen chronischen Schmerz zugute kommen. Es gibt wenige – wenn überhaupt – diagnostische Testverfahren für die Kiefergelenkmyoarthropathie, die die Erfordernisse von Reliabilität, Sensitivität, Spezifität und Vorhersagbarkeit erfüllen.

10.3.2 Nachlassen/Linderung der Symptome

Wenn ein Patient zum ersten Mal wegen einer Kiefergelenkmyoarthropathie behandelt wird, kann ein überraschend guter Therapieerfolg dazu führen, daß der Kliniker annimmt, daß eine bestimmte Therapie besonders effektiv sei. Dennoch ist es durchaus möglich, daß eine Spontanremission aufgetreten oder die Schmerzlinderung im wesentlichen durch einen Plazeboeffekt entstanden ist.

> Eine anhaltende Linderung der schmerzhaften Kiefergelenkmyoarthropathiesymptome erfolgt im allgemeinen nicht in einer sehr kurzen Zeitperiode (beispielsweise Minuten oder Stunden); daher sollten die Patienten über den möglichen Heilungsverlauf beraten werden.

Wie die meisten Gelenke und Muskeln des Körpers neigen auch jene von Kopf und Nacken zu einer eher langsamen Heilung. Darüber hinaus kann, wenn die kausalen oder zusätzlichen Faktoren durch die Therapie nicht eliminiert oder kontrolliert werden, die Wirkung der Therapie noch langsamer eintreten, was den Effekt der Selbstheilung – mehr als die Effekte der Therapie – in den Vordergrund stellt.

Da die meisten Kiefergelenkerkrankungen einen episodischen und selbstlimitierenden Charakter aufweisen, tendiert man dazu, die Behandlung für alle Kiefergelenkerkrankungen nur mit Medikamenten, physikalischer Therapie und Übungen zu beginnen. Dahinter verbirgt sich die Vorstellung, daß jede Erkrankung ohne die Anwendung irgendeiner Form von okklusaler Therapie effektiv behandelt werden könne. Obwohl die symptomatische Therapie und Beobachtung die adäquate Initialbehandlung für einige Erkrankungen darstellen kann, hilft bei einem hohen Prozentsatz von Patienten mit schmerzhafter Muskeldysfunktion eine vernünftige okklusale Therapie, beispielsweise eine Aufbißschienentherapie. Ebenso können viele Patienten, die an einem residualen Gelenkschaden, assoziiert mit Osteoarthritis bzw. Arthrose, leiden, mit einer okklusalen Therapie versorgt werden, auch wenn damit die eigentliche Ursache der Erkrankung nicht behandelt wird.

10.3.3 Wiederkehrende Symptome

Das Wiederauftreten von Kiefergelenk- und Muskelerkrankungen scheint häufiger stattzufinden, wenn die Initialtherapie nicht angemessen war und beispielsweise eine kurzfristige Therapie anstelle der benötigten Langzeitbetreuung des Patienten durchgeführt wurde. Ein einmaliges Traumaereignis mit rapidem Abklingen der Symptome kann nicht in derselben Weise betrachtet werden wie eine Anamnese, die verhältnismäßig seltene, scheinbar zusammenhanglose Episoden von Unbehagen aufweist, wo das initiale Trauma schon längst vergessen wurde. Das diagnostische und therapeutische Interesse gilt nicht etwa einer unwahrscheinlichen Progression der Erkrankung in ein fortgeschritteneres Stadium, sondern der Erforschung von Faktoren (beispielsweise okklusal, durch Zähneknirschen und -beißen bedingt, habituell, durch sportliche Aktivitäten bedingt, beruflich bedingt), die Ursachen von wiederkehrenden Episoden von Schmerz und/oder Funktionsstörungen darstellen können.

10.3.4 Das Therapieergebnis beeinflussende Faktoren

Mehrere Faktoren können das Therapieergebnis bei Kiefergelenkmyoarthropathien beeinflussen. Es sollen nur einige darunter genannt werden:

▸ Parafunktionen: Zähnebeißen und -knirschen
▸ Beißgewohnheiten: Fingernägel, Bleistift, Füller, Eis, Lippen, Wange usw.
▸ diätetische Faktoren: feste Lebensmittel, die man intensiv kauen muß
▸ okklusale Interferenzen
▸ psychische Faktoren: Angstzustände, Depressionen
▸ Nebenbeschäftigungen: Singen, Spielen musikalischer Instrumente (Holzblasinstrumente, Geige) usw.
▸ Beruf: Klavierspielen, übermäßiges Spre-

chen, Singen, übermäßiges Beanspruchen der Hals- und Schultermuskulatur
▸ Sport: unkorrekte Mundkontrolle, Gewichtheben, isometrische Übungen, Jogging usw.

10.4 Muskelfunktionsstörungen: Behandlungsprinzipien

Die **Myalgie** wird im allgemeinen verursacht durch Muskelermüdung, kombiniert eher mit Muskelhyperaktivität als mit Muskelspasmus. Muskelhyperaktivität entsteht durch muskuläre Kontraktionen, die über die funktionelle Beanspruchung hinaus andauern. Die Muskelaktivität kann sowohl durch okklusale Faktoren als auch durch zentralnervöse Aktivität gesteigert werden. Umgekehrt kann sie durch okklusale Therapie und psychologisches Training (Verhaltensmodifikation) herabgesetzt werden.

Die **Myalgie mit milden Symptomen** an der Kaumuskulatur kann noch ein bis zwei Wochen nach einer physikalischen Therapie (Übungen, feuchte Wärme usw.) und Gabe von Muskelrelaxanzien persistieren. In solchen Fällen ist die Ursache der Myalgie weiterhin vorhanden, oder sie kann als Teil einer bis jetzt übersehenen generalisierten Muskelerkrankung weiterbestehen. Die Behandlung von generalisierten chronischen Myalgiesyndromen ist nicht Bestandteil einer zahnärztlichen Behandlung, obwohl die lokalen Aspekte der Therapie doch von Bedeutung sind. Wenn die Myalgie sich auf die Kaumuskeln beschränkt und Triggerpunkte für den myofazialen Schmerz nicht vorhanden sind, wird die Diagnose einer simplen Myalgie gestellt. Kausale und aggravierende Faktoren sollten überprüft werden. Wenn keiner dieser Faktoren festgestellt werden kann, wird die Anwendung einer okklusalen Aufbißschiene empfohlen.

> Die *physikalische Therapie* beinhaltet feucht-warme Umschläge, angemessene isometrische Übungen, passive Streckung, transkutane elektrische Nervenstimulation und Verhaltensmodifizierung durch Biofeedback, Entspannung und kognitives Bewußtsein.

Diese Aspekte der Behandlung wurden bereits in den Kapiteln 7 und 8 abgehandelt.

Die **Myalgie mit mäßigen bis schweren Symptomen** ohne das Vorhandensein einer Kiefergelenkdysfunktion kann wie die einfache Myalgie behandelt werden. Doch ist die Dauer der Symptome länger und das Ansprechen auf die initiale Therapie oft langsamer, insbesondere dann, wenn kausale oder aggravierende Faktoren der Myalgie weiterhin vorhanden sind (s. Tab. 10-2).

Die Möglichkeit, daß ein myofazialer Schmerz vorliegt, sollte in Betracht gezogen werden. Wenn Triggerpunkte vorliegen, sollten kühlende Sprays und Muskelstreckung in Erwägung gezogen werden. Wenn die Symptome persistieren und nach etwa zwei Wochen nicht signifikant abnehmen, wird das Anfertigen einer okklusalen Aufbißschiene empfohlen. Bei Vorliegen von Parafunktionen wird die Schiene als Bestandteil der initialen Therapie vorgeschlagen.

Bei einer *medikamentösen Therapie* der akuten Myalgie kann die Anwendung nichtsteroidaler entzündungshemmender Medikamente sehr effektiv sein. Wenn indiziert, können auch Antidepressiva nützlich sein, wobei diese nur nach Rücksprache mit dem betreuenden Arzt des Patienten eingesetzt werden. Während der akuten Phase der Myalgie können Sedativa, Hypnotika und Muskelrelaxanzien angewandt werden. Doch muß darauf geachtet werden, daß der Patient von diesen Medikamenten nicht abhängig wird. Nach der initialen Therapiephase sind Muskelübungen angemessen.

167

Myofazialer Schmerz mit Unterkieferdysfunktion weist dieselben Symptome auf wie andere Myalgiearten, mit zusätzlicher Einschränkung der maximalen Mundöffnung (< 40 mm), Abweichung des Unterkiefers beim Öffnen zu der betroffenen Seite und variablen Bißveränderungen. Im allgemeinen schließt die initiale Therapie – in Ergänzung zu Beratung, physikalischer Therapie und angemessener medikamentöser Therapie (Analgetika, Muskelrelaxanzien usw.) – auch die Anwendung einer okklusalen Aufbißschiene ein. Die Entstehung von Schmerz von einem bestimmten druckschmerzhaften Punkt in einem Muskel wird einem myofazialen Triggerpunkt zugeordnet. Wenn der Muskel in dem Augenblick der Anwendung eines kühlenden Sprays auf diesen Punkt gestreckt wird, wird der Druckschmerz abklingen und die Schmerzentstehung eliminiert. Die Anwendung von Spray und Streckung wurden als eine brauchbare Ergänzung zur Übungstherapie gewertet. Da Triggerpunkte oftmals passiv vorhanden sind, ist die Diagnose von myofazialem Schmerz oft nicht sehr befriedigend. Die Behandlung der Triggerpunkte bringt keinen Gewinn in der Behandlung von schmerzhaften Diskus- und Gelenkerkrankungen. Triggerpunkte sind für die diagnostische Kategorie myofazialer Schmerz mit Unterkieferdysfunktion nicht erforderlich. Das Vorliegen aggravierender Faktoren kann die Behandlung verlängern, wie dies auch bei Myalgien der Fall ist.

Die **mit Kiefergelenkerkrankung assoziierte Myalgie** weist dieselben Symptome wie die Myalgie auf und zusätzlich Symptome, die sich aus den Kiefergelenkerkrankungen ableiten. Jedoch können die muskulären Symptome im Vordergrund stehen. Im allgemeinen besteht die initiale Therapie bei der Myalgie mit einer leichten bis mittelgradigen Kiefergelenkerkrankung aus folgenden Maßnahmen:

▸ Beratung
▸ Analgesie
▸ feuchte Wärme
▸ Übungen
▸ Verhaltensmodifizierung.

Für eine *Langzeitbehandlung* ist es normalerweise erforderlich, eine okklusale Aufbißschiene zu verwenden.

Die Schiene wird 24 Stunden täglich getragen, bis die Symptome abgeklungen sind. Die Symptome können aber unverändert bleiben oder sogar exazerbieren, wenn der Patient die Schiene nur abends oder während des Schlafes trägt. Ebenso können die Symptome bestehenbleiben, wenn die Schiene nicht direkt angepaßt wurde. Sie können erneut auftreten, wenn der Patient die Anwendung der Apparatur unterläßt mit der Entschuldigung: „Ich habe nicht gedacht, daß es noch erforderlich wäre, sie zu tragen, weil meine Symptome völlig verschwunden waren." Eine Exazerbation der Erkrankung findet oft statt, wenn okklusale Faktoren vorhanden sind, die die Muskelaktivität beeinträchtigen. Diese Aspekte werden in Kapitel 11 besprochen. Die Adjustierung der Schiene über einen Zeitraum von mehreren Monaten ist erforderlich, um eine evtl. auftretende Exazerbation zu überprüfen. Nicht selten stagniert der therapeutische Fortschritt der Symptomlinderung, bedingt durch okklusale, berufliche und andere (Zusatzbeschäftigung) Faktoren (s. Tab.10-2), die die Muskeln und Gelenke beim Nichttragen der Schiene tagsüber ungünstig beeinflussen. Wenn nach etwa sechs Monaten ein Wiederauftreten der Symptome nicht beobachtet wurde, kann der Patient die Schiene bei Bedarf tragen. Jedoch ist es in einigen Fällen erforderlich, eine okklusale Adjustierung vorzunehmen, bevor der Patient auf die Schiene verzichten kann. Für Bruxismus-Patienten und Zähneknirscher ist die Anwendung der Schiene im allgemeinen für einen undefinierten Zeitraum erforderlich.

10.5 Notfallversorgung: Behandlungsprinzipien

Patienten mit akutem oder mäßigem Schmerz, kombiniert mit einer internen Störung (Diskusverlagerung ohne Reduktion), Muskelkontraktur oder Trismus, Unterkieferluxation oder Trauma, benötigen oft eine Notfallbehandlung.

10.5.1 Trauma: Unfälle

Bei **Autounfällen** und **Kontaktsportarten** entstehende Traumen können zu Frakturen der Gesichtsknochen einschließlich der Kondylen und der Fossae mandibulares führen. Die meisten Patienten mit schweren Kopf- und Gesichtsverletzungen werden in die Notfallambulanz eines Krankenhauses gebracht. Jedoch scheint in manchen Fällen das Trauma nicht besonders schwer zu sein und wird dann dem natürlichen Heilungsverlauf überlassen, so daß der Patient nur aufgrund von Schmerzen im Kieferbereich und gestörter Okklusion im Bereich der hinteren Zähne den Zahnarzt konsultiert. Solche Unfälle entstehen meist bei Kontaktsportarten, und die Symptome verschlechtern sich innerhalb von ein bis zwei Tagen. Wenn der Patient kurz nach dem Ereignis erstmalig gesehen wird, besteht die Therapie in kalten Umschlägen und einem Analgetikum. Anamnese und die Untersuchung können jedoch auf das Vorhandensein einer Fraktur hinweisen, und der Patient sollte dann einem Spezialisten zugewiesen werden. Sehr schmale Frakturlinien können unbemerkt bleiben, bis der Patient auf die Therapie nicht erwartungsgemäß anspricht und eine Röntgendarstellung durchgeführt wird. Eine Überweisung des Patienten ist außerdem immer indiziert, wenn posttraumatische Kopfschmerzen angegeben werden.

10.5.2 Trismus

Die Einschränkung der Unterkieferöffnung und mit Trismus assoziierter Schmerz entstehen in der Regel im Anschluß an eine **Unterkieferleitungsanästhesie**, wenn dabei der Musculus pterygoideus medialis verletzt wird. Die Behandlung besteht in **warmen Kochsalzspülungen**, einer ausreichenden Analgesie und, wenn der akute Schmerz abgeklungen ist, in Öffnungsübungen.

10.5.3 Luxation

Die Luxation beider Kondylen kann u.U. recht schmerzhaft sein, so daß einige Patienten eine große Angst zeigen. Vor jedem Versuch zur Reposition des Unterkiefers sollte daher eine Beratung und Aufkärung erfolgen. Die **Reposition** des Unterkiefers wird durch Plazierung beider Daumen auf die Unterkiefermolaren und durch Druck nach unten mit leichter Rotation des Unterkiefers durchgeführt. In einigen Fällen kann es erforderlich sein, eine Muskelrelaxierung durch Anästhesie oder Analgesie herbcizuführen. Chronische Luxationszustände können eine chirurgische Therapie erfordern.

10.5.4 Akute interne Störung mit Reduktion

Eine akute interne Störung mit Diskusverlagerung und Reduktion kann auch ohne Blockierungsereignisse in der Anamnese auftreten. Ein gewisser Grad an Schmerz kann bereits vorausgegangen sein, doch der akute Schmerz tritt lediglich bei weiter Unterkieferöffnung auf, wenn die Translationsbewegung beginnt. Der Schmerz bzw. die Diskusfunktionsstörung betrifft in der Regeln nur ein Kiefergelenk. Obwohl der Patient diese weite Unterkieferöffnung bereits vermeidet, besteht in bestimmten Situationen automatisch die Tendenz zur weiten Öffnung, beispielsweise während des Gähnens. Die **initiale Therapie** erfolgt medikamentös (beispielsweise nichtsteroidale Antiphlogistika) und durch Bewegungseinschränkung (beispielsweise Vermeiden von Lebensmitteln, die man intensiv kauen muß;

Beratung darüber, wie man bei limitierter Mundöffnung gähnen kann, und Anwendung einer elastischen Binde um den Kopf und den Unterkiefer während der Nacht). Eine okklusale Aufbißschiene ist nicht Bestandteil der initialen Therapie, aber wenn das akute Stadium abgeklungen ist, eignet sich eine Aufbißschiene im allgemeinen sehr gut für eine Langzeittherapie.

10.5.5 Akute interne Störung ohne Reduktion

Akuter **Schmerz** und **limitierte Öffnung** (Gelenkblockierung) können auch mit einer Diskusverlagerung ohne Reduktion assoziiert sein. Patienten mit limitierter Mundöffnung und subjektivem Blockierungsgefühl im Kiefergelenk können bereits in einigen Fällen erfolglos von einem anderen Zahnarzt durch Manipulation des Kiefergelenks zur Reposition des Diskus oder durch Anwendung einer anterioren Repositionierungsapparatur behandelt worden sein. Eine Manipulation des Unterkiefers zur Diskusreduktion kann ohne Anästhesie bzw. Analgesie nicht erfolgen, und oftmals kann die Reduktion nicht erhalten werden.

Bei den meisten Patienten mit Diskusverlagerung sollte zuerst einmal die manuelle Manipulation am Unterkiefer versucht werden. Jedoch hat die Tendenz, zur Verhinderung einer erneuten Diskusverlagerung den Patienten unmittelbar mit einer anterioren Repositionierungsapparatur zu versehen, aufgrund von Rückfällen, Versagen einer Step-back-Vorgehensweise und der Notwendigkeit von orthodontischen und/oder rekonstruktiven Maßnahmen deutlich abgenommen. Die Notwendigkeit einer Diskusreposition, außer zur Erzielung einer schmerzlosen Funktion, wurde mit Recht in Frage gestellt. Eine limitierte Unterkieferöffnung ohne Schmerz und Unbehagen kann initial für den Patienten unangenehm sein, doch mit der Zeit verschwindet häufig dieses Problem. Die Patienten sollten darüber informiert werden und die Chance haben, eine reversible Therapie zu erhalten, bevor irreversible Therapieformen eingesetzt werden. Der Effekt einer konservativen Therapie auf das Kiefergelenk ist noch nicht klar. Doch wurde nachgewiesen, daß sich in der bilaminären Zone Bindegewebe bildet und dieses die Funktion eines Pseudodiskus übernimmt, auch wenn das posteriore Ligament nach anterior verlagert ist.

Patienten mit **Gelenkblockierung** beim Unterkieferschluß werden häufiger einer *chirurgischen Therapie* unterzogen als solche mit anderen Kiefergelenkmyoarthropathieformen. Die Effektivität von anderen konservativen Therapieformen in der Langzeitbetreuung von vielen Patienten mit Schmerzen und Gelenkblockierung weist darauf hin, daß spezifische Richtlinien zur Durchführung einer chirurgischen Therapie erforderlich sind. Unserer Meinung nach sollten chirurgische Maßnahmen nur bei Patienten eingesetzt werden, die:

▸ nicht auf konservative (reversible) Therapie angesprochen haben
▸ unerträgliche Schmerzen haben
▸ bestimmte, chirurgisch behebbare Probleme haben
▸ Anzeichen zeigen, daß sie sich zu einem chronischen Schmerzpatienten entwickeln
▸ wissen, daß chirurgische Maßnahmen auch erfolglos bleiben können.

Die *konservative Therapie* (beispielsweise Analgesie, Physiotherapie, Aufbißschiene und okklusale Adjustierung) ist im allgemeinen nach genügender Zeitdauer, d.h. sechs Monate bis ein bzw. zwei Jahre, effektiv. Wenn der Schmerz abgeklungen ist, ist es möglich, Übungen zur Vergrößerung der Mundöffnung einzuleiten.

10.5.6 Stauchung und Dehnung nach Trauma

Die Kiefergelenke und Muskeln werden initial mit Physiotherapie behandelt. Wenn der Patient kurz nach dem traumatischen Ereignis inspiziert wird, ist die Anwendung von kalten Umschlägen, Analgesie, einer diätetischen Zurückhaltung und Muskelrelaxanzien indiziert. Nach etwa 24 Stunden werden feucht-warme Umschläge benutzt. Frakturen sollten in die Differentialdiagnose mit einbezogen werden.

10.5.7 Adhäsionen/Perforationen von Ligament und Diskus

Diese Erkrankungen sollten wie die akute Diskusverlagerung ohne Reduktion gewertet werden. Wenn reversible Therapieformen nicht effektiv sind und der Schmerz persistiert, können arthroskopisch-chirurgische Maßnahmen indiziert sein.

10.5.8 Degenerative Gelenkerkrankungen

Degenerative Gelenkerkrankungen, kollagene Gefäßerkrankungen und systemische Erkrankungen mit lokalen Anzeichen und Symptomen werden im nachfolgenden Abschnitt über Langzeittherapie besprochen.

10.6 Langzeitbehandlung: Richtlinien

Die Langzeittherapie von Kiefergelenk- und Muskelerkrankungen kann Wochen bis Monate bzw. Jahre beanspruchen in Abhängigkeit des Erkrankungstyps und des Erfolges einer lokalen und/oder systemischen Therapie. Die Langzeittherapie muß nicht notwendigerweise kontinuierlich sein, sollte aber für die Unterstützung des Patienten während akuter, rezidivierender und verlängerter Ruhephasen einer Erkrankung, beispielsweise einer Osteoarthritis oder rheumatoiden Arthritis, konzipiert sein. Der Patient sollte sich darüber im klaren sein, daß die lokale Behandlung einer Kiefergelenk-

manifestation der rheumatoiden Arthritis in einer engen Beziehung zur systemischen Behandlung dieser Arthritis steht. Ebenso sollte er darüber Bescheid wissen, daß lokale Faktoren die Kiefergelenkarthritis verschlechtern können.

Die Langzeittherapie kann schrittweise von reversibel zu bedingt irreversibel bzw. irreversibel, okklusal oder zu anderen Therapieformen gesteigert werden, wenn eine Langzeitkontrolle von störenden Symptomen erforderlich ist. Dennoch gibt es selten eine Rechtfertigung für die Probleme, die sich für einige Patienten ergeben, die mit komplexen Formen rekonstruktiver okklusaler Therapie, Orthodontie und chirurgischen Maßnahmen behandelt wurden, obwohl sie initial auf effektive Art und Weise mit reversiblen Methoden hätten behandelt werden können. Es ist nicht möglich, für den einzelnen Patienten festzustellen, was ohne diese Therapie passiert wäre. Wenn man jedoch die resultierenden iatrogenen mit den publizierten Ergebnissen einer palliativen oder vernünftigen okklusalen Therapie für ähnliche Fälle vergleicht, zeigt es sich, daß eine solche Therapie unnötig oder als Überbehandlung angesehen werden kann.

Wie in Tabelle 10-2 dargestellt, sind einige Kiefergelenkmyoarthropathien **chronisch und systemischen Ursprungs** (beispielsweise rheumatoide Arthritis), und eine Langzeitbetreuung ist erforderlich. Die Erkrankungen können primär das Kiefergelenk oder primär die neuromuskulären oder vaskulären Systeme betreffen. Diese Kiefergelenkerkrankungen sollten primär mit einer systemischen Therapie behandelt werden. Das zentrale Thema für die Langzeitbetreuung eines chronischen Schmerzpatienten betrifft psychosoziale Erkrankungen.

Die Erkrankungen, die die Therapie bzw. das Ansprechen auf die Therapie bei Kiefergelenkmyoarthropathien beeinflussen können, wurden in Tabelle 10-2 zusammen-

Tabelle 10-2. Langzeitbetreuung von Patienten: Erkrankungen, die in der Therapie von Kiefergelenkmyoarthropathien berücksichtigt werden sollten.

Chronische Muskelerkrankungen
Rheumatische Erkrankungen: (a) degenerative Gelenkerkrankungen, z.B. Osteoarthritis/Osteoarthrose (b) diffuse Bindegewebserkrankungen, z.B. rheumatoide Arthritis, systemischer Lupus erythematodes, Sjögren-Syndrom (c) Arthritis in Verbindung mit Spondylitis, z.B. psoriatische Arthritis, ankylosierende Spondylitis, AIDS-assoziierte seronegative Spondyloarthropathie (d) metabolische und endokrinologische Erkrankungen mit rheumatischen Zuständen, z.B. Gicht, Ehlers-Danlos-Syndrom, Akromegalie (e) non-artikulärer Rheumatismus, z.B. myofaziales Schmerzsyndrom, Lumbago, Bandscheibenerkrankungen, Tendinitis (f) postinfektiöse Arthritis (g) verschiedene Erkrankungen, z.B. traumatische Arthritis, Hämophilie (Hämarthralgie), interne Gelenkstörung
Innere Gelenkstörung des Kiefergelenks
Spannungskopfschmerz
Phantombiß
HNO-Erkrankungen, z.B. Tinnitus (Ohrgeräusche)
Schmerzsyndrome, chronische Schmerzpatienten

gefaßt und stellen nur eine kleine Auswahl dar. Die Erkrankungen, die in anderen Kapiteln und anderen Abschnitten dieses Kapitels besprochen werden, sind dabei nicht erwähnt.

10.6.1 Chronische Muskelerkrankungen

Primäre Fibromyalgie wurde als nichtartikulärer Rheumatismus bezeichnet und ist oft kombiniert mit mandibulärer Dysfunktion. Muskelschmerzen, Muskelsteifheit im Hals und im Schultergürtelbereich und Druckschmerzhaftigkeit der Kaumuskeln liegen vor. Triggerpunkte können vorhanden sein und überlappende Symptome mit der mandibulären Dysfunktion verursachen. Die primäre Erkrankung hat mit der Okklusion nichts zu tun. Die Fibromyalgie wird im allgemeinen charakterisiert durch diffusen muskuloskeletalen Schmerz, multiple

Druckschmerzpunkte, nicht regenerierenden Schlaf und chronische Müdigkeit. Eine ganze Reihe von Gründen für die Entstehung der Symptome der Fibromyalgie wurden vorgeschlagen:

▸ psychischer Streß (durch ein psychisches Trauma)
▸ primäre Schlafstörungen (obstruktive Schlafapnoe, periodische Bewegungen der Körperglieder)
▸ Osteoarthritis mit Schmerz
▸ aktive Phasen von rheumatoider Arthritis
▸ eine Umgebung, die den Patienten von einem tiefen Schlaf abhält
▸ eine metabolische Funktionsstörung im zentralen Nervensystem (beispielsweise postvirale Erschöpfungssyndrome).

Die Langzeittherapie beinhaltet Fitneßprogramme (Aerobic), die kurzwellige Schlaf-

phasen induzieren. Die Behandlung der Myalgie und des myofazialen Schmerzsyndroms wurde bereits beschrieben. Myogene
Kiefergelenkmyoarthropathien werden als
eine Kategorie chronischer muskuloskeletaler Erkrankungen betrachtet.

10.6.2 Rheumatische Erkrankungen

Zu den am häufigsten vorkommenden bzw.
wichtigsten Arthritisformen, die das Kiefergelenk betreffen können, gehören die
Osteoarthritis/Osteoarthrose, rheumatische
Arthritis, traumatische Arthritis und die interne Störung.

10.6.2.1 Osteoarthritis/Osteoarthros

Die Osteoarthritis bzw. Osteoarthrose ist
eine degenerative Erkrankung, die verschie-
de-ne Gelenke des Körpers – normalerweise
der Individuen jenseits des 40. Lebens-
jahres – betrifft. Mehr als 50% der Patienten
im Alter von 60 Jahren oder älter sind von
dieser Krankheit in verschiedenem Ausmaß
betroffen. Die Osteoarthritis kann symptomatisch oder asymptomatisch sein, und die
Intensität der Symptome muß nicht in Beziehung zum Schweregrad der pathologischen Gelenkveränderungen stehen. Die
Diagnose wird sowohl klinisch als auch anhand von Röntgenbefunden gestellt, sofern
diese existieren (Abb. 10-1). Die Prolifera-
tion von Knochengewebe und Osteophyten-
bildung an den distalen interphalangealen
Gelenken führen zur Entstehung von He-
berden-Knötchen (Abb. 10-2a) oder an den
proximalen interphalangealen Gelenken zur
Entstehung von Bouchard-Knötchen (Abb.
10-2b). Das erstmalige Auftreten der Erkrankung kann insbesondere bei Patienten in der Altersgruppe von 30–40 Jahren
schmerzhaft sein. Das akute Stadium kann
12–18 Monate dauern und dann abklingen,
wobei es mit einer geringeren Intensität rezi-
diviert. Der Schmerz und die Progression
der Osteoarthritis haben eine Tendenz zur

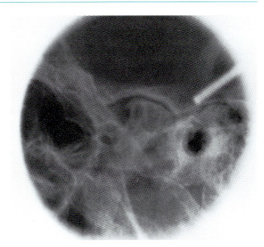

Abb. 10-1.   Degenerative Kiefergelenkerkrankung:
Osteoarthritis/Osteoarthrose.

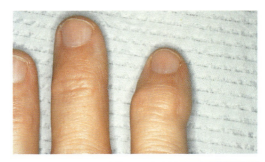

a

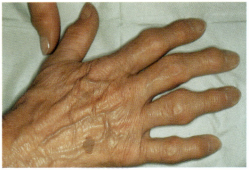

b

Abb. 10-2.   Degenerative Gelenkerkrankung.
a) Heberden-Knoten; distales Interphalangeal-
gelenk.
b) Bouchard-Knoten; approximales Interphalan-
gealgelenk.

Selbstlimitierung innerhalb von drei bis
fünf Jahren. Die akute Exazerbation der Erkrankung kann aus unbekannten Gründen
erfolgen, wobei eine gewisse Form von

Trauma mitverursachend sein kann. In den untersuchten Fällen scheint Krepitation der häufigste klinische Befund zu sein. Die röntgenologischen Befunde in den untersuchten Fällen zeigen Knochenanbauareale abwechselnd mit Aufhellungsarealen (Abb. 10-3). Während der akuten Phase ist das Kiefergelenk druckschmerzhaft.

Die Ätiologie der Osteoarthritis ist bisher noch nicht geklärt, obwohl Makro- oder Mikrotraumen als ätiologische Faktoren diskutiert wurden. Die *Langzeitergebnisse einer konservativen Therapie* sind in der Regel sehr gut.

Die Anwendung einer okklusalen Aufbißschiene führt oft zu einer eindrucksvollen Schmerzminderung. Während der initialen entzündlichen Phase oder bei Exazerbation der Erkrankung kann der Einsatz von nichtsteroidalen Antiphlogistika sehr hilfreich sein. Eine gewisse Schmerzlinderung im Initialstadium der Erkrankung kann durch Ruhe, feucht-warme Umschläge und diätetische Zurückhaltung (Vermeiden harter Lebensmittel, die ein intensives Kauen erfordern) erreicht werden. Die okklusale Schienentherapie kann über Monate eingesetzt

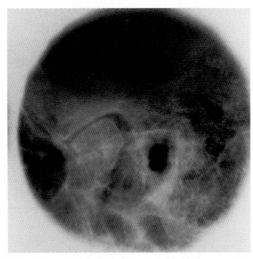

Abb. 10-3. Degenerative Gelenkerkrankung. Akuter Schmerz und Druckschmerzhaftigkeit, distale Ansicht des Gelenks.

werden und führt zu einem langsamen Abklingen der Schmerzen. Dennoch können Knacken und sprunghafte Bewegungen als Hinweis auf eine Gelenkfunktionsstörung noch persistieren. Eine komplette Restitution des Gelenks sollte jedoch nicht erwartet werden.

Bei einigen wenigen Patienten kann, auch wenn eine ausreichende Compliance vorliegt, der starke Schmerz auch nach einer okklusalen Therapie und anderen Formen nichtinvasiver Therapie weiterbestehen. In solchen Fällen sollte sowohl die systemische als auch die lokale Therapie überdacht werden. Die Effektivität intraartikulärer Kortisoninjektionen ist im allgemeinen nicht befriedigend. Nur in schweren Fällen mit sichtbarer Deformität, Einschränkung der Unterkieferbewegung und Schmerzen sollten chirurgische Maßnahmen als eine letzte Möglichkeit in Erwägung gezogen werden.

10.6.2.2 Rheumatoide Arthritis

Es wurde berichtet, daß 38% der Individuen mit rheumatoider Arthritis innerhalb eines Jahres nach dem Ausbruch der Erkrankung Kiefergelenksymptome entwickeln. In seltenen Fällen ist das Kiefergelenk das erste betroffene Gelenk. Eine rheumatoide Arthritis kann dann aufgrund der Familienanamnese und des Versagens der initialen Therapie vermutet werden. Die Ätiologie dieser Erkrankung ist unbekannt, es existiert noch keine kurative Therapie.

Die Therapie der rheumatoiden Arthritis und der damit verbundenen Kiefergelenkerkrankung sollte palliativ in Kooperation mit dem Rheumatologen, der die systemische Erkrankung behandelt, erfolgen. Die aktive Erkrankung hat die Tendenz, innerhalb weniger Jahre „auszubrennen", oft hinterläßt sie schwere Residualdeformitäten (Abb. 10-4). Die Remission oder Exazerbation der Erkrankung tritt unabhängig von der okklusalen Therapie auf. Die während der

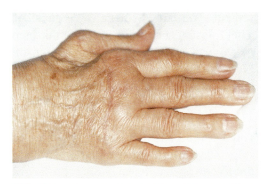

Abb. 10-4. Rheumatoide Arthritis. Schwanenhals-deformität der Hand.

akuten Phase der Erkrankung eingesetzte palliative Therapie sollte in direkter Beziehung zu der vom Rheumatologen konzipierten Therapie stehen. Wenn die Erkrankung sich für ein bis zwei Jahre in Remission befindet, sollten okklusale und chirurgische Maßnahmen zur Behandlung eines frontal offenen Bisses nicht in Erwägung gezogen werden. Chirurgische Therapie kann bei asymptomatischen Patienten mit schwerer Ankylose erforderlich werden. Okklusale Aufbißschienen können für einige Patienten während der aktiven Phase hilfreich sein, erfordern aber eine konstante Adjustierung der Schiene.

10.6.2.3 Psoriasis

Einige Patienten (7–10%) mit Psoriasis leiden unter Schmerz und Bewegungseinschränkung im Unterkiefer. Die röntgenologischen Befunde sind denen bei der rheumatoiden Arthritis ähnlich. Nur eine palliative Therapie und eine Therapie mit einer okklusalen Aufbißschiene für die Gelenke können empfohlen werden.

10.6.2.4 Lupus erythematodes

Das Kiefergelenk ist bei systemischem Lupus erythematodes oft klinisch betroffen, wobei Blockierung, Dislokation, Druckschmerzhaftigkeit und Schmerzen bei der Unterkieferbewegung beobachtet werden.

Eine palliative Therapie und die Anwendung einer okklusalen Aufbißschiene werden empfohlen.

10.6.3 Traumatische Arthritis: akut und chronisch

Innere und äußere Traumen können in den Kiefergelenken entzündliche Veränderungen hervorrufen. Bei der traumatischen Arthritis entsteht der Schmerz durch die Verletzung der Gelenkstrukturen (Ligamente) oder der Kaumuskulatur. Mikrotraumen können durch die Hyperaktivität der Unterkiefermuskeln infolge von psychischem Streß, Bruxismus, odontogenem Schmerz, Neuralgien oder Schmerzen in anderen Strukturen verursacht werden. Traumen können auch selbstinduziert sein durch Gähnen, das Aufbeißen auf einen Apfel oder einen Kauakt, bei dem der Unterkiefer leicht subluxiert wird.

Die **Gewebeveränderungen** schließen Synovitis, Ödem und durch die Verletzung der postkondylären bilaminären Zone eine Entzündung im distalen und kapsulären Gewebe sowie eine Schwellung der interkapsulären Weichteile ein. Der Schmerz wird durch Angst, Aufmerksamkeit, Suggestion, Vorkonditionierung und andere kognitive Variablen beeinflußt.

Bei einem äußeren Trauma in der Anamnese kann es notwendig sein, nach Frakturen zu suchen. Die initiale Behandlung des Patienten wurde bereits in Kapitel 8 dargestellt und besteht in der Physiotherapie während der initialen Phase einer traumatischen Arthritis und in der Anwendung einer okklusalen Aufbißschiene bei der chronischen traumatischen Arthritis.

10.6.4 Kiefergelenkstörungen

Die früher vorhandene Vorstellung über die Behandlung einer Diskusverlagerung mit Hilfe von anterioren Repositionierungsapparaturen und mit chirurgischen Maßnahmen hat sich in den letzten Jahren aus einer ganzen Reihe von Gründen deutlich verändert. Die Malokklusion und der seitlich offene Biß, verursacht durch die Repositionierungsapparaturen, und die hohe Rezidivrate sind verantwortlich für den signifikanten Rückgang in deren Anwendung. Chirurgische Maßnahmen zur Diskusreposition werden ebenfalls signifikant seltener eingesetzt, da sich inzwischen neue Konzepte der chirurgischen Therapie entwickelt haben. Die Indikationen für eine offene bzw. arthroskopische Chirurgie wurden neu definiert und beschränken sich im allgemeinen auf Fälle mit persistierenden akuten Schmerzen und Versagen reversibler Therapieformen. Es wurde festgestellt, daß Patienten mit Kiefergelenkdiskusstörung mit derselben Erfolgsquote wie Patienten mit anderen Formen von Kiefergelenkerkrankungen behandelt werden können. Langzeitstudien zeigen, daß eine funktionelle Therapie ohne irreversible Therapieformen bemerkenswert gute Ergebnisse liefert. Die Fähigkeit des Gelenks, die Funktion auch bei einer anterioren Verlagerung aufrechtzuerhalten, wurde bereits nachgewiesen.

Die Behandlung einer akuten internen Störung ohne Diskusreduktion wurde bereits im Abschnitt „Notfallversorgung" besprochen.

10.6.5 Spannungskopfschmerz

Patienten mit Spannungskopfschmerzen, Druckschmerzhaftigkeit der Kopf- und Halsmuskeln, Beschwerden mit muskulären Verspannungen und Ermüdung der Kaumuskeln sowie Symptomen einer okklusalen Funktionsstörung sollten einer okklusalen Therapie unterzogen werden. Zum gegenwärtigen Zeitpunkt kann der Spannungskopfschmerz als Teil einer Funktionsstörung des Kauapparates betrachtet werden. Die initiale Behandlung besteht in der Anwendung einer okklusalen Aufbiß-

schiene. Wenn die Schiene einen günstigen Effekt ausübt, kann die Therapie mit einer okklusalen Adjustierung oder anderen okklusalen Therapien fortgesetzt werden, um eine okklusale Stabilität zu erhalten.

10.6.6 Phantombiß

Nur wenige Patienten klagen über eine geringgradige **Gesichtsasymmetrie,** und aufgrund von vorhandenen, jedoch gering ausgeprägten Kiefergelenkerkrankungen können sie den Zahnarzt davon überzeugen, daß zur Korrektur sowohl der Asymmetrie als auch der Kiefergelenkmyoarthropathie eine Behandlung der Okklusion erforderlich sei. Der Patient, der in seiner Vorgeschichte multiple gescheiterte Therapieversuche wegen einer vermeintlichen Okklusionsstörung (und der daraus entstehenden Gesichtsasymmetrie) aufweist, ist aller Wahrscheinlichkeit nach ein monosymptomatischer Hypochonder, d.h. ein Patient mit einem Phantombiß. Dieser Patient wird durch keine Therapie zufriedenzustellen sein, die Vermeidung jeglicher irreversiblen okklusalen Therapie wird daher empfohlen. Die Behandlung der Wahl für die Kiefergelenkmyoarthropathiesymptome besteht in der **okklusalen Aufbißtherapie.**

10.6.7 Hals-, Nasen-, Ohrenerkrankungen

Ein hoher Prozentsatz der Patienten mit Kiefergelenkerkrankungen weist auch otologische Symptome auf. Oftmals besteht hier nur eine relative Otalgie aufgrund der **engen Nachbarschaftsbeziehung** zu der Schmerzquelle im Kiefergelenk und im Musculus pterygoideus lateralis. Dennoch ist ein Zusammenhang zwischen den subjektiven Ohrsymptomen wie Tinnitus und Ohrdruck und der Kiefergelenkmyoarthropathie möglich, wenn man die Konvergenz von Neuronen aus dem Gebiet des Gelenks zu Trigeminusinterneuronen, die mit den Kaumuskeln assoziiert sind, einschließlich der für die Funktion des Trommelfells und der Eustachischen Röhre verantwortlichen Neurone betrachtet. Ein Zusammenhang zwischen Gähnen und subjektiven Hörstörungen erscheint aufgrund der Einschränkung der Unterkieferöffnung bei mandibulärer Funktionsstörung möglich. Der Druckausgleich über die Tuba auditiva kann durch eine eingeschränkte Mundöffnung beim Gähnen negativ beeinflußt werden. Die Patienten, die zwar eine Kiefergelenkmyoarthropathie und subjektive Hörstörungen aufweisen, aber normale Audiogramme bieten, können von einer angemessenen okklusalen Aufbißschienentherapie profitieren.

10.6.8 Chronischer Schmerzpatient

Die Unterschiede zwischen akutem und chronischem Schmerz wurden bereits in den Kapiteln 4, 5 und 6 diskutiert. Das Thema wird hier erneut abgehandelt zur Unterscheidung zwischen der Behandlung von **akutem Schmerz** und der Behandlung von Patienten mit **persistierendem Schmerz**. Bei chronischen Schmerzzuständen nimmt man an, daß der Schmerz zu psychischen Erkrankungen führt, nicht umgekehrt. Einige Patienten mit persistierendem Schmerz, die Veränderungen ihres psychischen Status erfahren, haben bereits vorbestehende Verhaltenscharakteristika, die ihre Entwicklung zu einem chronischen Schmerzpatienten begünstigen.

Der chronische orofaziale Schmerz, assoziiert mit einer Kiefergelenkmyoarthropathie, kann auch mit **psychischen Erkrankungen** und psychosozialen Problemen kombiniert sein, die sich in Depressionen, Angstzuständen, multiplen psychischen Symptomen, übermäßiger Inanspruchnahme von Gesundheitseinrichtungen, Medikamentenabusus und Ablehnung von persönlichen, sozialen und beruflichen Verpflichtungen äußern. Somit wird für einen Patienten mit

einer langen Schmerzanamnese und Verhaltensstörungen eine psychologische Aufklärung im allgemeinen erforderlich.

Der Zeitfaktor allein (beispielsweise sechs Monate) definiert nicht den chronischen Schmerzstatus eines Patienten, obwohl der Kliniker über die Risiken eines langzeitpersistierenden nichtbehandelten Schmerzes Bescheid wissen sollte. Der Kliniker sollte sich darüber im klaren sein, daß persistierender Schmerz Verhaltensveränderungen bewirken kann, die durch verschiedene Coping-Mechanismen und übersteigerte oder inadäquate Gemütszustände widergespiegelt werden. In den meisten Fällen kann der Kliniker die Notwendigkeit einer psychischen Exploration ohne die Anwendung eines Schmerzfragebogens erkennen. Dennoch können, basierend auf einer Interpretation eines klinischen Psychologen, ärztliche Fragebogen durch den Zahnarzt verwendet werden, beispielsweise der McGill-Schmerzfragebogen oder der multidimensionale West-Haven-Yale-Schmerzfragebogen. Das Vorliegen von Schlaf- und Eßstörungen, Appetit- oder Gewichtsveränderungen und Verlust des Interesses an der eigenen Lebensqualität zeigen die Notwendigkeit einer Untersuchung bezüglich einer psychischen Störung.

Der Patient, der gerade eine Behandlung wegen einer Kiefergelenkerkrankung beginnt, aber in der Anamnese persistierenden oder wiederkehrenden Schmerz aufweist, sollte hinsichtlich der Schmerzauswirkungen auf den persönlichen und sozialen Bereich untersucht werden. Der Zahnarzt kann im allgemeinen mit wenigen Fragen bestimmen, ob eine zusätzliche Untersuchung und/oder Überweisung erforderlich ist.

Der Patient mit einer Kiefergelenkmyoarthropathie oder einer anderen Form von orofazialem Schmerz, bei dem trotz mehrwöchiger Therapie eine wesentliche Rückbildung des Schmerzes nicht erreicht werden konnte, sollte ebenfalls zur Überprüfung der

Diagnose und der Behandlungsmethode sowie auch der Schmerzauswirkungen erneut untersucht werden. Einige Patienten können (unvorhergesehenerweise) chronische Schmerzerkrankungen entwickeln, wenn die Behandlung nicht effektiv ist. Daher ist es für den Zahnarzt sehr wichtig, sowohl den **psychosozialen Status** als auch die **physische Basis der Beschwerden** des Patienten zu berücksichtigen.

Die Frage erhebt sich: „Wer sollte den chronischen Schmerzpatienten behandeln?" Die Antwort liegt offensichtlich in den Händen des Klinikers. Aufgrund der psychosozialen Aspekte der Patienten sollte ein klinischer Psychologe in die Patientenbetreuung genauso wie der Kliniker mit einbezogen werden. Dennoch kann der Kliniker es bevorzugen, den Patienten eher in eine multidisziplinäre Schmerzklinik einzuweisen, als sich selbst mit der Betreuung dieser Art von Schmerzerkrankungen zu befassen. Für den Allgemeinpraktizierenden ist es vielleicht ausreichend zu erkennen, daß Schmerz und Verhaltensstörungen bei einem Patienten gleichzeitig vorliegen können und somit die Einweisung eines Patienten in eine Schmerzklinik erforderlich ist.

10.7 Trends in der Behandlung von Kiefergelenkmyoarthropathien

Ein nennenswerter Trend in der Diagnostik und Behandlung von Kiefergelenkerkrankungen besteht in dem Vergleich der Kiefergelenk- und Muskeldysfunktion mit Schmerzen im Bereich der Lendenwirbelsäule, im Nacken und Schultergürtelbereich sowie mit primärer Fibromyalgie. Dieser Trend scheint zumindest zu zwei Schienen in der Patientenbetreuung zu führen:

▸ Behandlung der Patienten mit akuten Kiefergelenkschmerzen beim Praktiker durch die Anwendung von primär biophysikalischer Therapie und sekundär durch den Einsatz von initialer psychologischer Beratung

▸ primär Behandlung der Schmerzen bei Patienten mit chronischem Kiefergelenkschmerz und anderen chronischen Gesichtsschmerzerkrankungen, unabhängig davon, ob die Behandlung in der Zahnarztpraxis oder in einer multidisziplinären Klinik durchgeführt wird. Die psychosozialen Gesichtspunkte stehen bei der Schmerzbehandlung im Vordergrund.

In der ersten Behandlungsschiene muß der Zahnarzt **keine Untersuchung von psychosozialen bzw. verhaltensabhängigen Faktoren** durch den Einsatz von Schmerz- bzw. psychologischen Fragebogen durchführen. In dieser Kategorie kann die Mehrheit der Patienten auch ohne spezielle Betrachtung von psychischen Faktoren effektiv behandelt werden. Dennoch muß der Praktiker erkennen, ob eine initiale Untersuchung von psychischen Faktoren erforderlich ist. Etliche vereinfachte Fragebogen wurden entwickelt, um den Zahnärzten das Erkennen psychischer Probleme bei Patienten mit Kiefergelenkmyoarthropathien zu erleichtern (beispielsweise GALE und DICKSON, 1989; OAKLEY et al., 1993). Wenn die Testergebnisse positiv ausfallen, sollten die Patienten einer weiteren Exploration durch einen klinischen Psychologen unterzogen werden. Patienten mit wiederkehrenden Schmerzepisoden sollten intensiv beobachtet werden, so daß sie beim Auftreten psychosozialer Faktoren und bei Entstehung von chronischem Schmerz an einen klinischen Psychologen oder an eine Schmerzklinik zur weiteren Untersuchung überwiesen werden können. Die Mehrheit der Patienten mit Kiefergelenkmyoarthropathie erholt sich, ohne daß eine Überweisung zu einem klinischen Psychologen erforderlich wird.

In der zweiten Behandlungsschiene haben die Patienten chronischen Schmerz, d.h. therapieresistente (nichtmaligne) Schmerzen. Die physischen Befunde haben wenig Bezug zu den Beschwerden, und für eine annehmbare Diagnose und Therapie des chronischen Schmerzpatienten ist eine psychosoziale Charakterisierung des Schmerzes erforderlich. Der Zahnarzt kann in die Einschätzung von **verhaltensbedingten und psychosozialen Faktoren** mit einbezogen werden (Untersuchung von schmerzbezogener Unfähigkeit, Depression, adaptiven Coping-Mechanismen, unspezifischen physischen Symptomen und Somatisierung). Dennoch wurden die meisten Untersuchungsbogen für klinische Psychologen entwickelt.

Obwohl es sicherlich erwünscht sein kann, Patienten mit chronischen Schmerzen in einer Klinik multidisziplinär von Zahnärzten, Physiotherapeuten und Psychologen untersuchen zu lassen, bestand eine gewisse Tendenz, die Diagnose und Therapie von schmerzhaften Kiefergelenkerkrankungen im wesentlichen auf die psychologische Betrachtung zu konzentrieren. In einigen Fällen wurden beim Vorliegen von biophysischen ätiologischen Faktoren teilweise beschönigende Diagnosen gestellt, d.h., es wurden psychosoziale Diagnosen gestellt, obwohl physische Anzeichen auf Phantomzahnschmerz, Okklusionstrauma, okklusale Interferenzen usw. hinwiesen. Die Tatsache, daß die Beschwerden einer Kiefergelenkerkrankung nicht nur zu den physischen Befunden, sondern auch zu affektiven und emotionalen Zuständen gezählt werden können, erfordert von jedem **biosozialen Schmerzmodell,** daß sowohl die physischen als auch die psychischen Aspekte der Kiefergelenkerkrankungen sorgfältig betrachtet werden müssen, um schließlich den physischen (okklusalen) Faktor herauszufinden.

Die **Nutzen-Risiko-Kosten-Relation** darf beim Stellen beschönigender Diagnosen, die durch die Fehleinschätzung der bestehenden physischen Erkrankung entstehen, nicht außer acht gelassen werden. Zwischen der aktiven Behandlung einer Erkrankung und der Rehabilitation des Patients nach erfolgreicher Therapie der Erkrankung besteht ein großer Unterschied. Das Vorliegen von Symptomen einer okklusalen Dysfunktion kann für die Mitarbeiter einer Schmerzklinik unverständlich sein, wenn sie keine Zahnärzte sind, die mit dem Konzept der funktionellen Okklusion vertraut sind. Aus diesem Grunde muß sich der überweisende Praktiker vergewissern, daß die physischen Faktoren bei Kiefergelenkerkrankungen hinreichend berücksichtigt werden, bevor eine Untersuchung möglicher psychosozialer Erkrankungen folgt.

10.8 Zusammenfassung

Der Erfolg einer Behandlung von Kiefergelenkerkrankungen ist von einer angemessenen Diagnostik abhängig. Die Behandlung der Kiefergelenkmyoarthropathie erfolgt aufgrund einer ausführlichen Untersuchung mit Erhebung der Patientenanamnese, klinischer Befundung und, wenn indiziert, Anwendung angemessener darstellender Verfahren für Kiefergelenke und deren Strukturen.

Die Darstellung des Kiefergelenks zur Bestimmung der strukturellen Integrität und des Funktionszustandes ist in folgenden Situationen erforderlich:

▶ **Die Anamnese und der klinische Untersuchungsbefund zeigen, daß eine Gelenkerkrankung mit Beziehung zu signifikanten okklusalen Erkrankungen (beispielsweise offener Biß), sensorischen und/oder motorischen Störungen und signifikanten Veränderungen im Bewegungsumfang des Unterkiefers vorliegt.**

▶ Vor Beginn einer jeglichen irreversiblen Therapie.

> Das Hauptziel einer Therapie sollte die Schmerzbehandlung sein, ohne die strukturelle und funktionelle Integrität des Kauapparates zu verändern. Dennoch kann in einem kleinen Prozentsatz der Fälle nach sorgfältiger Bewertung der Anamnese und des klinischen Befundes sowie bei Therapieversagen trotz angemessenen reversiblen Behandlungsformen über einen langen Behandlungszeitraum eine strukturelle oder funktionelle Veränderung durch eine irreversible Therapie definitiv erforderlich sein.

Die initiale Behandlung besteht für die überwiegende Mehrheit der Patienten mit Kiefergelenkmyoarthropathien aus folgenden Maßnahmen:

▶ Physiotherapie, diätetische Zurückhaltung, bei entsprechender Indikation Analgesie und Beratung über die Natur der Erkrankung
▶ okklusale Aufbißschienentherapie, wenn die vorher angeführten Methoden allein in den ersten fünf bis sieben Tagen nicht effektiv genug sind.

Es ist wichtig zu erkennen, wenn eine okklusale Therapie nicht effektiv ist, obwohl die Anzeichen und Symptome denen bei okklusalen Funktionsstörungen ähneln. Beispielsweise kann die Beseitigung von okklusalen Vorkontakten, die mit Funktion oder Parafunktion nicht in Verbindung stehen, eine Kiefergelenkmyoarthropathie nicht beeinflussen. Dennoch kann von einer okklusalen Therapie für den Patienten ein therapeu-

tischer Nutzen erwartet werden, wenn der okklusale Kontakt mit Funktion oder Parafunktion interferiert, insbesondere wenn ein Zusammenhang mit dem Auftreten der Kiefergelenkerkrankung besteht. Ein anderes Beispiel ist die Kiefergelenkosteoarthritis. Okklusale Faktoren können die Entwicklung und das Bestehen von Kiefergelenkmyoarthropathien beeinflussen. Daher ist eine okklusale Therapie bei aktiver Kiefergelenkmyoarthropathie indiziert für okklusale Kontaktbeziehungen, die folgende Auswirkungen haben:

▶ Sie sind mit Funktion oder Parafunktion überlagert oder verschlimmern Zähneknirschen und Bruxismus
▶ Sie verursachen ein Okklusionstrauma
▶ Sie tragen zur Entstehung einer okklusalen Instabilität bei.

Die konservative Therapie von Kiefergelenkmyoarthropathien kann in einigen Fällen spektakuläre Ergebnisse liefern. Jedoch besteht das Ziel der reversiblen Therapie in einer dauerhaften Beseitigung von Schmerzen und Funktionsstörungen bei allen Patienten. Eine solche Therapie ist sehr erfolgreich, wenn der Patient über die Natur der Erkrankung und die Notwendigkeit seiner Compliance mit dem empfohlenen Behandlungsprogramm informiert wurde. Die Berücksichtigung von psychischen Faktoren bei Kiefergelenkmyoarthropathien hat sich noch nicht ganz etabliert. Jedoch kann das Erkennen von psychischen Problemen bei Kiefergelenkmyoarthropathiepatienten in einigen Fällen, insbesondere bei chronischen Schmerzzuständen, sehr hilfreich sein. Bei Patienten mit persistierendem Schmerz kann mit Hilfe eines kurzen Selbsteinschätzungstests zur Untersuchung der psychischen Faktoren die beste Lösung im Hinblick auf Kosten-Nutzen-Relation und Risiko in der freien Praxis gefunden werden, um den richtigen Zeitpunkt für die Überweisung des Patienten an einen klinischen Psychologen oder eine Schmerzklinik zu bestimmen.

11

Michigan-Schiene: Gründe, Indikationen, Design

Die „Michigan-Schiene", zuerst erwähnt von GEERING und LANG (1978), kürzlich von CANE (1997), ist eine stabilisierende Aufbißschiene mit Eckzahnführung und Freedomin-centric, bezogen auf die Schienenzentrik. Sie wurde in den frühen 50er Jahren an der Universität von Michigan entwickelt – als Teil der Behandlung von Kiefergelenk- und Muskelfunktionsstörungen und zur Kontrolle der Auswirkungen von Bruxismus. Obwohl anfänglich mehrere wenig unterschiedliche Schienen auf experimenteller Basis benutzt wurden, sind die Grundprinzipien der Gestaltung und Anwendung der Schiene seit über 30 Jahren nahezu gleich geblieben. Dennoch haben wir in dieser Zeit eine Menge über die Grundgestaltung und die Grundsätze für deren erfolgreiche Anwendung gelernt. In der zahnmedizinischen Literatur finden sich überall Bestätigungen für den Erfolg der Schiene.

Unglücklicherweise war einigen Praktikern und Forschern nicht bewußt, wie wichtig verschiedene Faktoren für den Erfolg bzw. den Mißerfolg der Schiene sind. Diese Aspekte werden weiter unten in diesem Kapitel sowie in Kapitel 13 erörtert.

Kurz gesagt, hängt der Erfolg der Behandlung mit einer Michigan-Schiene (MI-Schiene) normalerweise von der Umsetzung folgender Erkenntnisse ab:

▸ Genaue Adjustierungen sind ein wesentlicher Aspekt der Schienentherapie
▸ Jede MI-Schiene muß individuell auf den Patienten abgestimmt werden
▸ Die Vorbereitung des Patienten ist notwendig

▸ Okklusale Faktoren können bei der Schienentherapie wesentliche Bedeutung haben.

Die Darstellungen in den Kapiteln 10, 11 und 13 werden den zahnärztlichen Praktiker mit den notwendigen Informationen für einen erfolgreichen Einsatz der MI-Schiene versehen.

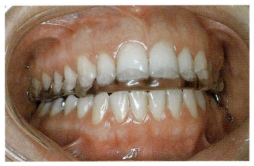

a

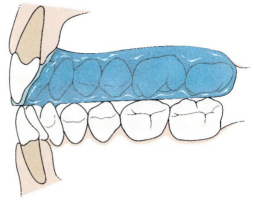

b

Abb. 11-1. a) Michigan-Schiene. b) Schematische Darstellung der Michigan-Schiene. Eckzahnführung, keine Schneidezahnführung, flache okklusale Ebene und bukkale Eckzahnunterstützung.

Tabelle 11-1. Besondere Merkmale der Michigan-Schiene.

Bereich mit **Freedom-in-centric-area** einschließlich Kontakt in zentrischer Schienenrelation, Schluckkontakt, Kontakte bei langsamem und schnellem Schließen

Die **Eckzahnführung** beginnt 1–2 mm von dem Bereich der Freedom-in-centric entfernt

Keine Schneidezahnführung aus der Schienenzentrik

Keine Einschränkung der kondylären Positionierung relativ zum Bereich der Freedom-in-centric, einschließlich vertikaler Dimension und zentrischer Kontakte. Dies wird durch die Schienengestaltung und die Adjustierungen sichergestellt

Keine Beschränkung der Anwendungsdauer bei regelmäßiger Kontrolle und Anpassung

11.1 Kennzeichen der Michigan-Schiene

Die Michigan-Schiene hat einige **besondere Merkmale** (Abb. 11-1), die sie von anderen Stabilisierungsschienen unterscheiden. Die Hauptmerkmale sind in Tabelle 11-1 dargestellt (s. a. Tab. 1-1). Einige Merkmale von Stabilisierungsschienen und anderen Schienentypen wurden bereits in Kapitel 9 angesprochen.

11.1.1 Terminologie

Der **okklusale Kontakt in zentrischer Relation** ist die retralste Position auf der Schiene bei Freedom-in-centric. Die zentrische Relation kann bei Vorliegen einer Kiefergelenk- und/oder Muskelfunktionsstörung anfänglich möglicherweise nicht erreicht werden, weshalb auch die normale zentrische Kontaktposition am Anfang der Behandlung eventuell nicht möglich ist; dennoch ist die

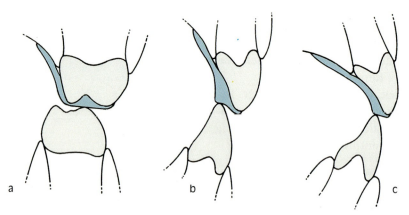

Abb. 11-2. Schienenzentrische okklusale Kontakte auf unterstützten Eckzähnen (und Schneidezahnkanten). a) Zentrische Kontakte bei Molaren und Prämolaren nur auf den bukkalen Höckern. b) Eckzahnführung. c) Schneidezahnkontakt nur in zentrischer Position, sonst Disklusion durch Eckzahnführung.

Adjustierung der Michigan-Schiene zur Sicherstellung der zentrischen Kontaktposition auf der Schiene, gemeinsam mit einer Besserung der Symptome, ein prinzipielles Ziel. Somit muß die Adjustierung in zentrischer Kontaktposition in einer Weise stattfinden, wie eine Verminderung der Kiefergelenk- oder Muskelfunktionsstörung vorhergesehen und gefördert werden kann.

Der **zentrische „Schienenokklusionskontakt"** (Abb. 11-2) wird auf dieselbe Art und Weise bestimmt wie die mittlere Okklusionsposition bei natürlichen Zähnen, d.h., der Unterkiefer wird nach einer Mundöffnung von 20–25 mm schnell geschlossen, um Kontakt mit der Schiene zu bekommen. Die Kontakte in mittlerer Okklusionsposition auf der Schiene werden mit Hilfe von Okklusionsfolie durch mehrmaliges Öffnen und Schließen des Unterkiefers markiert. Diese Art der Bestimmung besteht nicht in einem Klappern der Zähne auf der Schiene. Die mittlere Okklusionsposition bei der natürlichen Dentition (ohne Schiene) ist der zentrischen Okklusion sehr nahe, wenn nicht sogar gleich. Wegen der Vorprogrammierung kann die mittlere Okklusionsposition mit geringer bzw. ohne Rückkopplung der Führung der Zähne erreicht werden. Der zentrische Schienenkontakt markiert die anteriore Position bei Freedom-in-centric.

Freedom-in-centric ist ein Okklusionskonzept bei Restaurationen und bei der okklusalen Adjustierung, das für die hier diskutierte Schiene auch zutrifft. Einfach gesagt, ermöglicht die Freedom-in-centric Kontakte der Eckzahnspitzen auf flachen Oberflächen der Schiene, mit einer Veränderung der zentrischen Kontakte. Da die gestützten Eck- und Frontzahnkanten einen Kontakt auf einer ebenen Fläche ergeben, ist es relativ einfach, die Schiene zu adjustieren, um Interferenzen zu entfernen und stabile Kontaktverhältnisse herzustellen, die

Eckzahnführung korrekt zu positionieren und die Schiene nach Bedarf zu adjustieren. Die Position der Eckzahnführung muß in Beziehung zur Freedom-in-centric gesetzt werden, andernfalls wird eine Abweichung des Unterkiefers verursacht, und es entsteht eine Interferenz in der stabilen Position.

Unter **Schluckkontakt** versteht man den Kontakt der Schiene beim Schluckakt. Der Schluckkontakt auf der Schiene kann auf den Erfolg der Schienentherapie einen entscheidenden Einfluß ausüben. Obwohl der Schluckakt 500- bis 600mal am Tag erfolgt, findet der Kontakt nicht jedesmal auf der Schiene statt (vergleichbar mit der normalen Dentition). Der Schluckkontakt kann lateral oder distal der Schienenzentrik oder weniger häufig in zentrischer Relation erfolgen, insbesondere wenn zu Anfang der Behandlung, solange die Symptome noch nicht ab-

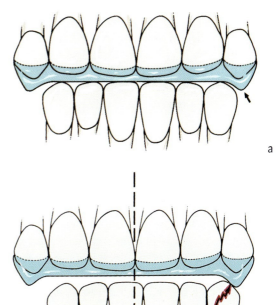

a

b

Abb. 11-3. a) Schienenzentrik. b) Frühkontakte auf der Eckzahnführung bei langsamem Unterkieferschluß in Richtung Schienenzentrik sollten vermieden werden.

185

geklungen sind, das Ausmaß der Rückwärtsbewegung durch Schmerzen eingeschränkt wird. Somit muß der Bereich der Freedom-in-centric weit genug sein, um Schluckkontakte abzufangen. Dies wird später im Detail diskutiert. Der Schluckkontakt wird mit der Schiene im Mund bestimmt.

Die **langsamen Schließkontakte** erfolgen, wenn der Unterkiefer ca. 25 mm geöffnet und sehr langsam geschlossen wird, bis Kontakt auf der Schiene entsteht. Idealerweise sollte Kontakt in Schienenzentrik erfolgen und nicht auf der Spitze der Eckzahnführung. Wenn eine Bewegungseinschränkung eines der Gelenke vorhanden ist, wird sich die Position des Unterkiefers bei der Öffnungsbewegung zur Seite des beeinträchtigten Gelenks verschieben. Dann wird beim langsamen Schließen ein unkorrekter Vorkontakt der Eckzahnführung entstehen, wenn diese nicht richtig auf der Schiene positioniert ist (Abb. 11-3a und b). Ein langsames Schließen erfolgt bei verschiedenen Funktionen wie Gähnen, Husten und Niesen. Die Lage der Eckzahnführung muß in Beziehung zur Ausgestaltung der Schiene gesetzt werden.

11.2 Gründe für den Einsatz

Die Gründe, eine Michigan-Schiene einzusetzen, variieren je nach Verwendungszweck. Sie wird häufig erfolgreich zur Behandlung von Erkrankungen der Kiefergelenke und/oder Muskeln eingesetzt, obwohl die Mechanismen, die einen positiven Effekt hervorrufen, nicht klar nachgewiesen sind. Dennoch kann man mit der Schiene Faktoren, die **Störungen der Lage des Diskus-Kondylus-Komplexes** in der Fossa mandibularis verursachen, eliminieren oder zeitweise reduzieren. Solche Faktoren können in Beziehung zur Okklusion, aber auch in Wechselwirkung mit Zähnen, Gelenken und/oder dem neuromuskulären System stehen.

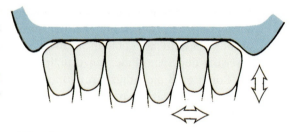

Abb. 11-4. Repositionierung des Unterkiefers während der Schienenadjustierung und Abklingen der Symptome. Die Veränderungen erfolgen sowohl in der lateralen als auch in der vertikalen Ebene.

In Zusammenhang damit können okklusale Kontaktbeziehungen bestehen, die mit Funktion oder Parafunktion (z. B. einige okklusale Interferenzen), Kiefergelenkstörungen wie Diskusverlagerung und/oder Störungen der Muskeln wie Myalgien mit Dysfunktion interferieren.

11.2.1 Okklusale Kräfte

Für die Anwendung der Michigan-Schiene spricht ferner, daß störende Kräfte zwischen den Gelenken durch die Schiene günstig verteilt werden. Die Michigan-Schiene ist eine flache ebene Schiene (außer der Eckzahnführung), die es erlaubt, daß sich der Unterkiefer in Anpassung an die Schiene selbst reponiert, und, was wichtiger ist, die **Repositionierung des Kiefergelenk-Diskus-Komplexes** ermöglicht, so daß die störenden Einwirkungen der Gelenke und/oder Muskeln dadurch verschwinden (Abb. 11-4).

Eine differenzierte Anpassung der Schiene (in allen Richtungen einschließlich der Vertikaldimension) für eine vorteilhaftere Verteilung der Kräfte ist möglich und erlaubt dem Kliniker, die Schiene an die erreichte Normalisierung der Gelenke und/oder Muskeln zu adjustieren. In diesen Gesichtspunkten unterscheidet sich die Michigan-Schiene von den meisten anderen Stabilisierungsschienen, d.h. Schienen, die das Einpassen der Zahnhöcker in die vorgegebenen Einkerbungen fordern und dadurch keine oder nur wenig Gelegenheit zur biologischen Selbstanpassung des Unterkiefers in Hinblick auf das neuromuskuläre System bieten. Bei diesen letztgenannten Schienen ist außerdem eine wesentlich längere Behandlungsdauer zur Anpassung der Schiene aufgrund der Einkerbungen erforderlich.

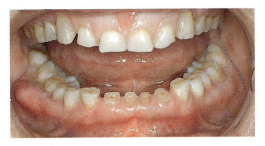

Abb. 11-5. Auswirkungen von aggressivem Bruxismus.

11.2.2 Bruxismus

Die Anwendung einer Schiene bei Bruxismus (insbesondere bei aggressiven Formen) erfolgt unter der Absicht, **Abnützung und Frakturen an den natürlichen Zähnen zu verhindern** (Abb. 11-5) und ebenfalls die Frakturgefahr von ästhetischen Restaurationen und eine exzessive Abnützung bei posterioren Kompositrestaurationen zu beherrschen. Die Schiene verteilt außerdem die Spannung, die sich während des Bruxismus entwickelt, möglicherweise auch den Grad und die Richtung dieser Kräfte. Die Versuche, den Bruxismus in den Griff zu bekommen, sollten auf der Identifizierung der okklusalen Faktoren basieren, die zur Entstehung und Progredienz des Bruxismus führen. Der Praktiker sollte sich nicht damit begnügen festzustellen, daß keine okklusalen Faktoren mit kausaler Bedeutung vorliegen, wenn der Bruxismus sich nach einer restaurativen Behandlung verschlechtert. Das Ausmaß und der Schweregrad des Bruxismus können oftmals durch entsprechende Abrasionen auf der Schiene festgestellt werden (Abb. 11-6).

Aggressiver Bruxismus erfordert eine **psychische Exploration** des Patienten. Einige Patienten, die unter medikamentöser Therapie stehen, z. B. Lithium, können sehr aggressiven Bruxismus aufweisen.

11.2.3 Kopfschmerzen, Nackenschmerzen und subjektive Hörveränderungen

In Ergänzung zu den üblichen Symptomen, die mit Kiefergelenk- und Muskelerkrankungen assoziiert sind, wurden von einigen

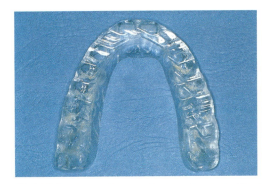

Abb. 11-6. Ausgedehnte Abnützung bei unkorrekt ausgestalteter Schiene, die von einem Patienten mit aggressivem Bruxismus getragen wurde.

Patienten Kopfschmerzen, Nackenschmerzen, Tinnitus und Druckgefühl angegeben. Während der Behandlung mit der Michigan-Schiene wurde festgestellt, daß einer signifikanten Anzahl von Patienten mit Kopfschmerzen, Nackenschmerzen und subjektiven Ohrsymptomen mit dieser Form der okklusalen Therapie geholfen werden konnte. Die Linderung solcher Symptome durch die Anwendung einer Schiene zur Behandlung von TMD ist auf vorteilhafte Veränderungen von Muskeln und ihrer Funktion zurückzuführen, möglicherweise auch auf eine verminderte Belastung des Kiefergelenks.

Die Rückbildung von Kopfschmerzen, Nackenschmerzen und subjektiven Hörproblemen muß nicht mit dem Rückgang der konventionellen Symptome für Kiefergelenk- und/oder Muskelerkrankungen korrelieren. Subjektive Hörprobleme, wie z. B. Druckgefühl in den Ohren, kommen bei Kiefergelenk- und Muskelerkrankungen häufig vor, insbesondere wenn der Patient aufgrund der eingeschränkten Unterkieferöffnung (z. B. bei einer Kiefersperre) und damit verbundenem Schmerz in den Gelenken oder wegen Myalgie beim Gähnen den Mund nicht weit genug öffnen kann. In diesem Fall kann die Eustachische Röhre (Tuba auditiva) zeitweise eine Funktionsstörung aufweisen mit entsprechender Hörverschlechterung. Auch kann der Patient während des Tragens der Schiene einfacher schlucken als ohne die Schiene, weil das Zusammenbringen der Zähne Schmerzen bereitet. Es wurde berichtet, daß bei einigen Patienten die Schiene auf die subjektiven Symptome der Hörverschlechterung einen **günstigen Effekt** ausübt. Die meisten Patienten mit diesen Symptomen wurden von einem Hals-Nasen-Ohren-Arzt beurteilt und im Hinblick auf die Hörprobleme als organisch gesund beurteilt. Somit kann die Schienentherapie in der Behandlung von Tinnitus eine Ausschlußdiagnose ermöglichen. Obwohl die Anzahl der Patienten mit Tinnitus, denen mit einer Schienentherapie geholfen werden kann, verhältnismäßig klein ist, kann der Kliniker lernen, ohne größere Schwierigkeiten die Patienten zu erkennen, die von der Behandlung mit der Michigan-Schiene profitieren könnten.

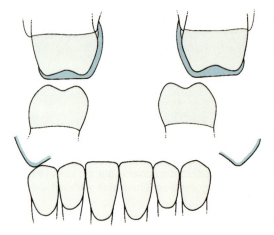

Abb. 11-7. Disklusion aller posterioren Schienenkontakte weg von der Schienenzentrik durch Eckzahnführung.

11.2.4 Eckzahnführung

Die Eckzahnführung wird bei der Michigan-Schiene eingesetzt, um alle **exzentrischen Kontakte** auf der Schiene außer denen auf der Eckzahnführung zu **vermeiden** (Abb.

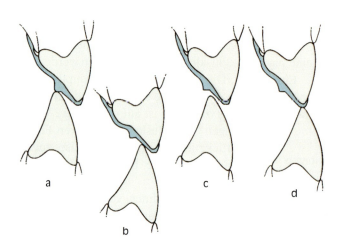

Abb. 11-8. Eckzahnführung (a und b). Anteriore Disklusion (c) durch die Eckzahnführung bis die Unterkieferschneidezähne den anterioren Rand der Schiene erreichen (d).

11-7). Der Zweck einer posterioren Disklusion besteht in der Verhinderung von Interferenzen auf der Balance- und Arbeitsseite; ebenso dient die Schiene der anterioren Disklusion (Abb. 11-8), zumindest bis zur Kopfbißstellung der Schneidezähne. Mit der Eckzahnführung ist es viel einfacher, die Schiene anzupassen und die Interferenzen, die sich auf der Schiene entwickeln, fernzuhalten. Die Eckzahnführung übt nachgewiesenermaßen einen günstigen Einfluß auf die myoelektrische Aktivität der Mm. masseter und temporales anteriores aus, was zum Erfolg der Eckzahnführung bei der Michigan-Schiene beiträgt.

11.3 Indikationen für die Anwendung der Schiene

Die Michigan-Schiene wird bei Erkrankungen des Kauapparates, die sowohl struktureller als auch funktioneller Art sein können, angewandt. Da es sich hier um eine stabilisierende Art einer Schiene handelt, wird sie eingesetzt, wenn es erforderlich ist, die Oberkieferzähne zur Erleichterung kieferorthopädischer und kieferorthopädisch-

Tabelle 11-2. Indikationen für die Michigan-Schienentherapie.

Kiefergelenk- und Muskelerkrankungen und assoziierte Symptome: orofazialer Schmerz, kraniozervikale Nackenschmerzen, Spannungskopfschmerz, subjektive Hörstörungen und Tinnitus

Okklusionstraumen

Schwerer oder verschlimmerter Bruxismus

Stabilisierung mobiler Zähne

Leichtere Erhaltung der zentrischen Relation

Differentialdiagnose: Kiefergelenkmyoarthropathie gegenüber anderen Erkrankungen mit ähnlichen Symptomen

chirurgischer Maßnahmen in **korrekte Position** zu bringen, und wenn mobile Zähne stabilisiert werden sollen. Sie wird ebenso zum Erreichen einer zentrischen Relation bei umfassenden restaurativen Maßnahmen angewandt. Ein weiterer Anwendungsbereich besteht in der Behandlung von Traumen, angefangen von der Okklusion bis zu allen Teilen des Kausystems einschließlich des Zahnhalteapparates und der Kiefergelenke. Sie kann in der Ausschlußdiagnostik hilfreich sein, wenn Symptome vorliegen, die denen bei Kiefergelenk- und/oder Muskelerkrankungen ähnlich sind, aber ihren Ursprung nicht im Kausystem haben. Eine Zusammenstellung der Indikationen zeigt Tabelle 11-2.

11.4 Vorbereitung des Patienten

Ein wichtiger Aspekt für den Erfolg einer Schienentherapie ist die Vorbereitung des Patienten. Es ist erforderlich, die Indikation für die Schiene und die entsprechenden Untersuchungsdaten festzuhalten, um den Fortschritt und den Erfolg der Behandlung zu sichern. Hat der Patient bereits eine andere Form einer interokklusalen Vorrichtung benutzt, sollte eine sorgfältige Beratung über die Eigenschaften der neuen Schiene erfolgen.

Wenn der Patient unter **chronischem Schmerz** leidet und abnormes Krankheitsverhalten aufweist, sollte die Indikation für den Einsatz einer Schiene vorsichtig überprüft werden. Bei Fehlen einer erkennbaren Grundlage für den Schmerz hat die Anwendung einer Schiene diagnostischen Charakter, d.h., sie wird zum Ausschluß einer Kiefergelenk- und/oder Muskeldysfunktion eingesetzt. Bei einigen Individuen können grobe Interferenzen vorliegen (Abb. 11-9), die sogar die Ursache für die Kiefergelenk- und/oder Muskelerkrankung sein können und eine adäquate Schienenausgestaltung,

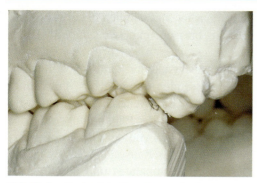

Abb. 11-9. Grobe Interferenzen, mit denen man sich vor der Herstellung der Schiene befassen muß. Der Versuch, dies allein durch die Begrenzung der Schiene kurz vor der Interferenz zu umgehen, führt zu weiteren Problemen.

d.h. die Einbeziehung der Zähne in die Schiene, unmöglich machen. Um eine stabile und effektive Schiene zu entwerfen, sollten grobe Interferenzen reduziert oder eliminiert werden.

11.5 Schienendesign

Bei der Ausgestaltung einer Michigan-Schiene sollten folgende Faktoren berücksichtigt werden:

▸ Beschwerden des Patienten
▸ Diagnose
▸ Beruf des Patienten
▸ HNO-Status
▸ bisherige Behandlungsanamnese
▸ psychosozialer Status
▸ Zusammenstellung der Zähne
▸ Spee-Kompensationskurve
▸ Ausrichtung der Zähne.

Die Bedeutung jedes einzelnen Faktors für eine erfolgreiche Schienentherapie sollte nicht übersehen werden. Weitere Anforderungen an die Schienenausstattung können sich aus folgenden Parametern ergeben:

▸ Akzeptanz einer Schienentherapie (Compliance) durch den Patienten
▸ chronische Mundatmung

▸ Grad der Mundöffnung
▸ Schluckakt
▸ Lippenschluß
▸ Prognose
▸ okklusale Erkrankungen.

11.5.1 Physikalische und psychosoziale Erfordernisse

Die prinzipiellen physikalischen Erfordernisse an eine Michigan-Schiene sind:

1) Bedeckung aller Oberkieferzähne
2) okklusale Stabilität
3) gleichzeitige okklusale Kontakte auf der Schiene bei Unterkieferschluß
4) flache okklusale Ebene
5) minimale Vertikaldimension
6) Freedom-in-centric-Bereiche zur Unterstützung der Eckzahnkontakte
7) Eckzahnführung für Vorwärts- und Seitwärtsbewegungen
8) keine Schneidezahnführung bei Vorwärtsbewegungen
9) die Benutzung eines Materials, das einfach adjustiert werden kann und eine gute Richtungsstabilität aufweist
10) Berücksichtigung der beruflichen Situation des Patienten und ästhetische Gesichtspunkte.

Im Hinblick auf die Punkte 1, 2, 3, 6, 7, 8 können keine Kompromisse eingegangen werden. Dennoch kann – je nach Patient – eine gewisse Variation im Hinblick auf das Ausmaß des Bereiches der Freedom-in-centric (6) und der Höhe und Position der Eckzahnführung (7) auftreten. Beispielsweise kann es aufgrund der ausgedehnten vertikalen Überlappung oder Spee-Kurve nicht möglich sein, eine Schiene mit minimaler Dicke einzusetzen.

11.5.2 Bedeckung aller Oberkieferzähne

Manchmal wird die Frage gestellt: „Warum wird die Michigan-Schiene nicht im Unterkiefer eingesetzt?" In der Entwicklungsperiode der Schiene haben wir bei einigen Patienten mit derselben Ausführung der Schiene am Unterkieferbogen experimentiert, jedoch haben wir – mit Ausnahme von Angle-Klasse-III-Fällen – nicht demselben Erfolg erreicht. Bei einer Unterkieferschiene mit Bedeckung aller Zähne besteht die Tendenz, daß sich die Oberkieferschneidezähne nach labial bewegen, insbesondere dann, wenn eine signifikante vertikale Überlappung vorliegt. Die Michigan-Schiene wird an den Oberkieferbogen angepaßt, da dies die stabilste Position für die Schiene darstellt. Die Maxilla stellt die terminale Position für die Unterkieferschließbewegungen dar, und mit einer Schiene über dem Oberkieferbogen schließen die Unterkieferzähne zu einer stabilen, nicht beweglichen Ebene. Die Stabilität der Schiene ist für Patienten, die **Bruxismus** oder **Zähnepressen** aus der Zentrik heraus aufweisen, sehr nützlich. Ebenso ist es viel einfacher, die Eckzahnführung auf einer maxillären Schiene und in dieser Beziehung die Freiheit der Schneidezahnführung zu kontrollieren, wenn die Schiene für den Oberkiefer hergestellt wird.

Die Vermeidung einer Schneidezahnführung bildet das kritische Element in der Ausführung und Adjustierung der Schiene.

> **Es ist absolut notwendig, alle Oberkieferzähne einzubeziehen (s. Abb. 11-1), um Extrusionen der Unterkieferzähne zu verhindern.**

Es wurde erkannt, daß einige Zähne nicht an der Okklusion beteiligt sind und nicht mehr durchbrechen können, so daß sie nicht einbezogen werden müssen. Die distalen Molaren, seien es zweite oder dritte Molaren, können nicht vollständig durchgebrochen sein oder distal am Zahn gingivales Gewebe aufweisen. In dem letzteren Fall sollte die Schiene in Kontakt mit dem nicht von Gewebe überzogenen Teil des Zahns

stehen. Um eine beliebig lange Tragezeit, d.h. Wochen bis Monate oder Jahre, zu ermöglichen, sollte die Schiene in Kontakt mit allen gegenüberliegenden Zähnen stehen.

11.5.3 Okklusale Stabilität

Der Begriff okklusale Stabilität bezieht sich sowohl auf die Stabilität der Zähne als auch auf die der Schiene. Beim Kontakt der Zähne auf der Schiene durch den Unterkieferschluß sollte kein Abgleiten des Unterkiefers erfolgen, d.h. keine Verlagerung der Zähne gegenüber dem initialen Zahnkontaktpunkt, und es sollte keine Verlagerung der Schiene in irgendeine Richtung erfolgen. Tatsächlich sollten beim Unterkieferschluß alle Zähne gleichzeitig mit der Schiene in Kontakt treten. Bei korrekter Ausgestaltung, Herstellung, Adjustierung und Erhaltung der Schiene werden diese Erfordernisse erfüllt. Dadurch wird keine Verlagerung der Schiene, der Zähne oder des Unterkiefers beim Unterkieferschluß und keine Veränderung in der Okklusion auftreten, d.h., es wird keine Verschiebung, Kippung oder Extrusion aufgrund der Schiene auftreten. Mit dieser Stabilisierung der Beziehung zwischen dem Unterkiefer und der adjustierten Schiene und der Reduktion der störenden Einwirkungen der Zähne wird bei der überwiegenden Zahl der Patienten eine progressive optimale Einstellung der Kondylen erfolgen, mit entsprechender Symptomlinderung und Rückbildung der Kiefergelenk- und/oder Muskelerkrankung.

11.5.4 Gleichzeitige okklusale Kontakte

Alle Unterkieferzähne, sowohl anteriore als auch posteriore Zähne, sollten in zentrischer Position mit der Oberkieferschiene in Kontakt treten. Wenn für einen einzelnen Zahn die Gefahr der Extrusion nicht besteht, ist ein Kontakt mit der Schiene nicht unbedingt erforderlich. Wie bereits gezeigt

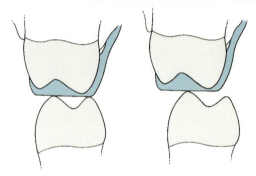

Abb. 11-10. Kontakt der Unterkiefermolaren und -prämolaren, wenn die Schiene auf die bukkalen Höcker eingeschliffen ist.

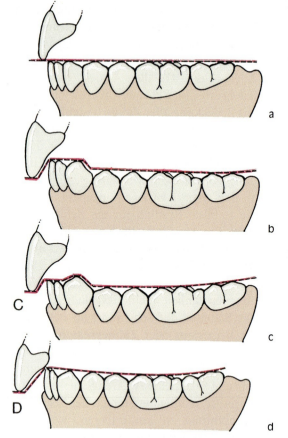

Abb. 11-11. Probleme mit der okklusalen Ebene bei der Ausgestaltung einer okklusalen Aufbißschiene. a) Ideale flache Ebene mit minimaler vertikaler und horizontaler Überlappung. b) Vertikale Überlappung und die Position der anterioren Zähne erfordern eine größere vertikale Dimension und/oder Eckzahnführung als bei (a). c) Die Stellung des Eckzahns kann es notwendig machen, daß dessen Kontakt auf der Schiene schwächer ist – in Abhängigkeit von dem Grad der Eckzahnführung, der für die Spee-Kurve benötigt wird. d) Solch eine vertikale und horizontale Überlappung erfordert eine Erhöhung der Vertikaldimension und der Eckzahnführung, wobei beide auch limitiert sind.

wurde, sollten beim Unterkieferschluß alle Zähne in zentrischer Position gleichzeitig mit der Schiene in Kontakt kommen. Das Wort „**Zentrik**" ist definiert als der Bereich der Freedom-in-centric. Die Höckerspitzen, die die Schiene berühren, sind die stützenden Höckerspitzen, d. h. die bukkalen Höckerspitzen der Molaren und Prämolaren. Die Eckzähne und die Schneidezähne sollten ebenfalls in zentrischer Position auf der flachen Oberfläche der Schiene in Kontakt treten. Die lingualen Höckerspitzen berühren dabei die Schiene nicht (Abb. 11-10). Nicht alle bukkalen Molarenhöckerspitzen müssen notwendigerweise mit der Schiene in Kontakt treten. Beispielsweise kann ein Molar gekippt sein, so daß eine flache okklusale Ebene nicht möglich wäre, wenn die Schiene so konstruiert werden würde, daß alle stützenden bukkalen Höckerspitzen die Schiene berühren.

11.5.5 Flache okklusale Ebene

Die okklusale Ebene sollte flach sein, ausgenommen die Eckzahnführung. Jedoch kann die natürliche okklusale Ebene einige Kompromisse in der idealen Ausgestaltung der Schiene erfordern, ohne jedoch Einbußen in deren Effektivität zu riskieren. In einigen Fällen kann der beste Kompromiß nicht er-

sichtlich sein, bis die Schiene für ein bis zwei Wochen getragen und adjustiert wurde. Einige Beispiele zu dem Problem der Erhaltung einer günstigen flachen okklusalen Ebene werden in Abbildung 11-11 darge-

stellt. Die verschiedenen Probleme der okklusalen Ebene, die in der Abbildung dargestellt wurden, sind weder erschöpfend, noch
weisen sie analytischen Charakter auf, doch
dienen sie als Beispiele für die Annäherung
an die optimale Ausführung der Michigan-
Schiene. Jede Form der okklusalen Ebene
kann durch die Variation der einzelnen
Zähne komplexer gestaltet werden. Dennoch müssen die Grundsätze, die zum Lösen eines einzelnen Problems angewandt
werden, auch im Hinblick auf die Erfordernisse der Schneidezahnneigung, der fehlenden Schneidezahnführung, der flachen okklusalen Ebene und der Schienendicke diskutiert werden.

11.5.6 Vertikale Kontaktdimension

Unsere klinische Erfahrung zeigt uns, daß der
Anstieg der Vertikaldimension, die als ein Resultat der Schiene erfolgt, möglichst gering
gehalten werden muß, unter gleichzeitiger
Berücksichtigung anderer Voraussetzungen.
Somit sollte die Schienendicke im Bereich
der am weitesten distal liegenden Molaren
1–2 mm betragen. Schienen, die **zu dick** sind,
können sich ungünstig auf den Lippenschluß, auf das Sprechen und Schlafen auswirken und können Hypersalivation verursachen. Im allgemeinen erfolgt bei einem angemessenen Anstieg in der Vertikaldimension
durch die Schiene ausreichend schnell eine
Adaptation. Ein Überschuß an der palatinalen Seite der Schiene kann das Sprechen, das
Schlucken und den Lippenschluß beeinflussen. Obwohl eine rasche Adaptation an diesen Überschuß in der Vertikaldimension oder
Masse auftreten kann, können die Mechanismen der Adaptation die Gelenke und Muskeln mit einbeziehen, so daß es nicht zum
Abklingen der Symptome der kraniomandibulären oder Kiefergelenk- und/oder Muskelerkrankung kommt. Folgende Faktoren
können die Schienendicke beeinflussen:

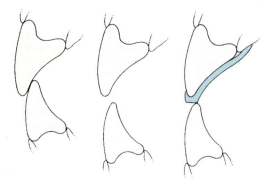

Abb. 11-12. Bei einer idealen okklusalen Beziehung für die Schiene sollte die Vertikaldimension
eine Trennung von 1–2 mm zwischen Oberkiefer-
und Unterkieferschneidezähnen erlauben (d.h.,
die Schienendicke in Höhe der Oberkieferschneidezähne beträgt 1–2 mm).

▸ Spee-Kurve
▸ falsche Zahnstellung
▸ vertikale Überlappung der Oberkieferschneidezähne
▸ frontal oder seitlich offener Biß.

> **Die ideale Vertikaldimension sollte
> während der Protrusionsbewegung zu
> einer Trennung der Schneidezähne von
> ca. 1–2 mm führen** (Abb. 11-12).

Die Vertikaldimension sollte größer sein als
der Punkt, bei dem ein schmerzhaftes Klick-
Geräusch beim Schließen oder ein „Stol-
pern" in einem oder beiden Gelenken erfolgt.

Eine angemessene, jedoch nicht exzessive
Dicke der Schiene wird zur Vermeidung des
schmerzhaften Klick-Geräusches oder des
„Stolperns" eingesetzt. Die Vertikaldimension der Schiene bildet oft einen Kompromiß zwischen der Höhe der Eckzahnführung und der Notwendigkeit, seitliche
Balancekontakte und Interferenzen zu verhindern, oder der Disklusion der posterioren Protrusionskontakte, um die dritten Molaren und eine übertriebene Spee-Kurve zu
vermeiden (s. Abb. 11-11 d).

11.5.7 Horizontale Überlappung

Wenn eine große horizontale Überlappung **(Overjet)** der Oberkieferschneidezähne über die Unterkieferschneidezähne vorliegt, ist es nicht erforderlich, daß auf der Schiene eine Ablage konstruiert wird, um Kontakte in zentrischer Relation für die Unterkieferschneidezähne herzustellen, wenn diese Zähne bereits außer Kontakt mit den Oberkieferzähnen sind. Wenn bereits eine Extrusion der unteren Schneidezähne vorliegt und an den Oberkieferzähnen in zentrischer Position keine Haltepunkte vorliegen (z. B. proklinierter Überbiß), sollte die Schiene so hergestellt werden, daß die notwendigen zentrischen Stops auf der Schiene dargestellt werden können. Die Schienendicke ist bei der Erhöhung der Vertikaldimension limitiert, wenn sie einem proklinierten Überbiß angepaßt werden soll (Abb. 11-13).

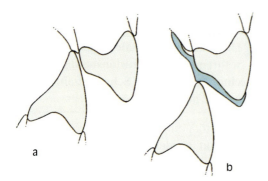

Abb. 11-13. a) Proklinierter Überbiß des Eckzahnes. b) Das Ausmaß einer Steigerung der vertikalen Kontaktdimension und der Effekt auf die Eckzahnführung.

11.5.8 Freedom-in-centric
(auf der Schiene)

> **Ein Hauptziel der Ausgestaltung und Adjustierung der Schiene besteht darin, daß alle Zähne gleichzeitig in Kontakt mit der Schiene treten, und zwar ohne eine Verschiebung der Schiene durch instabile okklusale Interferenzen.**

Dennoch ist es möglich, daß der Kontakt der Zähne auf der Schiene während des Unterkieferschlusses aufgrund des Zustandes der Muskeln und/oder Gelenke von der schienenzentrischen Okklusion zu Kontakten in zentrischer Relation auf der Schiene nicht erfolgt. Das Prinzip besteht darin, daß letztlich der Unterkiefer ungehindert zu einem Kontakt in zentrischer Relation oder einem anderen Punkt in zentrischer Position geschlossen werden sollte, wenn die Symptome der Funktionsstörung beseitigt wurden. Während der Schienentherapie kann sich der Kontaktpunkt der Zähne bei Unterkieferschluß ändern, so daß das Gebiet für Freedom-in-centric auf der Schiene vergrößert wird. Eine breite Freedom-in-centric auf der Schiene bezieht den Schluckkontakt und den langsamen Schließkontakt mit ein. Freedom-in-centric auf der Schiene sollte in Relation zu der Eckzahnführung gesehen werden.

11.5.9 Eckzahnführung

> **Auf der Schiene geht sowohl die laterale als auch die protrusive Führung von den Unterkiefereckzähnen aus.**

Die Eckzahnführung beginnt schätzungsweise 1 mm vor und lateral des zentrischen Okklusionskontaktes der Schiene. Diese Ausbreitung der Freedom-in-centric nach anterior erlaubt diskrete Abweichungen des Unterkiefers beim Kieferschluß, die insbesondere bei Kiefergelenk- und/oder Muskelerkrankungen vorkommen. Die Höhe der Eckzahnführung sollte gerade so viel betragen, daß eine posteriore und anteriore Disklusion von der Schienenzentrik verursacht wird (s. Abb. 11-7).

Die Position der Eckzahnführung ist für den Erfolg der Schienentherapie von Bedeutung. Die Eckzahnführung sollte so plaziert werden, daß beim Schluckvorgang und

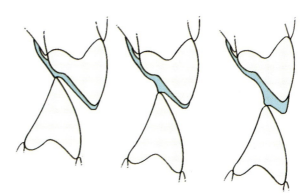

Abb. 11-14 Eckzahnführung mit einer Vorkehrung für Freedom-in-centric.

beim langsamen Schließen der Unterkiefer nach lateral ausweichen muß, um die Eckzahnführung zu umgehen. Es sollte keine Interferenz vorliegen, die eine zentrische Bewegung des Unterkiefers mit einer geringen kondylären Bewegung verhindert, da bei der natürlichen Dentition beim Öffnen ein gewisser Grad an Lateralbewegung von der zentrischen Position vorkommen kann. Die Eckzahnführung sollte nicht zu Schmerzen oder Funktionsstörungen führen, aber zu dem Punkt der minimalen Beweglichkeit auf der Schmerzseite. Sie sollte den Unterkiefer nicht nach distal oder lateral lenken. Es ist wichtig, daß die Eckzahnführung den Unterkiefer beim Schließen nicht nach distal verlagert.

Die Höhe der Eckzahnführung und somit deren Steigung wird zu einem gewissen Grad durch die okklusale Ebene (Spee-Kurve), die Vertikaldimension (Schienendicke) und die vertikale Überlappung bestimmt (Abb. 11-14).

Jedoch wird prinzipiell empfohlen, die Höhe der Eckzahnführung soweit wie möglich zur Disklusion posteriorer und anteriorer Kontakte zu verwenden und mit der Vertikaldimension der Schiene die **Spee-Kurve und die vertikale Überlappung zu beherrschen.** Die Neigung der Eckzahnführung steht in Beziehung zu der Höhe der Eckzahnführung, und im allgemeinen werden

60° als die obere Grenze betrachtet, obwohl es keine festen Regeln gibt, die gegebenenfalls höhere Werte ausschließen. Dennoch kann bei Annäherung an 90° statt einer Führung eine Interferenz resultieren, die eine abrupte Veränderung der Ausrichtung des Unterkieferschlusses erfordert und nach unserer Erfahrung die Effektivität der Schiene in Frage stellt.

Bei der Höhe der Eckzahnführung sollten das Klick-Geräusch und das schmerzhafte Klicken bei Seitwärtsbewegungen berücksichtigt werden. Das Klicken kann während einer Seitwärtsbewegung bei einer gewissen Höhe der Eckzahnführung auftreten und bei einer anderen Höhe wiederum nicht. Somit kann das Klicken eher bei einer höheren

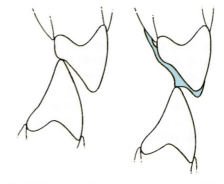

Abb. 11-15. Eckzahnkontakt in Schienenzentrik unterhalb der Okklusionsebene, um die vertikale Kontaktdimension bei Patienten mit Problemen bei der Mitarbeit minimal zu halten.

Eckzahnführung als bei einer niedrigen auftreten, aber auch das Gegenteil kann vorkommen. Eine genaue Bestimmung der Höhe kann während der klinischen Untersuchung nicht erfolgen, doch ist eine gewisse Schätzung normalerweise möglich.

In dem Fall, der in Abbildung 11-11c dargestellt ist, befindet sich der Unterkiefereckzahn oberhalb der Okklusalebene. Es bestehen eine starke vertikale Überlappung der Schneidezähne sowie eine gewisse Spee-Kurve, die berücksichtigt werden muß. In diesem Fall sollten die vertikale Dimension und die Eckzahnführung erhöht werden. In dem in Abbildung 11-15 dargestellten Fall kann der zentrische Stop für den Unterkiefereckzahn auf der Schiene unterhalb der Okklusionsebene liegen, um eine angemessene Schienendicke beizubehalten. Die vertikale Dimension und die Eckzahnführung sollten aber gesteigert werden.

Die Höhe der Eckzahnführung ist ebenso wichtig während des Schlafens. Wenn diese bei Patienten, die überwiegend auf der Seite schlafen, zu hoch sein sollte, tendiert der Unterkiefer zu einer diskreten Öffnung und seitlichen Positionierung bis zu dem Punkt, an dem der Eckzahn über die Eckzahnführung eingefangen wird.

Die anteriore Position der Eckzahnführung und deren Nähe zu dem vorderen Rand der Schiene sollten in Beziehung zu den Lippen betrachtet werden. Wenn die Eckzahnführung zu weit anterior plaziert wird, insbesondere wenn sie relativ hoch ist, kann der Lippenschluß beeinflußt werden oder ein „Einfangen" der Unterlippe erfolgen.

Die vertikale Überlappung der Eckzähne kann ein Problem des „Einfangens" darstellen (Abb. 11-16). Um effektiv zu sein, muß jedoch ausreichender Raum für Freedom-in-centric und die Eckzahnführung vorhanden sein. Eine Steigerung der Vertikaldimension ist dann häufig die beste Lösung.

11.5.10 Schneidezahnführung

Die protrusive Führung ist auf die Eckzahnführung zurückzuführen, außer dort, wo dies nicht möglich ist, d.h., wenn ein Unterkiefereckzahn mobil ist, eine Druckschmerzhaftigkeit aufweist oder fehlt. Es gibt einige Probleme, die im Zusammenhang mit der vertikalen Überlappung der Schneidezähne auftreten, wie dies in Abbildung 11-11 dargestellt wird. Wenn, wie in Abbildung 11-11d, eine starke vertikale Überlappung und eine ausgeprägte Spee-Kurve vorliegen, ist eine Erhöhung der Vertikaldimension (Schienendicke) auf mehr als minimale Werte und eine Steigerung der Höhe der Eckzahnführung erforderlich. In einer idealen Situation mit einer geringen Diskrepanz zwischen dem Kontakt in zentrischer Relation und der zentrischen Posi-

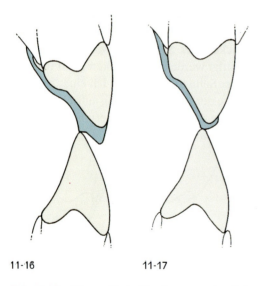

11-16   11-17

Abb. 11-16. Die vertikale Überlappung des Eckzahns und die geringe Diskrepanz zwischen der zentrischen Relation und der zentrischen Okklusion können die Ausschaltung der Schneidezahnführung schwierig gestalten.

Abb. 11-17. Ideale Vertikaldimension, Eckzahnführung und Schneidezahnführung in bezug auf die Schienenzentrik.

tion der Schiene ist die Steuerung der Schneidezahnführung weg von der zentrischen Position nicht schwierig (Abb. 11-17).

11.5.11 Schienenmaterial

Das beste Material für die Stabilisierungsschiene ist **heißpolymerisierender, transparenter Kunststoff.** Die Schockwirkung für die Zähne ist viel geringer als bei Metall, wie z. B. Chrom-Kobalt-Legierungen, welches nahezu unmöglich zu adjustieren ist. Der Acrylkunststoff ist ausreichend hart und elastisch, so daß die Adjustierung verhältnismäßig einfach ist, und er liefert einen langzeitstabilen Stützeffekt im Gegensatz zu weichen Kunststoffschienen. Obwohl schnell- oder kaltpolymerisierender Acrylkunststoff zur Vermeidung einer Heißverarbeitung verwandt werden kann, ist der Herstellungsvorgang bei diesem Produkt nicht immer kalkulierbar.

11.5.12 Berufsbedingte und ästhetische Gesichtspunkte

Bezüglich der Aspekte der Schienenausgestaltung, die zur Sicherung der Effektivität der Behandlung erforderlich sind, sollten keine Kompromisse eingegangen werden. Dennoch sollte berücksichtigt werden, daß es Berufsgruppen gibt, die Kompromisse beim Sprechen nicht zulassen, so daß die Schiene nicht lang genug getragen werden kann, um effektiv zu sein. Das heißt, sie kann während der Hauptstreßzeiten eines Arbeitstages nicht getragen werden. In solch einer Situation gibt es zwei Möglichkeiten:

▸ Herstellung einer Tagesschiene mit einer minimalen Dicke und minimalen Eckzahnführung, so daß das Sprechen hierdurch nicht beeinflußt wird.

▸ Herstellung einer Nachtschiene mit optimalen Eigenschaften zur Verwendung in der Zeit, in der der Patient nicht arbeitet.

Das übliche Vorgehen besteht darin, eine optimale Schiene herzustellen, diese von dem Patienten so oft wie möglich tragen zu lassen und die Effektivität der Schiene nach einem Zeitraum von zwei bis drei Wochen zu bestimmen (andere Formen einer physikalischen Therapie können auch während derselben Zeit angewandt werden). Es gibt manche Patienten, die auf eine Behandlung überhaupt nicht ansprechen, wenn die Schiene nur in der Nacht getragen wird.

Wenn es nach zwei- bis dreiwöchigem Gebrauch der Schiene offensichtlich wird, daß der Patient aufgrund beruflicher Erfordernisse die Schiene nicht 24 Stunden lang tragen kann und deshalb keine Fortschritte zeigt, wird eine Tagesschiene zum Tragen während der Arbeit hergestellt. Andere Faktoren, die manchmal die Ursache für mangelnden Therapiefortschritt sein können, werden im letzten Kapitel abgehandelt.

Es sollte aber auch berücksichtigt werden, daß einige Berufe möglicherweise direkt zu der Entstehung von kraniomandibulären Erkrankungen beitragen und die Schiene daher gerade während dieser beruflichen Beschäftigung getragen werden sollte.

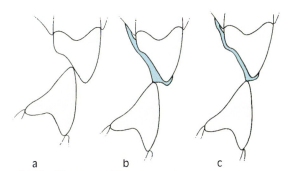

a   b   c

Abb. 11-18. Die Schneidezahnführung anterior des Bereiches der Freedom-in-centric wird nach Möglichkeit durch die Konstruktion der Schiene eliminiert. a) Okklusale Kontaktbeziehungen. b) Eckzahnführung. c) Fehlende Schneidezahnführung.

11.6 Zusammenfassung

Die prinzipiellen Aspekte der Michigan-Schiene für eine Schienenzentrik (Freedom-in-centric) sind in Abbildung 11-18 dargestellt. Wenn durch einen verstärkten frontalen Überbiß oder zur Verbesserung der Schienenwirkung eine Erhöhung der vertikalen Dimension notwendig wird, sollte die Eckzahnführung steiler gestaltet werden. Die Schneidezahnführung ist hierbei nicht vorhanden, und die Führung weg von der Schienenzentrik erfolgt durch die Eckzahnführung auf der Schiene. Das „Einfangen" der

Unterkieferschneidezähne aufgrund von Interferenzen sollte vermieden werden (Abb. 11-19).

Wenn ein geringer Grad an horizontaler Überlappung vorliegt, sollten die Schneidezahnkontakte bei Freedom-in-centric sowohl in zentrischer Relation als auch in zentrischer Position zur Schiene erhalten werden. Wenn jedoch die horizontale Überlappung breitflächig ist (einige Millimeter), sollten nur die schienenzentrischen Kontakte auf der Schiene mit eingeschlossen werden, und die Vertikaldimension sollte geringfügig gesteigert werden (Abb. 11-20).

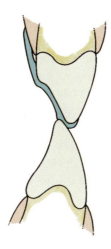

Abb. 11-19. Einfangen der Unterkieferschneidezähne aufgrund des Fehlens der Freedom-in-centric auf der Schiene.

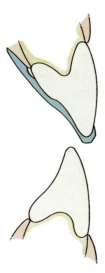

Abb. 11-20. Kontakte in zentrischer Relation sind nicht unbedingt erforderlich, wenn die horizontale Überlappung mehr als einige Millimeter beträgt. Es besteht keine Schneidezahnführung.

12

Michigan-Schiene: Herstellung

Wenn für einen Patienten zum ersten Mal eine Aufbißschiene hergestellt wird, ist es empfehlenswert, die Modelle in einen halbeinstellbaren Artikulator einzuartikulieren, um die Beziehungen zwischen zentrischen Kontakten, Freedom-in-centric und Eckzahnführung besser beurteilen zu können. Bei guter Verständigung mit einem zahntechnischen Labor reichen die Modelle und ein Konstruktionsbiß für die Anfertigung der Schiene aus heißpolymerisierendem Kunststoff aus. Der Gebrauch eines Inzisalführungsstiftes und eines vorgefertigten Schneidezahnführungstellers erleichtert die Einstellung der Freedom-in-centric, sie kann aber auch bei der Eingliederung der Schiene eingeschliffen werden.

> **Alle Bereiche der Michigan-Schiene müssen von Zähnen unterstützt sein, die Schiene kann keinen Zahnersatz für zahnlose Bereiche darstellen.**

12.1 Kosten-Nutzen-Relation

Die Wirksamkeit jeder interokklusalen Schiene, die zur Behandlung von Bruxismus und/oder temporomandibulären Störungen eingesetzt wird, steht in direkter Beziehung zu deren Ausgestaltung und dem Harmonieren der Schiene mit der Okklusion. Eine stabile und richtig gestaltete Schiene muß als Präzisionsinstrument angesehen werden, speziell bei den schwerwiegenden Störungen. Die zwei häufigsten **Fehler,** die beim Einsetzen einer Schiene am Behandlungsstuhl viel Zeit kosten, sind:

▶ Die Schiene sitzt nicht richtig auf den Zähnen wegen Fehlern bei der Herstellung (z. B. ungenügendes Ausblocken der Unterschnitte, tiefe Furchen auf den Modellen, Verziehen während der Abdrucknahme).

▶ Die Zähne können wegen Fehlern während des Einartikulierens nicht ohne erhebliches Einschleifen mit der Schiene okkludieren.

Mit Erfahrung und der Aufmerksamkeit für Details sollte es nicht notwendig sein, mehr als 15 Minuten mit dem Einsetzen und Adjustieren der Schiene zu verbringen.

12.2 Vorbereitung der Modelle

Die **Grenzen** der Schiene werden auf dem Oberkiefermodell angezeichnet (Abb. 12-1).

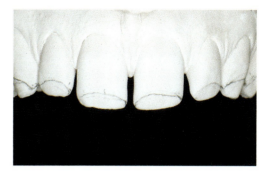

Abb. 12-1. Umriß der Schiene auf dem Modell. Ausgenommen sind Bereiche der Schiene (Unterschnitte), die ausgeblockt werden müssen; einbezogen sind solche Bereiche, die als retentive Bereiche dienen (ein oder zwei bukkale approximale Stellen). Die Krümmungen am Rand der Schiene liegen leicht apikal des Äquators auf der fazialen Fläche der Zähne und werden zur Retention herangezogen.

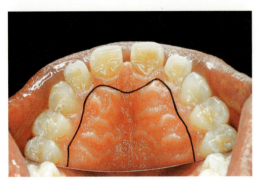

Abb. 12-2. Umriß der Schiene am Gaumen. Wichtig ist, daß der Rand die Rugae nicht kreuzt.

Es muß sichergestellt sein, daß die palatinale Grenze nicht über die Rugae läuft (Abb. 12-2). Die faziale Grenze sollte nicht über den Zahnäquator hinaus extendiert werden.

Auf dem Oberkiefermodell werden alle Unterschnitte palatinal der Zähne und fazial der

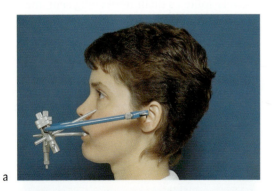

a

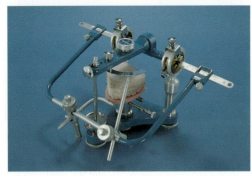

b

Abb. 12-3
a) Gesichtsbogen, angelegt mit infraorbitalem Stift.
b) Das Oberkiefermodell, fertig zum Einartikulieren im Artikulator.

Frontzähne mit Wachs oder schnellhärtendem Gips ausgeblockt. Ebenso wird der Gingivalsaum palatinal ausgeblockt. Es ist möglich, die Unterschnitte bukkal zur Retention zu benutzen oder retentive Drahtbogen zur Retention heranzuziehen. Das **Meistermodell** wird verschlüsselt (Ecken einkerben) und dupliziert. Das duplizierte Modell wird in den Artikulator einartikuliert, um die Schiene in Wachs herzustellen und in Kunststoff zu überführen. Das Meistermodell, das ebenso verschlüsselt wurde, wird in den Artikulator einartikuliert, so daß die Kunststoffschiene adjustiert werden kann, um Zeit am Behandlungsstuhl einzusparen. Natürlich ist es möglich, eine Schiene herzustellen, ohne die Modelle einzuartikulieren, aber der Zeitaufwand dafür am Behandlungsstuhl kann nicht vorhergesagt werden. Alle klinischen Schritte – vor und nach der Herstellung – müssen in Relation zum Komfort des Patienten und zur optimalen Zeitausnutzung des Zahnarztes am Behandlungsstuhl gesehen werden.

12.3 Montage des Oberkiefermodells

Das Oberkiefer-Duplikatmodell wird mit Hilfe einer Gesichtsbogenübertragung in einem halbeinstellbaren Artikulator montiert (Abb. 12-3a und b). Die Gelenkbahnneigung wird durch Protrusions- oder Laterotrusions-Checkbisse bestimmt. Der Bennett-Winkel beträgt üblicherweise 15–20°.

12.4 Montage des Unterkiefermodells

Das Unterkiefermodell wird entsprechend einer der folgenden Möglichkeiten einartikuliert:

▸ in zentrischer Relation, mit einem Zentrikregistrat
▸ in zentrischer Okklusion ohne Registrat

▷ mit einem dicken Registrat, das etwa der Stärke der Schiene entspricht (inzisal 2–3 mm).

Im Idealfall sollten die Modelle in **zentrischer Relation** einartikuliert werden. Bei bestehenden Kiefergelenk- und Muskelfunktionsstörungen ist dies aber nicht immer möglich, dann sollte das Unterkiefermodell in zentrischer Okklusion ohne Registrat einartikuliert werden, wenn folgende Bedingungen erfüllt sind:

▷ ausreichende Anzahl von Seitenzähnen
▷ Differenz zwischen zentrischer Relation und zentrischer Okklusion kleiner als 2 mm
▷ Seitenabweichung bei der Mundöffnung weniger als 2 mm
▷ Seitwärtsverschiebung in der Zentrik weniger als 2 mm.

Das Unterkiefermodell sollte in folgenden Fällen mit einem dicken Bißregistrat einartikuliert werden, das etwa der Stärke der Schiene entspricht (Abb. 12-4):

▷ wenn das Unterkiefermodell in zentrischer Relation oder zentrischer Okklusion nicht montiert werden kann
▷ wenn der Patient in entspannter zentrischer Okklusion keinen Seitenzahnkontakt besitzt
▷ bei unilateral oder bilateral offenem Biß (Überprüfung mit 12 µm dicker Okklusionsfolie)

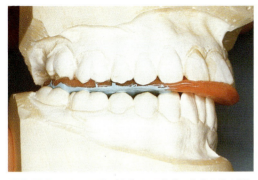

Abb. 12-4. Das Unterkiefermodell wird mit Hilfe eines Zentrikregistrats (Checkbiß) einartikuliert.

▷ bei Seitwärtsverschiebung in der Zentrik und/oder Seitenabweichung bei der Mundöffnung/Schließbewegungen von mehr als 2 mm.

> **Bei TMD liegt häufig ein geringfügiger seitlich offener Biß vor, insbesondere bei posteriorer Diskusverlagerung. Dies sollte stets mit dünner Okklusionsfolie überprüft werden.**

12.5 Vertikaldimension

Die Bestimmung der Vertikaldimension der Schiene sollte nicht ohne Rücksicht auf den Patienten erfolgen. Obwohl hier nicht diskutiert, können bestimmte **Merkmale des Patienten** benutzt werden, um die Vertikaldimension näher zu bestimmen:

▷ Lippenschluß
▷ Interokklusalabstand in Ruheschwebelage
▷ Schluckgewohnheiten
▷ Schlafgewohnheiten
▷ Sprechen
▷ psychische Aspekte.

Dennoch wird zur Zeit das Hauptprinzip, das früher schon herausgestellt wurde, benutzt:

> **Die Vertikaldimension wird so gering wie möglich gehalten, damit sie mit einer glatten, flachen Oberfläche und anderen Forderungen an eine interferenzfreie Apparatur in Einklang steht.**

Die Vertikaldimension ist oftmals ein Kompromiß zwischen der Höhe der Eckzahnführung und der Notwendigkeit, durch dritte Molaren und eine übertriebene Spee-Kurve hervorgerufene Interferenzen und Kontakte der Balance-/Nichtarbeitsseite und Protrusionskontakte zu vermeiden.

Der Gebrauch eines **Inzisalstiftes** und eines **Führungstellers** (Dentatus oder Ha-

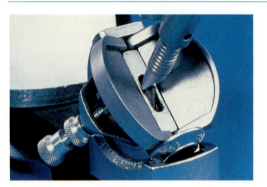

Abb. 12-5. Inzisaler Führungsteller mit lateralen Flügeln und Inzisalstift. Eine individuell angefertigte inzisale Führung kann ebenfalls benutzt werden.

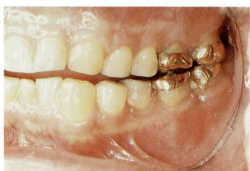

Abb. 12-7. Posteriore okklusale Interferenzen, die mit den Restaurationen aller Molaren zusammenhängen. Grobe Interferenzen müssen entfernt werden, bevor mit der Therapie begonnen wird.

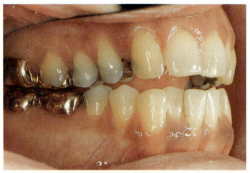

Abb. 12-6. An den distalsten Molaren wird eine Dicke von 1–2 mm vorgeschlagen, welche, abhängig von der Spee-Kurve und den Balancekontakten, ungefähr den gezeigten Interinzisalabstand erfordert.

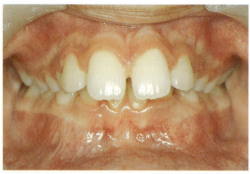

Abb. 12-8. Der vertikale Überbiß bestimmt die vertikale Dimension (Dicke) und die Höhe der Eckzahnführung, vorausgesetzt, eine ebene Okklusalfläche steht im Vordergrund. An eine Beschränkung der Höhe und der Eckzahnführung muß gedacht werden.

nau) kann das Einstellen einer weiten Zentrik auf der Schiene erleichtern (Abb. 12-5).

Der erste Schritt ist die Einstellung des inzisalen Führungswinkels und die Erhöhung der vertikalen Dimension, so daß bei einer geraden (horizontalen) Vorwärtsbewegung ein interokklusaler Abstand von 1–2 mm zwischen Ober- und Unterkiefer, bezogen auf eine Kopfbißstellung der Schneidezähne, entsteht (Abb. 12-6; s. a. Abb. 11-12). Es sollte auch zwischen den distalsten Molaren ein Abstand von 1–2 mm vorhanden sein. Gibt es irgendwelche okklusalen Interferenzen, die die Einstellung dieser Beziehung verhindern (Abb. 12-7), so muß dieses Problem zuerst klinisch behoben werden.

Wie in Kapitel 11 beim Thema Überbiß (Abb. 12-8) diskutiert, kann es unmöglich sein, eine horizontale protrusive Fläche zu erhalten, jedoch erforderlich sein, daß der Eckzahnkontakt ebenso wie die Schneidezähne unterhalb des Niveaus der Schiene liegen (Abb. 12-9 und 12-10). Die vertikale Dimension muß eventuell erhöht werden, wenn die Eckzahnführung nicht geeignet ist, Balance- und Arbeitskontakte zu verhindern, oder wenn sie zu hoch wird (Abb. 12-11).

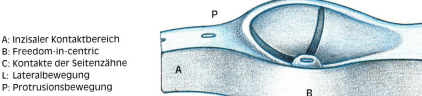

A: Inzisaler Kontaktbereich
B: Freedom-in-centric
C: Kontakte der Seitenzähne
L: Lateralbewegung
P: Protrusionsbewegung

Abb. 12-9. Einige Probleme, die mit dem Grad des Überbisses des Eckzahns zusammenhängen, können dadurch gelöst werden, daß der Eckzahn in Kontakt ist und die Eckzahnführung unterhalb des normalen Niveaus der Schiene beginnt. Wenn sich der Kontakt des Eckzahns und damit der Beginn der Eckzahnführung unterhalb der Schienenebene befindet, können Probleme vermieden werden, die durch einen vertikalen Überbiß hervorgerufen werden können.

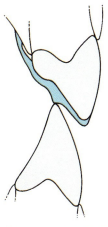

Abb. 12-10. Vorausgesetzt, es besteht ein genügend großer horizontaler Überbiß für Freedom-in-centric, können Fälle mit übertrieben starkem vertikalem Überbiß der Schneidezähne teilweise dadurch gelöst werden, daß Inzisalkontakte unterhalb des horizontalen Niveaus der Schiene vorhanden sind.

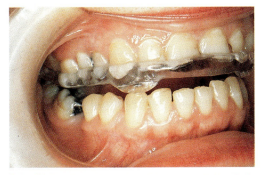

Abb. 12-11. Die Dicke der Schiene und die Eckzahnführung wurden erhöht, um der Spee-Kurve und den Balancekontakten Rechnung zu tragen.

12.6 Frontzahnführung

Folgende Grundsätze sind für die Gestaltung der Schneidezahnführung zu beachten:

▶ Es findet keine Führung durch die Unterkieferschneidezähne statt, sie sollten aber in Kopfbißstellung die Schiene berühren (s. Abb. 11-8c, d).
▶ Durch die Erhöhung im Eckzahnbereich sollte anterior zur Freedom-in-centric eine Diskussion der Schneidezähne erreicht werden.

Ein häufiger **Fehler** ist eine Ausgestaltung der Schiene, bei der durch die Eckzahnführung nur bei Balance- oder Arbeitskontakten eine Disklusion erfolgt (s. Abb. 11-8 a und b). Unglücklicherweise entwickeln sich, wenn die Schiene für anteriore, laterale und – sehr wichtig – vertikale Veränderungen der Kondylenposition adjustiert wird, mehr und mehr Interferenzen in der Gegend der inzisalen Führung, sogar wenn die Führung nur minimal erscheint.

> **Bei der Gestaltung der Schiene darf keine inzisale Führung mit einbezogen werden.**

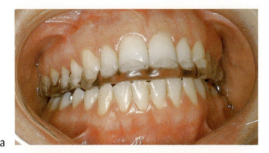

a

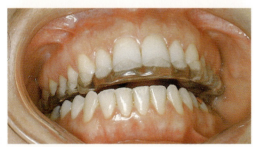

b

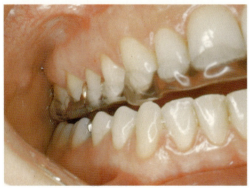

c

Abb. 12-12. Okklusale Aufbißschiene. a) Schiene in zentrischer Position. b) Linke Arbeitsseite mit Disklusion auf der Balanceseite. c) Nahaufnahme der Eckzahnführung auf der linken Arbeitsseite mit Disklusion auf der linken Arbeitsseite. Beachtenswert ist die Verdickung am Rand der Schiene im Bereich des distalen Molaren, die gestaltet wurde, um die Weichgewebe beim Einsetzen der Schiene durch den Patienten nicht einzuklemmen.

12.7 Eckzahnführung

Bei der Eckzahnführung müssen Lateral-, Lateroprotrusions- und Protrusionsbewegungen aus der Schienenzentrik heraus nach außen, nahe an die Grenze der

Schiene, berücksichtigt werden (Abb. 12-12 a bis c).

Die **fazialen Grenzbewegungen** auf der Schiene sollten bei Kopfbißstellung ohne Schiene nicht mehr als 1–2 mm über die fazialen Flächen der Zähne hinaus extendiert sein. Durch den Unterkiefereckzahn erfolgt eine Disklusion bei der Protrusion. Die Höhe der Eckzahnführung in einer Kopfbißposition (Grenzposition) sollte gerade genügend groß sein, um eine posteriore Disklusion und gegebenenfalls anteriore Disklusion zu gewährleisten. Die Höhe sollte bei der Schiene in Wachs geringfügig größer sein als bei der Schiene in Kunststoff, um das Adjustieren und Polieren zu ermöglichen.

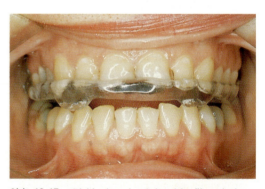

Abb. 12-13. Disklusion der Schneidezähne bei nahezu größter Höhe und Neigung der Eckzahnführung, um für die Größe der Spee-Kurve und die Balancekontakte Platz zu bieten.

> Die Höhe der Eckzahnführung wird prinzipiell zur Disklusion posteriorer Kontakte bei protrusiven und lateralen Bewegungen benutzt und die vertikale Dimension zur Kontrolle der Spee-Kurve und des vertikalen Überbisses. Je größer der vertikale Überbiß und die Spee-Kurve (kleinerer Radius) sind, desto größer sind die vertikale Dimension der Schiene und die Eckzahnführung (Abb. 12-13).

12.8 Lage der Eckzahnführung

Die Lage (anteroposterior und lateral) der Eckzahnführung ist einer der wichtigsten Aspekte bei der Gestaltung einer Schiene.

> **Die Eckzahnführung muß so plaziert werden, daß der Unterkiefer beim Schlucken und beim Öffnen und Schließen nicht nach lateral bewegt wird, um der Eckzahnführung auszuweichen. Es darf nicht verhindert werden, daß sich der Unterkiefer in eine Position begibt, in welcher sich der Kondylus am wenigsten bewegt.**

Obwohl die Eckzahnführung dazu da ist, bei allen Bewegungen aus der Zentrik heraus eine Disklusion zu verursachen, sollte diese Führung unaufdringlich sein. Sie sollte nicht zu Schmerzen oder Dysfunktionen, sondern zu einer minimalen Bewegung auf der Seite des Schmerzes führen. Sie sollte es dem Unterkiefer auch ermöglichen, beim Schließen in eine stabile Position zu gelan-

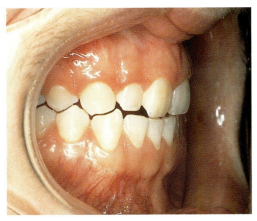

Abb. 12-14. Aggressiver Bruxismus unter Einbeziehung des Eckzahns, welcher eine Abnützung entsprechend dem „Schlüssel-Schloß-Prinzip" zeigt. Übliche Position und Höhe der Eckzahnführung müssen verändert werden, um den Gebrauch der Eckzahnführung auf der Schiene als Bereich des Bruxismus zu vermindern.

gen, die zu jeder Zeit am zweckmäßigsten und wenigsten anstrengend ist. Sie sollte den Unterkiefer nicht in eine retrudierte oder lateroretrudierte Position zwingen. Beispielsweise führt eine schmerzhafte Kiefergelenk-/Muskeldysfunktion auf der linken Seite oftmals zu einer Bewegungseinschränkung dieses Gelenks. Die Lage der Eckzahnführung sollte eine solche Limitation nicht verhindern – sie sollte keine kondyläre Verschiebung verursachen, um der Eckzahnführung auszuweichen, und dadurch verhindern, daß der Kondylus sich in eine Position begibt, bei der sich seine Bewegung auf ein Minimum beschränkt (s. Abb. 11-3a und b).

Position und Höhe der Eckzahnführung sollten in Relation zu einem Bruxismus in Eckzahnposition gesehen werden (Abb. 12-14). Die Höhe der Eckzahnführung sollte auf ein Minimum reduziert und etwas mehr distal plaziert werden, um die mesiale Höckerspitze des ersten Unterkieferprämolaren mit einzubeziehen.

12.9 Herstellen der Schiene in Wachs

Nachdem die vertikale Dimension und der Frontzahnführungsteller eingestellt sind, wird Plattenwachs auf den Oberkieferbogen aufgebracht, bis die Unterkieferzähne einen leichten Kontakt mit dem Wachs haben. Nur die bukkalen Höcker haben leichten Kontakt mit der Schiene (Wachs); Kontakte der lingualen Höcker sind nicht notwendig; sind sie jedoch vorhanden, ist dadurch die Adjustierung der Schiene viel schwieriger. Bei einem nach mesial gekippten Molaren, der in dieser Stellung stabil ist, reicht es aus, wenn nur der distobukkale Höcker Kontakt mit der Schiene hat. Es ist hilfreich, Artikulationspapier zu benutzen, um die Kontakte auf der Wachsoberfläche zu markieren.

Wenn die okklusale Fläche vollständig mit

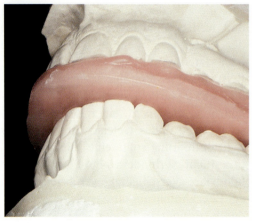

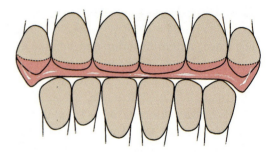

Abb. 12-17. Inzisalkontakte, die wegen Abweichungen beim Öffnen und Schließen und der Notwendigkeit, die Position der Eckzahnführung während der Adjustierungsphase der Schiene anzupassen, mögliche Differenzen bei einer weiten Freedom-in-centric auf der Schiene zeigen.

Abb. 12-15. Beim Schließen des Artikulators sollten alle Unterkieferzähne einen gleich starken Kontakt auf der Schiene in Wachs hervorrufen. Die Kontakte können mit Artikulationspapier markiert werden.

Wachs bedeckt ist und alle Kontakte gleichzeitig beim Schließen des oberen Teils des Artikulators vorhanden sind (Abb. 12-15), wird die Lage der Eckzahnführung bestimmt und mittelhartes eingefärbtes Inlaywachs an der Stelle aufgebracht, die not-

wendig ist, um bei lateralen und protrusiven Bewegungen eine Disklusion zu erreichen.

Die Eckzahnführung ist so angebracht, daß sie den gleichzeitigen Kontakt aller Unterkieferzähne mit der Schiene beim Kieferschluß nicht stört. Beim Öffnen und Schließen kommt eine gewisse Abweichung des Unterkiefers häufig vor (Abb. 12-16),

a

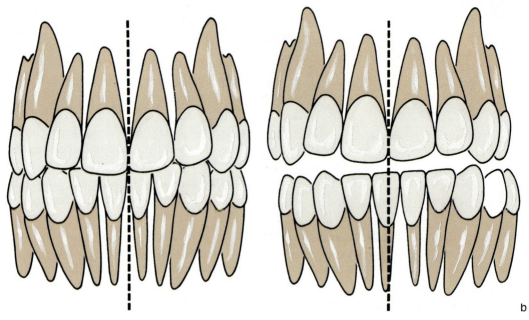

b

Abb. 12-16. Seitabweichung des Unterkiefers beim Öffnen und Schließen. a) Zähne in zentrischer Okklusion. b) Seitabweichung beim Öffnen des Kiefers.

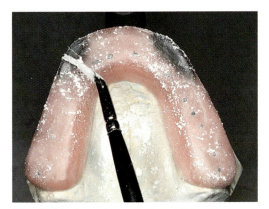

Abb. 12-18. Einpudern der Eckzahnführung mit Zinkstearatpulver, um die Kontakte des Unterkiefereckzahns bei verschiedenen Extrusionsbewegungen aufzuzeichnen.

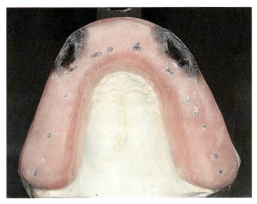

Abb. 12-19. Spuren des Eckzahnkontaktes auf der Eckzahnführung, die durch das Wegwischen des Zinkstearats durch den Unterkiefereckzahn verdeutlicht wurden. Das gesamte Wachs außerhalb dieser Spuren ist entfernt.

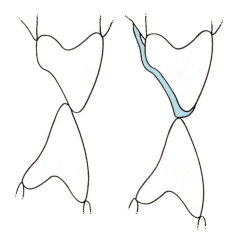

a

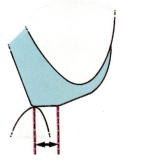

b

Abb. 12-20. Die Idealform der Schiene zeigt einen Bereich der Freedom-in-centric ohne Frontzahnführung, wie in (a) dargestellt. Eine Nahaufnahme der Ausgestaltung (b) zeigt den Bereich der Freedom-in-centric und das Nichtvorhandensein einer Frontzahnführung außerhalb dieses Bereichs.

was auf eine unterschiedliche Ausdehnung der Freedom-in-centric während der Adjustierung der Schiene bei der Repositionierung des Kiefergelenk-Kondylus-Komplexes zurückzuführen ist (Abb. 12-17).

Nach dem Auftragen des Inlaywachses für die Eckzahnführung und noch während es warm ist, wird das überschüssige Wachs durch Bewegen des Inzisalstiftes auf dem Führungsteller nach vorn und lateral entfernt. Mit einer Bürste wird das überschüssige Wachs, das durch den Unterkiefereck-

zahn abgeschabt wurde, beseitigt. Die Eckzahnführung wird fertiggestellt, indem Zinkstearat auf die Oberfläche des Wachses aufgebracht wird (Abb. 12-18) und der Inzisalstift auf dem Führungsteller in alle möglichen lateralen und lateroprotrusiven Bewegungsrichtungen bewegt wird, bis das gesamte Zinkstearat von der Eckzahnführung weggewischt ist (Abb. 12-19).

12.10 Grenzen der Schiene

Das überschüssige Wachs wird auf der fazialen Fläche der Schiene an der Grenze abgeschnitten. Das Wachs sollte wegen der Bearbeitung und Polierung des Kunststoffs nach dem Aushärten bis zur Bleistiftmarkierung oder geringfügig darüber hinaus abgeschnitten werden. An der distal-bukkalen Grenze der Schiene sollte eine Verdickung vorhanden sein (s. Abb 12-12 c). Diese Verdickung des Randes verhindert das Einklemmen des Gewebes, wenn der Patient die Schiene einsetzt. Die inzisale Grenze fällt schnell von dem Bereich der Freedom-in-centric ab (Abb. 12-20). Die faziale Grenze der Schiene sollte aussehen wie in Abbildung 12-21 a und nicht wie in Abbildung 12-21 b und c gezeigt.

12.11 Eine schnelle Methode zur Anfertigung einer Michigan-Schiene

Wenn nicht ausreichend Zeit zur optimalen Gestaltung einer Michigan-Schiene zur Verfügung steht, läßt sich alternativ eine andere Technik einsetzen. So kann man z. B. eine vorgefertigte Schablone aus lichthärtendem Kunststoff mit erhöhtem Eckzahnbereich auf einem Modell anpassen und härten. Die Schiene kann nach der Lichthärtung ergänzt werden, hinzugefügtes Material muß aber versiegelt werden. Für längerdauernden oder zeitlich unbegrenzten Einsatz ist allerdings nur hartes Heißpolymerisat als Schienenmaterial geeignet.

12.12 Zusammenfassung der Anforderungen

Es sollte Freedom-in-centric vorhanden sein und ein dauernder Kontakt mit der Eckzahnführung bei lateralen und lateroprotrusiven Bewegungen. Die Schiene sollte eine flache Aufbißfläche für den gleichzeitigen Kontakt der Unterkieferzähne auf der Schiene aufweisen. Je aus-

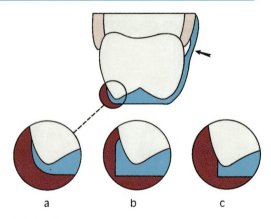

Abb. 12-21. Die faziale Grenze ist, wie in (a) gezeigt, abgerundet. Es dürfen keine scharfen Kanten vorhanden sein (b). Der Rand der Schiene sollte wegen der Stabilität die faziale Oberfläche bedecken; nicht wie in (c) gezeigt. Wie durch den Pfeil angezeigt, sollte der Gingivalsaum entlastet sein, was durch das anfängliche Ausblocken auf dem Modell erreicht wird.

geprägter die Kontakte auf der Balanceseite und die Spee-Kurve sind, desto dicker muß die Schiene und/oder desto höher die Eckzahnführung sein, um eine flache Aufbißebene zu gewährleisten und Interferenzen zu verhindern. Die axiale Oberflächenführung des Eckzahns wird, wenn möglich, minimiert.

> Je größer die erforderliche Eckzahnführung ist, desto mehr axiale Fläche ist nötig, um bei Lateralbewegung und Lateroprotrusion eine Disklusion zu erreichen.

Somit müssen Dicke der Schiene (ihre vertikale Dimension) und die Höhe der Eckzahnführung bei der Gestaltung der Schiene berücksichtigt werden, um eine ausgeprägte Führung (Einfangen der mandibulären Bewegung) auf der axialen Oberfläche des Unterkiefereckzahns zu verhindern.
Man sollte eher die Dicke der Schiene

erhöhen als die Höhe der Eckzahnführung. Die Erhöhung der vertikalen Dimension (Dicke) der Schiene ist limitiert, sobald die Funktion beeinträchtigt wird, z. B. das Schlucken, der Lippenschluß, das Sprechen sowie der Komfort.

13

Michigan-Schiene: Einsetzen, Adjustierung, Pflege

Nachdem die Schiene mit heißpolymerisierendem Kunststoff hergestellt wurde, kann sie zuerst auf dem duplizierten Modell, welches in den Artikulator einartikuliert wurde, adjustiert werden. Normalerweise gibt es keine Schwierigkeiten, die Schiene auf das Modell aufzusetzen, vorausgesetzt, es sind nur bukkal approximal an den zwei letzten Zähnen beider Seiten Unterschnitte vorhanden. Das Adjustieren der Schiene kann größtenteils im Artikulator erfolgen, falls das Einartikulieren des Modells entsprechend vorgenommen wurde. Das endgültige Adjustieren kann nur im Mund erfolgen. Vor dem Einsetzen der Schiene sollte der Patient generell über das folgende Einsetzen und Adjustieren informiert werden.

13.1 Einsetzen und initiales Adjustieren

Beim ersten Termin zur Eingliederung und Adjustierung der Schiene sollten folgende Bedingungen erfüllt sein:

▶ Die Schiene läßt sich problemlos einsetzen.
▶ Stabilität (guter Halt) ist gegeben.
▶ Alle Zähne haben gleichzeitig zentrischen Kontakt.
▶ Außerhalb der Freedom-in-centric bestehen keine Inzisal-, Balance- oder Arbeitskontakte.
▶ Der Patient hat kein Spannungs- oder Druckgefühl an den Zähnen.
▶ Der Schluckakt wird nicht behindert.

▶ Der Lippenschluß muß nicht forciert werden.
▶ Die Sprache ist nicht übermäßig beeinträchtigt.
▶ Die Gründe für die Behandlung mit und die Hinweise zum Umgang mit der Schiene wurden verstanden.

Beim ersten Termin ist der Patient sich oft über seine subjektive Bewertung der Schiene nicht ganz im klaren. Von besonderer Wichtigkeit ist die Aufklärung des Patienten über die Behandlungsziele und die zu erwartende Entwicklung, so daß der Patient keine größeren Überraschungen erlebt.

13.1.1 Einsetzen der Schiene

Beim Einsetzen der Schiene sollte man Sorgfalt walten lassen, damit kein Unbehagen entsteht. Die Schiene sollte nicht in die richtige Position gezwungen werden. Ein leichtes „Schnappen" der Schiene über die retentiven, unter sich gehenden Stellen deutet auf eine gute, aber nicht übertriebene Retention hin.

> **Wenn die Schiene richtig eingesetzt ist, sollten die bukkalen Höckerspitzen der Oberkiefermolaren, -prämolaren, -eckzähne und -schneidezähne, die durch den durchsichtigen Kunststoff leicht erkennbar sind, mit der Innenseite der Schiene in Kontakt sein.**

Bis dieser **vollständige Sitz** erreicht ist, sollte kein Versuch unternommen werden, die okklusale Fläche der Schiene zu adjustieren.

211

Wegen der „U"-Form der Schiene und des Fehlens einer Bedeckung am Gaumen ist es möglich, die Enden leicht auseinanderzuziehen und so das Einsetzen der Schiene auf die Oberkieferzähne zu erleichtern.

Falls dennoch beim Einsetzen der Schiene auf die Zähne ein unangenehmer **Druck** auf den Frontzähnen vorhanden ist, muß die Schiene innen adjustiert werden, um die Stellen zu entfernen, die den Druck verursachen. Diese Störung kann auftreten, wenn scharfe inzisale Kanten (hervorgerufen durch Abnutzung und Bruxismus) zur Zeit des Ausblockens von Unterschnitten auf dem Meistermodell nicht entfernt wurden oder einige Unterschnitte bestehenblieben.

Muß die Schiene mit Druck auf die Zähne aufgesetzt werden, kann es mehr Zeit erfordern, die Schiene zu adjustieren, als sich lohnt. Ein Ausschleifen an der inneren Seite der Schiene und anschließendes Auftragen von schnellhärtendem Kunststoff, um einen richtigen Sitz zu erreichen, ist kein Ersatz für eine sorgfältige Planung. Eine solche Vorgehensweise kann notwendig sein, um notfallmäßig eine temporäre Schiene herzustellen. In der Regel ist es jedoch besser, neu anzufangen und sicherzustellen, daß der Abdruck richtig genommen wurde und die Unterschnitte auf dem Modell sorgfältig ausgeblockt wurden.

> **Eine Schiene, die nicht stabil ist, sollte neu angefertigt werden.**

13.1.2 Retention

Die Retention ist nicht ausreichend, wenn die Schiene durch Fingerdruck auf die Enden der Schiene oder die Eckzahnführungen verschoben werden kann. Ein „Schaukeln" wird immer dann vorkommen, wenn die Schiene nicht vollständig eingesetzt ist. Wenn die Eckzahnführung kontrolliert und adjustiert wird, wird die Retention noch-

mals überprüft, indem der Patient versuchen soll, die Schiene mit der Zunge zu entfernen. Der Gebrauch von schnellhärtendem Kunststoff, um Retention zu erreichen, wird nicht befürwortet. Was die Retention betrifft, treten hier selten Probleme auf, falls bei der Abdrucknahme und beim Ausblocken der Unterschnitte sehr sorgfältig vorgegangen wurde. Verschiedene Arten von retentiven Drahtelementen (Klammer, Knopf etc.) werden benutzt, jedoch kann durch den eingeschlossenen Draht die Dicke zu groß und das Adjustieren der Schiene zu umständlich werden.

13.1.3 Initiales Adjustieren

Wenn die Schiene eingesetzt wurde und kein Anhalt auf Instabilität vorliegt, beginnt die Adjustierung der Schiene mit der zentrischen Schienenokklusion.

> **Ein gleichzeitiger Kontakt aller Höckerspitzen und Inzisalkanten im Unterkiefer beim Kieferschluß in zentrischer Schienenokklusion wird angestrebt (Abb. 13-1a).**

Weil es oftmals nicht möglich ist, den Unterkiefer in eine zentrische Relation zu führen, wird zuerst in zentrischer Schienenokklusion adjustiert, bevor der Versuch unternommen wird, den Unterkiefer zum Kontakt in zentrischer Relation hinzuführen. Ein Adjustieren auf Kontakte in zentrischer Relation wird in dem Ausmaß durchgeführt, wie es in Anwesenheit von Schmerzen und/oder Dysfunktionen möglich ist. Mit Hilfe von zwei verschiedenfarbigen Okklusionsfolien werden die Kontakte auf der Schiene sichtbar gemacht (Abb. 13-1b), was als Bezugspunkt für die Lage der zentrischen Schienenkontakte dient, so daß diese beim Adjustieren in zentrischer Relation nicht entfernt werden sollten. Kontakte in Schienenzentrik oder zentrischer Relation

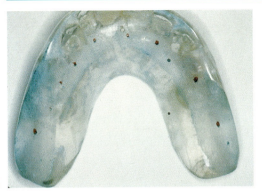
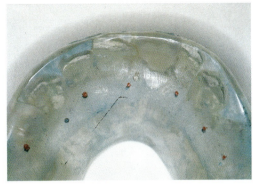

a · b

Abb. 13-1.   Das Einschleifen der Schiene. a) Mit Artikulationsfolie werden die Kontakte markiert. b) Auf der Schiene wurden die Kontakte in der Schienenzentrik und der retralen Kontaktposition markiert.

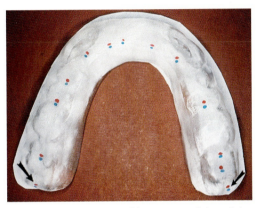

Abb. 13-2.   Die roten Markierungen auf den distalen Abhängen der Schiene müssen entfernt werden.

des Wachses sollte für ähnliche Zähne im allgemeinen gleich sein. Wiederholte stärkere Kontakte auf einer Seite der Schiene, speziell im distalen Bereich, können auf folgende Ursachen zurückzuführen sein:

▶ einseitiger posterior offener Biß
▶ posteriore okklusale Interferenz
▶ gekippter Molar
▶ übertriebene Spee-Kurve
▶ Kontakte der lingualen Höcker auf der Schiene, welche, worauf bereits hingewiesen wurde, nicht vorhanden sein sollten und von der Schiene entfernt werden müssen.

auf der distalen Neigung der Schiene sollten entfernt werden (Abb. 13-2).

13.1.4 Schluckkontakte

Schluckkontakte werden ermittelt, indem dünnes Wachs auf die Schiene aufgebracht wird (Abb. 13-3 a) und der Patient anschließend mehrmals schluckt (Abb. 13-3 b und c). Das Prüfen des **trockenen Schluckens** (mit Speichel) beginnt mit der Ruheposition des Unterkiefers. Eine Tasse Wasser wird zum Prüfen des **nassen Schluckens** verwandt. Beim Schlucken sollten die Schienenkontakte (falls vorhanden) gleichmäßig verteilt sein, und das Durchbeißen

13.1.5 Kontakte beim langsamen Schließen

Beim langsamen Schließen des Unterkiefers aus einem Abstand von etwa 25 mm heraus bis zum Schienenkontakt sollten alle Zähne gleichzeitig Kontakt auf der Schiene haben. Falls eine Abweichung des Unterkiefers bei der Bestimmung der Lage der Eckzahnführung nicht berücksichtigt wurde, kann beim langsamen Schließen ein vorzeitiger Kontakt auf der Eckzahnführung auftreten, bevor der Unterkiefer in die Schienenzentrik gleitet (s. Abb. 11-3). In diesem Fall muß die Eckzahnführung adjustiert werden.

213

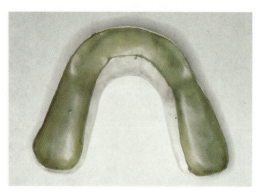
a

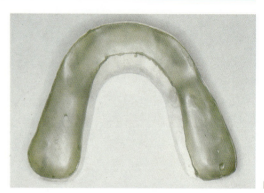
b

Abb. 13-3. Die Markierung der Kontakte in der Schluckposition.

a) Ein dünnes Okklusionswachs wird auf die Schiene aufgetragen.
b) Ein einzelner Kontakt während des Schluckens.
c) Starke Kontakte auf den distalen Anteilen der Schiene, die den Kontakten in Abbildung 13-2 ähneln. Die starken distalen Kontakte müssen entfernt und der einzelne starke Kontakt muß etwas entlastet werden.

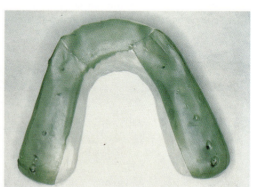

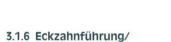
c

3.1.6 Eckzahnführung/ Schneidezahnkontakte

Bei geführten Laterotrusions- und Protrusionsbewegungen sollten auf der Schiene keine Arbeits-, Balance oder Protrusionskontakte im Seitenzahnbereich außerhalb des Bereichs der Freedom-in-centric (1–2 mm) auftreten. Mit Hilfe von Okklusionsfolie werden Kontakte in der Zentrik und bei Unterkieferexkursionen markiert (Abb. 13-4). Die Unterkieferschneidezähne sollten nur in Schienenzentrik und Abbeißstellung (Schneidekante auf Schneidekante) mit der Schiene in Kontakt treten. Zwischen diesen beiden Positionen besteht keine Frontzahnführung.

13.1.7 Ränder der Schiene

Die Ränder der Schiene sollten abgerundet und glatt sein. Überschüssiger Kunststoff sollte entfernt werden. In bezug auf die Eckzahnführung besteht die Tendenz, daß sie überkonturiert und zu weit labial plaziert

wird, so daß der Patient Schwierigkeiten beim Lippenschluß hat (Abb. 13-5).

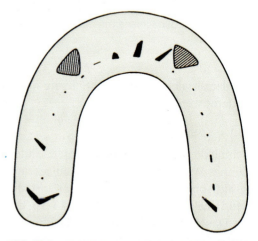

Abb. 13-4. Markieren von exzentrischen Kontakten auf der Schiene. Kontakte auf der Arbeitsseite und der Balanceseite, die außerhalb der Freedom-in-centric liegen, müssen entfernt werden. Auch die Kontakte, die durch die unteren Frontzähne anterior zur Schienenzentrik entstehen, müssen entfernt werden.

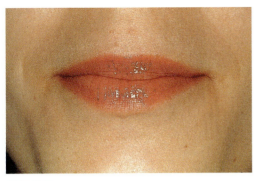
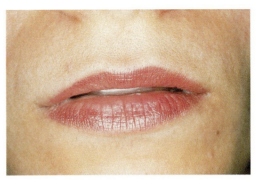

a
b

Abb. 13-5
a) Der Lippenschluß darf durch die Schiene nicht gestört werden.
b) Die Schiene stört den Lippenschluß.

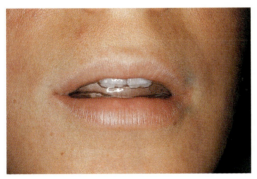

Abb. 13-6. Eine zu große Schiene und eine hohe Oberlippe stören die Aussprache bei F-Lauten.

Wenn das Zusammenschließen der Lippen aufgrund von überschüssigem Material an der inzisalen Kante (Abb. 13-6) Probleme bereitet, haben einige Patienten Schwierigkeiten beim Aussprechen von F-Lauten. Obwohl sich die meisten Patienten daran gewöhnen können, ist es günstiger, bei der ersten Sitzung das überschüssige Material zu entfernen.

Weiterhin sollte die Dicke der Schiene im lingualen Bereich überprüft werden. Dieser Bereich sollte konkav und nicht konvex sein. Auch der palatinal-okklusale Übergang sollte abgerundet werden, so daß keine scharfen Kanten vorhanden sind. Die Rundung kann im Kontaktgebiet der Freedom-in-centric beginnen, so daß die lingualen Höckerspitzen nicht in Kontakt mit der Schiene treten.

13.1.8 Abschluß der initialen Adjustierung

Abschließend wird nach Fertigstellung und Adjustierung der Schiene der Unterkiefer nach lateral und vorne geführt (Abb. 13-7 a bis d), wobei der Patient nach eventuell auftretenden Beschwerden befragt wird.

13.1.9 Anleitung für den Patienten

Es gibt einige Instruktionen für den Patienten, die sowohl verbal als auch schriftlich gegeben werden sollten. Die wichtigsten Punkte, die mit dem Patienten besprochen werden sollten, sind im Folgenden dargestellt:

▸ Wann die Schiene benutzt werden sollte, beispielsweise 24 Stunden pro Tag, nur während des Tages, nur während der Nacht
▸ Was für Veränderungen bei den Symptomen vorkommen können, beispielsweise kurz- oder langfristige Erwartungen
▸ Die Schwierigkeiten (im allgemeinen vorübergehend), die auftreten können, beispielsweise gesteigerte Salivation, Geschmacksveränderungen
▸ Wann die Anwendung der Schiene beendet werden sollte, beispielsweise wenn ein Schneidezahn anfängt zu schmerzen, wenn sich die Symptome verschlechtern
▸ Die Beziehung zu anderen Therapiemaßnahmen, beispielsweise physikalische Therapie oder geplante restaurative Therapie

215

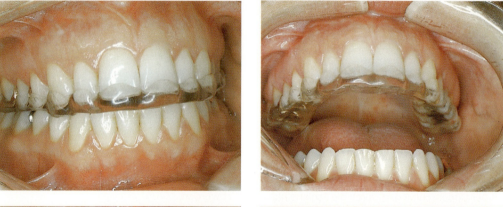

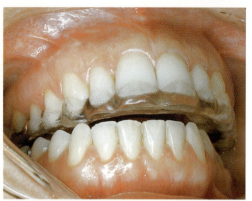

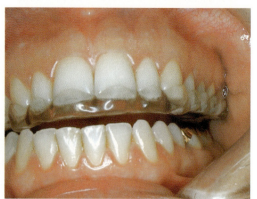

Abb. 13-7. Die fertige Michigan-Schiene.
a) Kontakte der Zähne in der Schienenzentrik. b) Eine flache okklusale Ebene. c) Rechte Arbeitsseite mit Disklusion durch die Eckzahnführung. d) Linke Balanceseite mit Disklusion.

▶ Beziehung zu physischen Aktivitäten, beispielsweise Kontaktsportarten, Gewichtheben, berufliche Aspekte.

Die Gesichtspunkte, die im Hinblick auf den Gebrauch der Schiene mit dem Patienten bei der ersten Vorstellung besprochen werden müssen, sollten für den individuellen Patienten spezifisch sein, und daher kann ein vorgefertigtes Formular nicht die einzige Informationsart darstellen. Es ist wichtig, daß der Kliniker die Gründe für die Anwendung der Schiene erläutert.

13.1.10 Anwendung der Schiene

Im allgemeinen sollte die Schiene zu Beginn der Behandlung 24 Stunden am Tag getragen werden. Dennoch ist bereits erkannt worden, daß einige Patienten aufgrund von beruflichen oder psychischen Faktoren nicht in der Lage sind, diesem Rat zu folgen. Es sollte große Mühe aufgebracht werden, um die Schiene mit den beruflichen Erfordernissen, d.h. im Hinblick auf die Sprache und Ästhetik, in Einklang zu bringen. In einigen Fällen wird empfohlen, die Schiene während der Mahlzeiten zu tragen. In der Regel dann, wenn der Patient beim Essen selbst weicher Kost Schwierigkeiten hat.

Die Anwendung der Schiene nur während der Nacht (nur während des Schlafs) erfolgt häufig nach Abklingen der akuten Symptome. In einer Langzeittherapie, wenn der Patient die Schiene periodisch bei erneutem Auftreten von einigen Symptomen tragen muß, weiß der Patient im allgemeinen, wann und in welchem Ausmaß er sie tragen sollte.

13.1.11 Auswirkung auf die Symptome

Die Schiene hat sowohl die Wirkung einer Symptomreduktion als auch vorübergehende Nebenwirkungen. Es ist nicht günstig, den Patienten dahingehend aufzuklären, daß er bis zum nächsten Termin (in ca. 5–7 Tagen) symptomfrei sein werde, obwohl dies in einigen Fällen vorkommen kann. Die **Aufklärung** sollte sich darauf beschränken, zu erläutern, was für ein Ergebnis für die meisten Patienten mit Muskelerkrankungen oder was für eine Prognose für die verschiedenen Grade der Diskusverlagerung zu erwarten ist.

Bei den meisten Patienten wird eine **signifikante Reduktion der Symptome** innerhalb von 4–6 Wochen auftreten. In seltenen Fällen, wenn Ausgestaltung und Adjustierung der Schiene nicht korrekt sind, können sich die Symptome scheinbar verschlechtern, so daß dem Patienten das Abbrechen der Schienenbehandlung und die baldige Vorstellung beim Zahnarzt anzuraten sein wird. Das Schmerzen von ein oder zwei Zähnen durch das Einsetzen und Entfernen der Schiene bedeutet, daß die Schiene bis zur Korrektur nicht getragen werden sollte. In diesen Fällen sollte der Patient so bald wie möglich untersucht werden.

Bei Patienten mit Kiefergelenkerkrankungen, wie z. B. degenerativer Osteoarthritis, benötigt die Erholung Zeit, und in einigen Fällen ist sogar eine zusätzliche Therapie mit nichtsteroidalen entzündungshemmenden Medikamenten (NSAIDs) und eine physikalische Therapie (feuchte Wärme) notwendig. Für diese Patienten kann der **Heilungsprozeß protrahiert** verlaufen, wobei Perioden von scheinbarer Heilung mit Perioden erneuter Exazerbation der Symptome abwechseln, wenn der Patient die Schiene nicht trägt und normale Kauaktivitäten einschließlich Kauen von harten Lebensmitteln ausübt. In solchen Fällen sollte

mit einer Erholungsphase von Monaten und nicht nur Wochen gerechnet werden.

13.1.12 Weitergehende Behandlung

Die Anwendung der Aufbißschiene schließt andere Formen der konservativen Therapie, beispielsweise physikalische Therapie, nicht aus. Jedoch ist es u. U. schwierig zu bestimmen, welches Vorgehen effektiv ist. In der Anfangsphase der Schienentherapie ist eine restaurative Behandlung kontraindiziert, außer in Notfällen. Spätere Veränderungen in der Okklusion, auch wenn diese nur eine Restauration betreffen, erfordern Veränderungen an der Innenseite der Schiene, um eine Anpassung an die neue Restauration zu ermöglichen.

13.1.13 Physische Aktivitäten/ berufliche Verhältnisse

Die Aufbißschiene sollte bei Kontaktsportarten nicht getragen werden. Sie kann aber während isometrischer Übungsbehandlung, Jogging, Gewichtheben und anderen Sportarten, bei denen ein Zusammenbeißen der Zähne häufig vorkommt, getragen werden. Wenn die berufliche Beschäftigung des Patienten das Tragen der Schiene über 24 Stunden am Tag verhindert, sollte der Patient dazu aufgefordert werden, die Schiene wenigstens so oft wie möglich zu tragen.

13.2 Nachfolgende Adjustierungen

Der Patient sollte fünf bis sieben Tage nach dem initialen Einsetzen der Schiene untersucht werden. Bei Vorliegen von Schmerzen im Kiefergelenk und/oder Muskelschmerzen auf einer Seite wird der Patient dazu neigen, auf dieser Seite weniger Bewegungen mit weniger Kraftaufwand auf der Schiene auszuführen (Abb. 13-8).

Der unterschiedliche Kraftaufwand der schmerzbetroffenen Seite wird dazu führen, daß hier die Okklusionsfolie auf der Schiene eine geringere Markierung aufweist. In

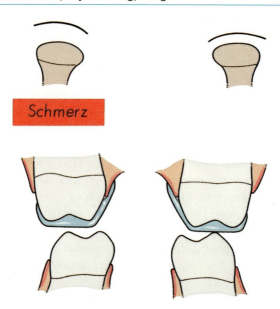

Abb. 13-8. Schmerzen in der rechten Gesichtshälfte (Kiefergelenk und/oder Muskulatur) führen zu schwachen Kontakten auf der rechten Seite. Hier sollte nicht eingeschliffen werden, denn dies könnte die Symptome noch verstärken.

diesem Fall sollten die Kontakte auf der nichtschmerzenden Seite geringfügig stärker als auf der schmerzhaften Seite bleiben. Wenn die Symptome abklingen, wird diese unterschiedliche Adjustierung verändert, so daß die Kontakte bilateral ausgewogen sind.

Bei jeder Adjustierung der Schiene sollten alle Kontakte auf der Schiene außer denen im Bereich der Freedom-in-centric entfernt werden (s. Abb. 13-4). Sowohl Schluckkontakte, langsame Schließkontakte als auch Kontakte in zentrischer Relation und zentrische Schienenokklusionskontakte sollten kontrolliert werden. Im allgemeinen folgen dem Abklingen der Symptome Veränderungen in den Kontaktbereichen, beispielsweise treten mit dem Verschwinden der Symptome immer weniger Veränderungen an der Schiene auf, die eine Adjustierung benötigen.

Wenn die Symptome innerhalb von sechs bis acht Wochen komplett abklingen und die Schiene nicht während 24 Stunden pro Tag getragen wurde, sollte die Notwendig-

keit einer okklusalen Adjustierung überprüft werden. Okklusale Interferenzen, die eine okklusale Stabilität verhindern, insbesondere solche, die in unmittelbarem zeitlichem Zusammenhang mit dem Einsetzen von neuen Restaurationen zum Auftreten von Symptomen führen, stellen oft die Ursachen von bleibenden Symptomen dar.

13.3 Erhaltungstherapie

Da es sich bei dieser Schiene um einen stabilisierenden Schienentyp handelt, kann sie über ausgedehnte Zeitperioden (auch Monate) verwandt werden, wenn sie regelmäßig kontrolliert und gegebenenfalls adjustiert wird. Eine Beaufsichtigung ist erforderlich. Der Patient sollte sich darüber im klaren sein, daß eine regelmäßige Vorstellung beim Zahnarzt sowie sofortige Kontaktaufnahme mit dem Zahnarzt bei Persistieren eines Symptoms erforderlich ist. Nicht selten tragen die Patienten, die über einige Wochen symptomfrei sind, die Schiene nicht mehr und setzen sie erst beim Auftreten von Symptomen wieder ein, bis diese erneut abklingen.

Wenn die Schiene nicht getragen wird, sollte sie in Wasser aufbewahrt werden. Wird sie transportiert, sollte sie in einem Behälter, umgeben von einer feuchten Gaze, aufbewahrt werden. Es sollte verhindert werden, daß die Schiene trocken oder spröde wird und die Dimensionen sich verändern.

13.4 Zusammenfassung

Unabhängig vom Zweck der Schiene (sei es zur Diagnose, vor einer geplanten Restauration, bei Bruxismus oder bei Kiefergelenkmyoarthropathie) gelten die gleichen Grundsätze für die Konstruktion, Adjustierung und Erhaltung. Es sollten keine Interferenzen bei gleichzeitigen Kontakten der Höckerspitzen und Schneidezahnkanten in folgenden Fällen vorliegen:

▸ in zentrischer Relation
▸ in zentrischer Schienenokklusion
▸ beim langsamen Schließen in zentrischer Position
▸ beim Schluckakt.

Außerdem sollten Disklusion durch Eckzahnführung bei allen Kontakten auf der Arbeits- und Balanceseite, außer im Bereich der Freedom-in-centric, Frontzahnführung und minimale Steigerung der Vertikaldimension, außer wenn dies aus einem anderen Grund indiziert ist, vermieden werden.

Es sollten keine Schluckbeschwerden vorliegen, und das Sprechen sollte nur minimal beeinflußt werden. Dies steht in Beziehung zu der Schienendicke (Vertikaldimension). Die Schiene sollte gegenüber der zentrischen Relation und anderen okklusalen Kontakten adjustiert werden, um die Repositionierung der Gelenke und die volle Funktionsfähigkeit der Muskeln sowie das Abklingen der Symptome zu erreichen.

Wenn die Symptome bereits nachgelassen haben und okklusale Stabilität erhalten werden konnte, kann die Schiene für ausgedehnte Zeitperioden getragen werden, vorausgesetzt, der Patient wird regelmäßigen professionellen Kontrollen unterzogen. Die Michigan-Schiene hat sich bei der Behandlung der Mehrzahl der Patienten mit Kiefergelenkmyoarthropathie und zur Kontrolle der Destruktionen durch den Bruxismus als effektiv erwiesen.

14

Unterkiefer-Repositionierungsgeräte zur Verhinderung von Kiefergelenk- und Muskelfunktionsstörungen (TMD)

Die meisten Patienten, die sich wegen Kiefergelenk- und Muskelfunktionsstörungen selbst in Behandlung begeben oder überwiesen werden, tun dies wegen manifester Schmerzen. Einige dieser Patienten leiden unter Dauerschmerzen und sprechen zunächst nicht, wenn überhaupt, auf verschiedene konservative, reversible Formen initialer und schrittweiser Behandlungsmaßnahmen an, die vom Zahnarzt angewendet werden. Dies gilt auch für verhaltenstherapeutische Ansätze.

Welche Möglichkeiten bestehen für Patient und Behandler im Falle einer schmerzhaften inneren Kiefergelenkstörung mit reduzierender Diskusverlagerung? Die Antwort ist abhängig von der Art der inneren Störung und dem Zustand des Diskus: Typ der Verlagerung, Adhäsionen, Perforationen etc. Ein Weg, der beschritten wurde, war der Wechsel von reversiblen zu bedingt reversiblen Therapieformen, so z.B. die Reposition des Diskus mittels Apparaturen. Die chirurgischen Therapieformen sind irreversibel, so z.B. arthroskopische Spülung und Lösung von Verklebungen, Druckinjektionen, Gelenkpunktion (Arthrozentese) und modifizierte Kondylektomie. Leider sind auch diese Maßnahmen nicht immer erfolgreich. Die Erfolgswahrscheinlichkeit ist stark abhängig von der richtigen Indikationsstellung und Patientenauswahl.

14.1 Bedeutung der Diskusposition

In den frühen achtziger Jahren glaubte man, Diskusverlagerungen seien die Hauptursache für Gelenkschmerzen (Arthralgien), mandibuläre Dysfunktion, Osteoarthropathien und Wachstumsstörungen. In neuerer Zeit ist allerdings die Rolle der verlagerten Position des Diskus als wesentliche Ursache für die innere Störung in Frage gestellt worden. Die innere Kiefergelenkstörung scheint sich nicht auf eine Diskusverlagerung reduzieren zu lassen, sondern wesentlich komplexer zu sein. Für diese geänderte Auffassung gibt es eine Reihe von Gründen:

▸ Die Diskusposition korreliert nicht unbedingt mit dem Schmerz.
▸ Durch Arthroskopie und Gelenkpunktion mit Spülung des oberen Gelenkabschnitts ohne Reposition des Diskus kann bei einigen Patienten mit Kiefergelenkklemme die normale Mundöffnung wiederhergestellt werden.
▸ Osteoarthritische Veränderungen können Diskusverlagerungen folgen oder vorausgehen, mit oder ohne kausale Beziehung.
▸ Es ist nicht sicher, daß eine Diskusverlagerung Wachstumsstörungen, z.B. die dentofazialen Deformitäten, mitverursacht.
▸ Ebenso wie Diskusverlagerungen können auch fibröse Adhäsionen ein Grund für eingeschränkte Mundöffnung sein.

Die Sichtweise der Diskusverlagerung als einer unter mehreren ätiologischen Faktoren der inneren Störung und nicht als einzige Ursache lenkt die Aufmerksamkeit auf Entzündungen, Gelenkgleitfähigkeit, Synovialflüssigkeit, Gelenkbelastung, Ergüsse,

Adhäsionen und degenerative osteoarthrotische Prozesse. Die Behandlung richtet sich zunehmend mehr auf die Schmerzbeseitigung, Verminderung der Entzündung und ungünstiger Belastungen als auf die Repositionierung des Diskus (Dolwick, 1996). Einige dieser Behandlungsziele einschließlich Diskusreposition sind bereits Bestandteil der TMD-Therapie, unabhängig von den Behandlungsmodalitäten.

14.2 Die Lage des Diskus

Die Position des Diskus kann offenbar eine wichtige Rolle für den Erfolg der Behandlung spielen. Auch wenn ein Trend besteht, die Bedeutung der Diskusverlagerung als Ursache für Schmerzen und Funktionsstörungen geringer einzuschätzen, so weisen Forschungsergebnisse doch darauf hin, daß die Lage des Diskus einen ursächlichen Faktor für ein Scheitern der Anwendung von anterioren Repositionierungsgeräten darstellt.

Die möglichen Positionen eines verlagerten Diskus wurden in acht Gruppen eingeteilt (Abb. 14-1). Die Prävalenz der verschiedenen Formen der Verlagerung variiert in Abhängigkeit von der untersuchten Personengruppe. In einer Studie (Tasaki et al., 1996), wurden im **Vergleich von Nicht-Patienten** zu Patienten folgende Verhältnisse gefunden (ausgedrückt in auf ganzzahlige Werte gerundeten Prozentangaben):

▶ superiore Diskusposition: 79% zu 30%
▶ anterolaterale rotierte Verlagerung: 9% zu 24%
▶ anteriore und partielle anteriore Verlagerung: 9% zu 32%.

Die übrigen Fälle verteilen sich auf geringfügig vertretene andere Kategorien der Verlagerung.

In einer anderen Untersuchung (Werther et al., 1995) fallen 75% aller Verlagerungen

in zwei häufige Gruppen: anteriore Verlagerung (45%) und medial rotierte Verlagerung (29%). Die verbleibenden 26% der Fälle von Verlagerungen verteilten sich auf die übrigen sechs Gruppen. Tasaki et al. (1996) fanden eine hiervon deutlich abweichende Verteilung mit einer höheren Prävalenz von anterolateraler Verlagerung (23%) und viel niedrigerer Prävalenz von medialer rotierter Verlagerung (8%) bei Patienten mit Beschwerden. Diese Unterschiede spiegeln aber wahrscheinlich lediglich die unterschiedliche Zusammensetzung des Fallguts wider.

14.3 Begründung für die Repositionierung des Diskus

Eine unmittelbare Begründung für die Normalisierung der Anordnung von Diskus und Kondylus ist die – im Erfolgsfall innerhalb weniger Tage zu erreichende – Beherrschung der Schmerzsymptomatik. Allerdings ist der Erfolg nicht vorhersagbar. Folgt man der Auffassung, daß die Diskusverlagerung einen kausalen Faktor eines fortschreitenden degenerativen Prozesses darstellt, der zu Kieferklemme und anderen Symptomen führen kann (de Leeuw, 1995; Nickerson, 1989), dann würde die Notwendigkeit der Normalisierung der Diskusposition eine angemessene Begründung für eine Repositionierung darstellen. Es steht fest, daß die Repositionierung in manchen Fällen den Schmerz dramatisch vermindert. Allerdings hat die Betrachtung der Kosten-Nutzen-Relation und der unerwünschten Nebenwirkungen zu Fragen über die Indikationen einer anterioren Repositionierung geführt.

14.4 Effektivität der Diskusrepositionierung

Die Angemessenheit und Effektivität des Einsatzes von Geräten zur anterioren Repositionierung bei anteriorer Diskusverlage-

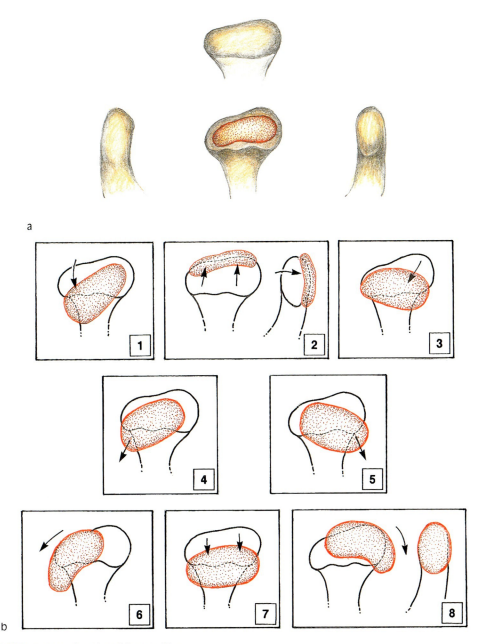

Abb. 14-1 Kategorien der Diskusposition.

a) Superiore Diskusposition, anteriore, laterale, posteriore, mediale Ansicht der Kondyle.

b) (1) partielle anteriore Verlagerung im lateralen Gelenkabschnitt; (2) posteriore Verlagerung; (3) partielle anteriore Verlagerung im medialen Gelenkabschnitt; (4) rotierte anterolaterale Verlagerung; (5) rotierte anteromediale Verlagerung; (6) laterale Verlagerung; (7) komplette anteriore Verlagerung; (8) mediale Verlagerung (nach Tasaki, Westesson, Isberg et al.: Am J Orthod Dentofac Orthofac Orthop, 109:249, 1996).

rung mit Reduktion ist in den letzten zehn bis 15 Jahren Gegenstand der Diskussion gewesen. Die anfänglich beschriebene hohe Erfolgsrate für die anteriore Repositionierung konnte in sorgfältig kontrollierten Langzeitstudien nicht bestätigt werden. Einige Stimmen meinten, daß Mißerfolge bei der anterioren Repositionierung ihre Ursache in dem Versuch hätten, den Unterkiefer schrittweise in seine ursprüngliche Interkuspidationsposition zurückzuführen. Die Unsicherheit des Erfolgs bei der Behandlung der anterioren Verlagerung des Diskus führte zu der Auffassung, daß Repositionierung erfolgreich sein kann, wenn der Diskus nach Abschluß der mandibulären Repositionierung in einer normalisierten Lage gehalten wird.

Eine jüngere Studie (Summer und Westesson, 1997) deutet darauf hin, daß die mandibuläre Repositionierung mit Rekonstruktion eine wirksame **Therapie der reduzierenden anterioren Diskusverlagerung** darstellen kann. So trat eine Beschwerdebesserung bei 92% der Patienten mit normalisierter Lage des Diskus auf, bei 84% der Patienten mit verbesserter Diskusposition, demgegenüber nur bei 49% der Patienten mit unverändert fortbestehender Diskusverlagerung. In 52% der Fälle konnte eine normale Position des Diskus erreicht werden, in 23% der Fälle eine Lageverbesserung. In 25% der Fälle blieb die Diskusverlagerung bestehen.

Die Erfolgswahrscheinlichkeit einer Repositionierungsbehandlung wird erhöht, wenn **transversale Diskusverlagerungen ausgeschlossen** werden können. Wenn die Lage des Diskus nach der Repositionierung normalisiert oder verbessert ist, kann in 85% der Fälle eine Linderung der Symptome erzielt werden. Um die therapeutische Position zu erhalten, werden jedoch umfangreiche restaurative oder kieferorthopädische Maßnahmen als notwendig erachtet.

Zusätzlich muß für unbegrenzte Zeit nachts ein orthetisches Gerät getragen werden.

Auch wenn es nicht möglich ist, eine normale Diskusposition zu erreichen, kann bereits eine verbesserte Diskusposition für eine signifikante Symptomlinderung sorgen (Summer und Westesson, 1997). Es zeigte sich, daß der Erfolg der Behandlung in direktem Zusammenhang mit dem Typ der Diskusverlagerung steht.

Anteriore mandibuläre Repositionierung ist sehr viel weniger wirksam, wenn die Diskusverlagerung mit Reduktion eine transversale Komponente beinhaltet. Demzufolge ist die Häufigkeit, mit der eine normale Diskusposition erreicht werden kann, positiv korreliert mit der Richtung, in die der Diskus vor der Behandlung verlagert war. Obwohl eine normalisierte Diskusposition für eine Schmerzerleichterung nicht unbedingt erforderlich ist, steigt doch die Wahrscheinlichkeit einer Erleichterung, wenn der Diskus in Normalposition ist (Westesson und Lundh, 1988; Lundh und Westesson, 1989).

14.5 Chirurgische Repositionierung

Die **modifizierte Kondylotomie** ist eine chirurgische Technik, die nachweislich häufig eine normalisierte Diskusposition wiederherstellt (Nickerson, 1994; Werther et al., 1995).

Mit Ausnahme der Diskektomie konnte von keiner anderen solchen Behandlung nachgewiesen werden, daß sie den Verlauf einer Osteoarthrose beeinflußt. Das gegenwärtige Ziel der Durchführung einer modifizierten Kondylotomie ist die Beherrschung von Schmerz und/oder mechanischen Symptomen, die durch eine interne Störung ausgelöst werden.

Während sich Diskusverlagerungen vom medialen, anterioren und medial-rotierten Typ nach modifizierter Kondylotomie häufig in Normalposition zurückführen lassen, können damit deutlich weniger anterior-mediale oder anterior-laterale Verlagerungen korrigiert werden (McKenna, 1996). Nach modifizierter Kondylotomie sind wirksame Maßnahmen zur Stabilisierung der Okklusion der natürlichen Bezahnung und von Prothesen erforderlich. Nach Werther (1995) wird durch die modifizierte Kondylotomie in den meisten Fällen (79%) eine Reduktion des Diskus erreicht. Demgegenüber sind Arthrotomie (0–12%) oder Arthroskopie (27%) wesentlich weniger wirksam.

14.6 Stellungnahmen zu Repositionierungsgeräten

In einer vor kurzem abgegebenen Stellungnahme der National Institutes of Health Technology Assessment Conference (1998) wurde eine kurze Bemerkung über Geräte zur Repositionierung abgegeben: „Geräte zur Repositionierung mögen als nichtinvasiv erscheinen, sie haben aber das Potential, irreversible Veränderungen der Okklusion zu erzeugen, und folglich die Möglichkeit der Schaffung anderer Probleme." Diese Meinung spiegelt den wachsenden Trend wider, sich zunächst auf reversible Therapie zu beschränken und mehr Verhaltenstherapie zur Behandlung von Kiefergelenk- und Muskelfunktionsstörungen durch Inanspruchnahme von Spezialisten einzusetzen. Im Ergebnis wären entschiedenere verhaltenstherapeutische Interventionen die akzeptable Option nach einem Mißerfolg der reversiblen, schrittweise durchgeführten Behandlung von Patienten mit chronischem Schmerz mit Medikation, physikalischer Therapie und Behandlung mit Stabilisierungsschienen.

Eine solche Intervention ist allerdings nicht immer erfolgreich. Es gibt Patientengruppen mit ausgeprägten Schmerzen bei Kiefergelenk- und Muskelfunktionsstörungen (ohne auffällige psychosoziale Probleme), denen durch andere Behandlungsformen geholfen werden kann. Es tritt die Frage auf, welche Therapieform am besten zur gestellten Diagnose paßt. Soll die Stellungnahme der NIH bedeuten, daß alle Therapieformen, die irreversible Veränderungen verursachen oder verursachen können, nicht angewendet werden sollen? Sollte es sich so verhalten, wäre dies unrealistisch. Es gibt in dem Maße weniger Mißerfolge bei einer „irreversiblen" Therapie, wie präzisere Indikationen bekannt werden. So haben die Patienten, die wegen ihrer Schmerzen Hilfe wünschen und brauchen, eine andere Alternative als die Verhaltenstherapie, die ihre eigenen spezifischen Mißerfolgsquoten hat.

Demnach kann gegenwärtig, bei entsprechender Indikation und nach Scheitern einer angemessenen konservativen Behandlung, die anteriore Repositionierung für die Behandlung von schmerzhaften anterioren, jedoch nicht von transversalen Diskusverlagerungen angebracht sein. Viele vergleichbare Überlegungen gelten auch für geeignete chirurgische Techniken, so z.B. die Arthroskopie, die Arthrozentese (Gelenkpunktion) und die modifizierte Kondylotomie. In ähnlicher Weise kann vorausgesetzt werden, daß der Behandler bei Kieferklemme vor chirurgischen Maßnahmen zunächst den Versuch einer manuellen Einrenkung unternimmt. So ist eine zweite Phase der TMD-Therapie bei der relativ kleinen Zahl von Patienten, deren Bedürfnisse durch verschiedene Formen von reversibler Behandlung nicht befriedigt werden können, eine durchdachte Alternative. Die Frage, welchen Patienten mit welchem der folgenden Therapieansätze am besten geholfen werden kann, bleibt bestehen.

▸ Intervention durch Spezialisten für Verhaltenstherapie
▸ anteriore mandibuläre Repositionierung mit Rücksetzung oder mit umfassenden

restaurativen und/oder kieferorthopädischen Maßnahmen

▸ arthroskopische Lyse und Lavage oder chirurgische Maßnahmen, so z.B. modifizierte Kondylotomie.

Der Entscheidungsprozeß über die für den einzelnen Patienten jeweils hilfreichste Therapiealternative ist zur Zeit noch nicht für jeden Patienten vollständig geklärt. Je gewichtiger die Gründe sind, die für eine irreversible Therapie vorgebracht werden, desto größer ist die Wahrscheinlichkeit einer erfolgreichen Behandlung. Bei schmerzhaften Zuständen kann der menschliche Faktor auschlaggebend sein. Sind keine Schmerzen vorhanden, kann der Grad der Dysfunktion die anzuwendende Technik bestimmen. Bei solchen Patienten werden in der Regel reversible Therapieformen angewendet, es sei denn, die Funktionsstörung beeinträchtigt gravierend die Lebensqualität. So kann z.B. ein Patient ohne Schmerzen mit der Zeit und durch physikalische Therapie fähig werden, den Mund weit genug zu öffnen, um alle Funktionen sehr gut auszuführen.

Eindeutige wissenschaftliche Erkenntnisse, aus denen sich zwingend ein bestimmtes Behandlungsschema ergeben würde, existieren bisher nicht. Deshalb werden die Behandlungsmethoden der klinisch tätigen Zahnärzte von ihren Vorstellungen über die Bedeutung der Position des Diskus im Zusammenhang mit dem besten Weg zur Schmerzlinderung und Kontrolle des Fortschritts von degenerativen Gelenkerkrankungen bestimmt.

14.7 Verhaltenspsychologische Gesichtspunkte der TMD-Therapie

Es wurde bereits in vorhergehenden Kapiteln darauf hingewiesen, daß einige Patienten psychische und emotionale Probleme zeigen, die als Streß, Angst, Depression und Somatisation geschildert werden. Psychische Störungen und Verhaltensstörungen können sich als soziale Isolation und Unfähigkeit, Tätigkeiten des täglichen Lebens auszuführen, darstellen. Es gibt auch erhöhtes Vertrauen auf die Wirkung oder erhöhte Abhängigkeit von Medikamenten oder sogar von Suchtdrogen, ebenso wie eine vermehrte Inanspruchnahme von traditionellen und alternativen Leistungsanbietern im Gesundheitssystem.

Einige wenige Patienten mit TMD können mit psychischen Störungen verknüpfte chronische Schmerzen haben, die nicht auf selektive oder kombinierte biomechanische, physikalische oder medikamentöse Therapie ansprechen. In solchen Fällen ist die angezeigte Form der Schmerztherapie die verhaltenstherapeutische Intervention durch entsprechend spezialisierte Ärzte.

Verhaltensbezogene und trainierende Therapieelemente, die in der TMD-Therapie eingesetzt werden, werden unter dem Begriff „Verhaltenstherapie" zusammengefaßt. Dazu gehören Biofeedback, Entspannungstechniken, Hypnose, Patiententraining und kognitiv-verhaltensbezogene Interventionen, z.B. Streßbeherrschung und die Modifikation von negativen oder fehlangepaßten Verhaltens- und Emotionsmustern, um mit anhaltenden Schmerzen und Funktionsstörungen durch TMD zurechtzukommen.

Die Betonung bei den verhaltenstherapeutischen Komponenten liegt auf der **Selbstkontrolle** des Patienten. Viele der gegenwärtig von Zahnärzten angewendeten konservativen Therapieformen enthalten verhaltenstherapeutische Züge, so z.B. die Kontrolle von Bruxismus, Pressen und anderen aggravierenden Aspekten von TMD, Schlafpathogene, Ernährungsumstellungen, Gymnastik und physikalische Therapie.

Bei einem Patienten mit anhaltenden Schmerzen, der aus der Behandlung des Zahnarztes keinen persönlichen Nutzen ziehen kann (nicht etwa nicht will), sollte die Intervention eines entsprechend spezialisierten Arztes erwogen werden. Ein solcher Patient ist nicht mehr länger zu einer psychischen Kompensation der Belastungen durch TMD und Schmerz fähig. Es besteht eine hohe Wahrscheinlichkeit einer Chronifizierung des Schmerzgeschehens.

14.8 Indikationen für Phase-II-TMD-Therapie

Die Indikation zur Durchführung einer Phase-II-Therapie für eine bestimmte TMD hängt von der Diagnose, dem Schweregrad sowie von der Reaktion des Patienten auf persistierende Schmerzen und Funktionsstörungen und die Auswirkungen auf die Lebensqualität ab. Nimmt man zunächst einmal an, daß die meisten Patienten nicht als chronische Schmerzpatienten mit manifesten psychosozialen Problemen charakterisiert werden können (d.h. auch keine entschlossene kognitiv-verhaltensbezogene Therapie und professionelle Hilfe erforderlich sind, um mit den anhaltenden Schmerzen zurechtzukommen), ist der Hauptindikator für eine Umsteuerung der Behandlung in der Regel der Patient selbst.

Ein Wendepunkt innerhalb des Entscheidungsfindungsprozesses über den Wechsel zu einer irreversiblen Therapieform ist erreicht, wenn ein Patient, unabhängig vom aktuellen Umfang der Beschwerden, nicht länger bereit ist, die Schmerzen und Funktionseinschränkungen zu ertragen. Zu diesem Zeitpunkt wird er die in Kauf zu nehmenden Nachteile und Risiken, die mit dem durch eine aggressivere Therapie angestrebten Nutzen verbunden sind, verstehen und akzeptieren. Dies gilt z.B. für eine anteriore mandibuläre Repositionierung mit nachfolgender definitiver Veränderung der Okklusion oder Anwendung einer chirurgischen Technik.

14.9 Indikationen für Geräte zur anterioren Repositionierung

Es besteht eine gewisse Zurückhaltung, absolute Indikationen für die Einleitung irreversibler Therapieformen zu nennen, da das Endresultat sowohl der anterioren Repositionierung als auch der Kiefergelenkchirurgie nicht immer mit ausreichend hoher Sicherheit vorhergesagt werden kann. Bei jeder aggressiveren Therapieform wie Repositionierungsbehandlung oder Arthroskopie/Arthrozentese/Kondylotomie sollte der Patient vollständig über die Wahrscheinlichkeit von Schäden und Risiken im Verhältnis zum zu erwartenden Nutzen der vorgeschlagenen Behandlung aufgeklärt werden.

Für einen Patienten, der in das initiale konservative Behandlungsprogramm eingewilligt hat, aber immer noch Schmerzen hat, die zu den klinischen Befunden passen, ist es schwierig, die Ergebnisse einiger Untersuchungen zu ignorieren, die unterschiedliche Erfolgsraten für die Behandlung mit Repositionierungsgeräten angeben. Es hat sich gezeigt, daß einige zahnmedizinische Praktiker die irreversible TMD-Therapie lediglich als zweite Phase der Behandlung ansehen (Phase II), wenn die initiale (Phase I) konservative (reversible) Therapie nicht erfolgreich war. In einigen Fällen wird die Chirurgie als Phase-II-Behandlung angesehen, in Abhängigkeit von der Diagnose, so z.B. arthroskopische Chirurgie bei einer Kieferklemme mit Adhäsionen, die mittels arthroskopischer Chirurgie angegangen werden kann, nicht aber eine Kieferklemme, bei der eine manuelle Einrenkung möglich ist. Entschlossene verhaltenstherapeutische Intervention durch spezialisierte Ärzte kann ebenfalls als Phase-II-Behandlung angesehen werden. Welche Indikationen gibt es nun für den Beginn der Phase II nach dem Scheitern einer Phase-I-Behandlung, z.B. der Einsatz von mandibulären Repositionierungsgeräten bei der anterioren

Diskusverlagerung mit Reduktion? Einige Indikationen seien nachfolgend genannt:

▸ Persistierender Schmerz und Dysfunktion, obwohl ausreichend Zeit für einen angemessenen Behandlungsversuch mit konservativen Therapieformen zur Verfügung stand.

▸ Der Patient ist nicht als chronischer Schmerzpatient mit wesentlichen psychosozialen Problemen diagnostiziert, die vor allem die Intervention eines spezialisierten Arztes erfordern.

▸ Der Patient weiß, daß umfangreiche okklusale Restaurationen und/oder Kieferorthopädie nach der Repositionierungsbehandlung notwendig werden können.

▸ Die Diagnose einer anterioren (nicht transversalen) reduzierenden Diskusverlagerung wurde gestellt, andere Formen der Verlagerung, z.B. durch Kernspintomographie, ausgeschlossen.

▸ Es gibt keine besseren Indikationen für arthroskopische oder chirurgische Vorgehensweise.

▸ Behandlungsbedarf einer (Angle-)Klasse-II-Bißlageanomalie.

▸ Bedarf des Patienten an okklusalen Restaurationen.

Überblickt man die obige Liste, erkennt man, daß bei transversalen Diskusverlagerungen keine Indikation zur anterioren Repositionierung besteht. Dies beruht auf der signifikant niedrigeren Erfolgswahrscheinlichkeit der Repositionierungstherapie bei transversaler Diskusverlagerung (Summer und Westesson, 1997).

14.10 Schrittweise Rückführung des Unterkiefers

Nach anteriorer Repositionierung kann der Unterkiefer vor einer Behandlung zur schrittweisen Zurückführung mit einem Gerät möglicherweise nicht in die Originalposition zurückbewegt werden. Mögliche Gründe sind:

▸ Der Patient kann das erneute Auftreten von Symptomen nicht ertragen, die mit Versuchen einhergehen, mit dem Unterkiefer „zurückzuwandern".

▸ Die retrodiskalen Gewebe können sich durch Fibrosierung zu einem „Pseudodiskus" umorganisiert haben.

Im letzteren Fall kann sich der Pseudodiskus der Belastung anpassen, und die Symptome werden abklingen. Wenn die Gewebe sich jedoch auch nach ausreichend langer Zeit nicht reorganisieren und alle sich auf TMD ungünstig auswirkenden Faktoren (z.B. Bruxismus) berücksichtigt wurden, sollte über die nächste Phase einer anterioren Repositionierungsbehandlung nachgedacht werden. Dabei sollte man im Kopf behalten, daß die Zurückführung des Unterkiefers als Ursache für das Scheitern von Repositionierungsbehandlungen verdächtigt wurde. Ein Pseudodiskus kann mit oder ohne eine Behandlung auftreten.

Wenn die Symptome fünf bis sieben Tage nach Beginn der anterioren Repositionierung abzuklingen beginnen, erscheint es sinnvoll, die Möglichkeit einer Rückführung des Unterkiefers nach Abklingen der Schmerzsymptomatik in Betracht zu ziehen, vorausgesetzt, sie tritt, durch den Versuch, den Unterkiefer durch einen Wechsel vom Repositionierungsgerät zu einem modifizierten Gerät vom Typ „zentrische Relation" (s. Abb. 9-12) zurückzubewegen, nicht erneut auf. Andernfalls verlängert sich die Behandlungsdauer, und es ist evtl. nicht möglich – sogar nach ein bis zwei Wochen anteriorer Repositionierungstherapie –, den Unterkiefer zurückzuverlagern.

> **Allgemein gilt: Je größer die Zeitspanne bis zur Symptomfreiheit des Patienten, um so weniger wahrscheinlich ist die Möglichkeit, den Unterkiefer in seine vor der Behandlung vorliegende zentrische Okklusion zurückbringen zu können.**

Wenn der Versuch zur Rückführung des Unterkiefers offensichtlich ein erneutes Auftreten von Schmerzen bewirkt, ist die Schaffung einer **vorderen okklusalen Führungsposition** erforderlich. Wenn es also ein Symptomrezidiv gibt oder der durch den Versuch einer Rückführung des Unterkiefers entstehende seitlich offene Biß sich nicht erkennbar verringert, dann sind umfangreiche Restaurationen und/oder funktionskieferorthopädische Maßnahmen angezeigt. Wenn der seitlich offene Biß teilweise durch eine inkorrekte Initialtherapie entstanden ist (z.B. nur teilweise Abdeckung der Kauflächen durch eine Apparatur), wodurch eine Extrusion der Zähne ebenso stattgefunden hat, wie auch eine Diskrepanz der Zahnbogen (Abb. 9-8) entstanden ist, werden umfangreiche kieferorthopädische Maßnahmen ebenso erforderlich wie eine okklusale restaurative Therapie.

14.11 Wer setzt anteriore Repositionierungsgeräte ein?

Eine jüngere Untersuchung der Mitglieder der ADA (American Dental Association) (Glass, 1993) zeigte, daß der durchschnittliche prozentuale Anteil der Patienten, die wegen MPD mit anterioren Repositionierungsschienen behandelt werden, 12% bei Allgemeinzahnärzten und 15% bei Spezialisten betrug. Der Grund für den Einsatz der anterioren Repositionierung als Behandlung für MPD ist etwas unklar, da MPD im Untersuchungserhebungsbogen als „bilateraler oder unilateraler Muskelschmerz über einen Zeitraum von mindestens 4 Monaten" definiert wird. „Auch Kopfschmerzen, Tinnitus und Einschränkungen der Kieferbewegungen können mit MPD einhergehen." Vielleicht gehen diejenigen, die MPD als eine Diskusverlagerungskrankheit behandeln, davon aus, daß die Verlagerung des Diskus in einem oder beiden Kiefergelenken bei der Mehrheit der Patienten mit Symptomen von Kiefergelenkerkrankungen auftritt.

Wegen der Probleme bei der Rückführung des Unterkiefers und der Notwendigkeit zu anschließender umfangreicher (prothetischer und/oder kieferorthopädischer) okklusaler Therapie hat sich anscheinend der Einsatz von Geräten zur anterioren Repositionierung allgemein vermindert. Wahrscheinlich beträgt der Prozentsatz der Patienten, die eine aggressive Therapie über konservative Maßnahmen hinaus benötigen, ohnehin nicht mehr als 12–15%.

14.12 Ziele der anterioren Repositionierung

Nach Summer und Westesson (1997) sowie Spahl (1993) hat die anteriore Repositionierung bei Patienten mit reduzierender anteriorer Diskusverlagerung folgende Ziele:

▸ anteriore Repositionierung von Kondylus und Diskus in eine therapeutische Position
▸ Reduzierung von TMD-Symptomen durch Techniken zur kondylären Dekompression inklusive muskulärer Vorschubbewegung des Unterkiefers
▸ Rekonstruktion der Okklusion, um den Kondylus in der therapeutischen Position zu halten.

14.13 Funktionskieferorthopädische Geräte

Wie in Kapitel 9 angedeutet, werden funktionskieferorthopädische Geräte seit langer Zeit in der Kieferorthopädie eingesetzt. Ihr Einsatz bei der TMD-Therapie beinhaltet keinen Versuch, das Wachstum des Kondylus zu beeinflussen, um eine (Angle-)Klasse-II-Bißlageanomalie zu korrigieren. Sie werden eingesetzt, um den Unterkiefer vorzuverlagern, die Zahnbogen zu expandieren

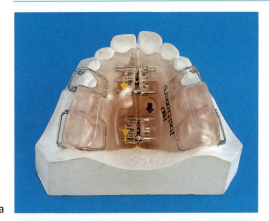

a

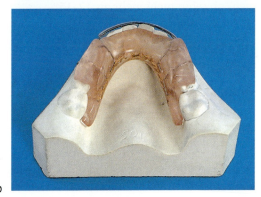

b

Abb. 14-2 Clark-Twin-Block vom C-1-Typ zur Zahnbogenharmonisierung.
a) Gerät mit Schraube zur Anpassung des Unterkiefers in Vorschubposition.
b) Unterer Zahnbogen mit McNamara-Labialbogen (Typ C-2 mit Schraube und intermaxillären Haken ist nicht abgebildet).

und einen mit der Vorbewegung des Unterkiefers bei der Repositionierung des Diskus verbundenen seitlich offenen Biß zu schließen. Sie wirken nicht auf die Zähne wie herkömmliche Geräte unter Verwendung von Federn und Gummizügen, sondern übertragen, steuern oder eliminieren natürliche Kräfte einschließlich Muskelaktionen. Nur zwei funktionskieferorthopädische Geräte (s.a. Abb. 9-23) sollen hier betrachtet werden, der **Clark-Twin-Block** und das **Summer/Westesson-Stab-Röhrchen-Gerät**. Das zweite Gerät beinhaltet ein System zur Repositionierung und zum Hal-

ten des Diskus in seiner therapeutischen Position.

14.13.1 Twin-Block-Apparatur (Twin Block-Appliance = TBA)

Die Clark-Twin-Block-Apparatur (Abb. 14-2a und b) ist ein angenehmes und ästhetisch akzeptables Gerät, das in seinen verschiedenen Ausführungen vielseitig genug ist, um Bißlageanomalien der Klasse II, Abteilung I und II, und andere zu behandeln. Es wird eingesetzt, um den Unterkiefer nach vorwärts und unten zu bringen, um die Kondylen bei der Behandlung der anterioren reduzierenden Diskusverlagerung vorzuverlagern. Die Gestaltung der TBA erlaubt die Kontrolle und Korrektur von Oberkiefer- und Unterkiefer-Zahnbogenlänge und -weite (Clark, 1995).

Anders als andere, einteilige funktionelle Apparaturen hat die TBA separate, unverbundene obere und untere Teile (Abb. 14-3a und b). Die Gestaltung erlaubt normale Unterkie-

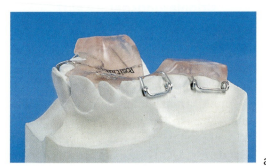

a

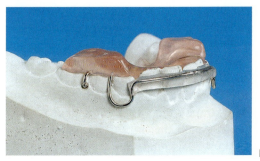

b

Abb. 14-3 Twin-Block-Gerät mit „Blöcken" an OK- (a) und UK-Gerät (b).

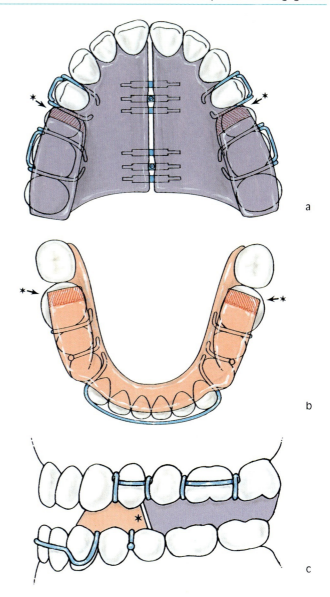

Abb. 14-4 Schematische Darstellung des Twin-Block-Geräts. Die Pfeile zeigen die Position der 70°-Neigung an (a, b, c).
b) und c) Gerät mit Labialbogen.

ferexkursionen nach anterior und lateral. Das Gerät kann 24 Stunden am Tag, sogar während des Essens, getragen werden, so daß **ständig funktionelle Kräfte** ausgeübt werden.

Der Standard-Twin-Block zur Ausformung des Zahnbogens setzt okklusale Biß-Blöcke mit 70° Neigung ein, um eine funktionelle Verschiebung des Unterkiefers einzuleiten (Abb. 14-4a bis c). Adams- oder Dreiecksklammern dienen zur Veranke-

rung. Nachstellschrauben können eingesetzt werden, um eine Zahnbogendiskrepanz auszugleichen. Bei Unterkieferengstand werden eine Dehnschraube auf der Mittellinie und intermaxilläre Klasse-II-Haken ergänzt. Das Ausmaß der Verlagerung des Unterkiefers nach anterior und unten wird durch einen Konstruktionsbiß (z.B. exactobite) festgelegt, etwas weniger als Schneidekantenkopfbiß und mit einer

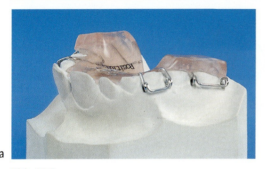

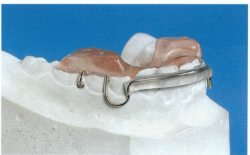

a

b

Abb. 14-5
a) Gerät vom C-1-Typ. Einstellung des Oberkieferblocks, um Extrusion der UK-Molaren zu ermöglichen.
b) Gerät vom C-3-Typ mit anteriorer schiefer Ebene, um die Vorschubposition und die Inzisalbeziehung zu erhalten, bis die bukkalen Segmente vollständig okkludieren.

Schneidekantendistanz von 4–6 mm bzw. oberhalb eines Knackens bei der Schließbewegung. Um den offenen Biß zu vermindern, wird der obere Block einige Monate lang schrittweise okklusal-distal reduziert, um die Extrusion der unteren Molaren anzuregen (Abb. 14-5a).

Wenn die Molaren vollständig okkludieren, werden die Blöcke in der Prämolarenregion reduziert, um ihnen eine Elongation auf die Okklusalebene zu ermöglichen. In

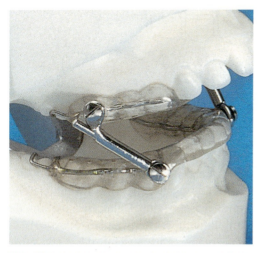

Abb. 14-6 Herbst-Gerät. Standardscharniergelenk, das sich um eine Achse dreht und mit einer Schlitzkopfschraube verankert ist. Nicht gezeigt ist eine Ausführung mit Kugelgelenkpfanne, die Transversalbewegungen ermöglicht.

dieser Phase (Unterstützungsphase) wird eine anteriore schiefe Ebene verwendet, um die korrigierte AP und die Beziehung der Frontzähne zu erhalten, bis die Bukkalsegmente in vollständiger Okklusion stehen. (Abb. 14-5b). Um den Diskus in seiner „therapeutischen Position" zu halten, kann es erforderlich sein, daß die Okklusalflächen umgestaltet werden und der Patient nachts ein orthetisches Gerät trägt.

14.13.2 Gleitende Stift-Röhrchen-Geräte

Gleitende, teleskopierende Stift-Röhrchen-Geräte, wie z.B. das **Herbst-Gerät** (Abb. 14-6), werden eingesetzt, um den Unterkiefer vorwärts zu halten. Im **Summer & Westesson-Gerät** (Abb. 14-7) sind mit einem Gewinde versehene Röhrchen und Stifte beidseitig in der Molarenregion einer Oberkieferstabilisierungsschiene und in der Eck-

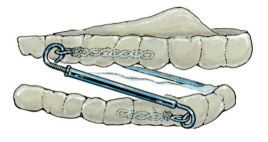

Abb. 14-7 Summer & Westesson-Gerät.

zahnregion eines Unterkieferstabilisierungsgeräts angebracht. Diese Geräte können eingestellt werden, um den Unterkiefer vorwärts zu bewegen und die Schließbewegung zu verändern.

Das Gerät wird vor allem während des Schlafs angewendet, es kann jedoch zu Beginn der Behandlung für etwa zwei bis drei Wochen erforderlich sein, das Gerät ständig zu tragen. Während des Tages werden zum Sprechen und Essen zwei herausnehmbare Geräte (rechts und links) aus Kunststoff eingesetzt, die lediglich die Molaren und Prämolaren erfassen und den Unterkiefer bei der Schließbewegung vorwärts führen. Diese Geräte werden mit schiefen Ebenen hergestellt, die antiretrusiv bzw. protrusiv wirken. Diese Geräte, ob nun (abhängig vom Restaurierungsbedarf) für den Unterkiefer- oder Oberkieferzahnbogen hergestellt, sind die Grundlage für die Okklusion, die später mit der restaurativen Rekonstruktion aufgebaut werden soll.

Wenn ein Bedarf für Zahnbogenexpansion besteht, wird ein modifiziertes Röhrchen- und Stift-Gerät mit Nachstellschrauben während des Tages eingesetzt. Mit Rückgang der Symptome für mindestens zwei Monate beginnt die Abschlußphase der Behandlung. Die therapeutisch in Kunststoff geschaffene Okklusion wird auf die natürlichen Seitenzähne mit Composite-Aufbauten, Goldkronen oder Onlays übertragen. Das teleskopierende Gerät wird chairside angepaßt, und die Patienten tragen es jede Nacht für weitere sechs Monate, anschließend einmal wöchentlich oder in streßintensiven Zeiten. Nach Summer und Westesson (1997) kann diese Behandlung bei reduzierenden Verlagerungen des Diskus wirksam sein. Bei Patienten mit normalisiertem („wieder eingefangenem") Diskus) kann eine Linderung der Symptome bei 92% festgestellt werden, dieser Wert liegt bei 84% bei Patienten mit verbesserter Diskusposition

und bei 49% bei Patienten mit persistierender Diskusverlagerung. Anteriore Unterkieferrepositionierung ist sehr viel weniger wirkungsvoll, wenn eine transversale Komponente bei der Diskusverlagerung beteiligt ist.

14.14 Vorgehen bei nicht repositionierbarem Diskus

Wie bereits erwähnt, kann der Diskus nicht in jedem Fall durch Unterkieferrepositionierung in eine normale Position gebracht werden. In solchen Fällen kann, in Abhängigkeit vom Schweregrad der Symptome und vom psychosozialen und verhaltenstherapeutischen Status des Patienten, eine der **chirurgischen Techniken** indiziert sein, z.B. Arthroskopie, Arthrozentese oder modifizierte Kondylotomie. Tatsächlich sollten Arthroskopie und Arthrozentese in Betracht gezogen werden, wenn die Diskusverlagerung nicht die Ursache der intrakapsulär entstehenden Schmerzen ist.

Wenn ein Patient Beschwerdelinderung bei protrudierter Unterkieferlage erfährt, diese Linderung aber in retrudierter Position nicht erhalten bleibt oder die Diskusverlagerung eine durch Kernspintomographie nachgewiesene transversale Komponente enthält, sollte an chirurgische Maßnahmen gedacht werden.

Die allgemein anerkannte Indikation für Kiefergelenkschirurgie sind fortbestehende Schmerzen und Funktionsstörungen nach erfolgloser Durchführung geeigneter nichtchirurgischer Maßnahmen. Die Möglichkeiten zur Behandlung der Kieferklemme schließen, vor jeder chirurgischen Intervention, zunächst Versuche zur manuellen Einrenkung ein. Die am wenigsten invasive Therapie sollte im Rahmen der Behandlungsstrategie stets an erster Stelle stehen.

14.15 Zusammenfassung

Die Behandlung der anterioren reduzierenden Diskusverlagerung mittels anteriorer Unterkieferrepositionierung sollte nur dann in Betracht gezogen werden, wenn:

▶ konservative Maßnahmen erfolglos blieben
▶ erheblicher intrakapsulärer Schmerz vorliegt
▶ der Diskus nicht transversal verlagert ist
▶ eine dauerhafte okklusale Umgestaltung durch Rekonstruktion und Kieferorthopädie gerechtfertigt werden kann
▶ der Patient die Notwendigkeit des Langzeitgebrauchs eines nachts zu tragenden Geräts akzeptiert
▶ die Indikationen für Arthroskopie und Arthrozentese nicht besser zu den Bedürfnissen des Patienten passen
▶ der Patient keine signifikanten psychosozialen Probleme hat, die die unmittelbare verhaltenstherapeutische Intervention eines spezialisierten Arztes erfordern würden.

Wie bei jeder Behandlungsstrategie sollte der beste bekannte Weg eingeschlagen werden, um der Erkrankung und den Bedürfnissen des Patienten gerecht zu werden. Zu einem gegebenen Zeitpunkt kann allerdings ein wissenschaftlicher Konsens über die bestmögliche Behandlung fehlen. Dann wird der Kliniker die Behandlung nach seinen Erfahrungen mit erfolgreichen Behandlungsergebnissen ausrichten.

15

Geräte zur Verhinderung von obstruktiver Schlafapnoe und Schnarchen

Der Einsatz von oralen Geräten als Teil des „accepted treatment protocol" (anerkannte Behandlungsmethoden) gegen Schnarchen und obstruktive Schlafapnoe (OSA) wurde 1995 in einem Bericht (Schmidt-Novara et al., 1995) der American Sleep Disorders Society (ASDA, Amerikanische Gesellschaft für Schlafstörungen) bestätigt. In den näheren Erläuterungen wird dargelegt, daß orale Geräte eine Behandlungsmethode der ersten Wahl für Patienten mit leichter OSA und eine Alternativmethode für Patienten mit mittelschwerer bis schwerer OSA darstellt, die keine Behandlung mit CPAP (continuous positive airway pressure = Beatmung mit kontinuierlichem positivem Atemwegsdruck) tolerieren können (s. Abb. 15-2).

Wie in Kapitel 1 erwähnt, ist OSA eine potentiell lebensbedrohliche Erkrankung. Vorsichtig geschätzt, liegt bei 2% der Frauen und 4% der Männer in den USA eine behandlungsbedürftige OSA vor (Young et al., 1993). Die Krankheit wird mit zunehmendem Lebensalter häufiger. Bei **Übergewicht** ist die Wahrscheinlichkeit des Auftretens der Erkrankung erhöht. Allerdings sind 20% der OSA-Patienten weder übergewichtig noch im mittleren Alter, sondern aktive junge Erwachsene. Zur Zeit gibt es mehr als 1000 Kliniken für Schlafstörungen in den USA. und Kanada (Rogers & Lowe, 1996) und es existiert eine Zahnmedizinische Gesellschaft für Schlafstörungen (SDDS = Sleep Disorders Dental Society) mit internationaler Mitgliedschaft[1].

Die gestörte Atmung während des Schlafs (SDB = sleep-disordered breathing), stellt ein medizinisches Problem dar, ihre Behandlung erfordert zunächst einen Arzt, der bei manchen Patienten hochwirksame Einsatz von intraoralen zahnmedizinischen Geräten erfordert jedoch das Wissen und die Erfahrung eines Zahnarztes. Bei jedem Patienten muß die zu erwartende Wirksamkeit eines Gerätes objektiv beurteilt werden. Die Verordnung eines Geräts ohne angemessene Interaktion zwischen dem ärztlichen Schlafspezialisten und dem Zahnarzt ist wegen der möglichen Risiken bei suboptimaler Behandlung von SDB kontraindiziert. Da nicht alle Patienten, die schnarchen, unter OSA leiden, aber alle Patienten mit OSA schnarchen, sollte der Zahnarzt mit einem geeigneten Schema zum Screening und/oder zur Überweisung zum behandelnden Arzt oder Schlafspezialisten vertraut sein.

15.1 Terminologie

Schlaf ist ein aktiver und dynamischer Zustand mit einer Struktur aus untereinander verbundenen Stadien und Zyklen, die gelegentlich mit dem Begriff **Schlafarchitektur** beschrieben wird. Durch eine OSA ist der Patient gezwungen, überproportional viel Zeit in den leichteren Schlafstadien zu verbringen. Dies verursacht eine übermäßige Tagesschläfrigkeit (EDS = excessive daytime sleepiness). Der Schlaf läßt sich grundsätzlich in folgende Kategorien einteilen:

---

[1] 10592 Perry Highway, Wexford, PA 15090

▶ NREM-Schlaf (non rapid eye movement):
Stadium 1: Übergangsphase zwischen vollständiger Wachheit und Schlaf; leichter Schlaf von einer halben Minute bis 7 Minuten Dauer, 5% der Schlafzeit
Stadium 2: erstes tatsächliches Schlafstadium, leichter Schlaf, normalerweise 50% der Schlafzeit
Stadien 3/4: Delta(-Wellen)-Schlaf (langsame EEG-Wellen); tiefer, entspannender Schlaf; 20% der gesamten Schlafzeit, altersabhängig.
▶ REM-Schlaf (rapid eye movement):
▶ Die Augen bewegen sich auf charakteristische Weise, und ein Teil der Skelettmuskulatur ist nahezu gelähmt mit daraus resultierendem Verlust von kontraktilem Muskeltonus. Dieses Stadium macht etwa 25% der gesamten Schlafzeit aus.

Schlaf ist ein **zyklisches Phänomen** mit 4 bis 5 REM-Perioden während der Nacht. Die erste REM-Periode von ca. 10 Minuten Dauer tritt etwa 80 bis 120 Minuten nach dem Einschlafen auf. Später sind die Phasen länger, dauern 15 bis 40 Minuten und treten vor allem in den letzten Stunden des Schlafs auf. Der tiefste Schlaf findet in den ersten Stunden statt.

Als **Schnarchen** werden Geräusche bezeichnet, die durch Vibration des Gaumensegels während des Schlafens entstehen. Es ist nicht nur ein ärgerliches gesellschaftliches und eheliches Problem, Schnarchen wurde auch als Risikoindikator und Risikofaktor für Hypertonie, ischämische Herzkrankheit und Schlaganfall identifiziert, allerdings ist ein kausaler Zusammenhang bisher umstritten.

> **Obwohl nicht alle Menschen, die schnarchen, unter Schlafapnoe leiden, gibt es einen ausgeprägten Zusammenhang zwischen Schnarchen und der Entwicklung von Schlafapnoemustern.**

Schlafapnoe manifestiert sich in Form von Atemstillständen während des Schlafs trotz Atemanstrengungen. So kann z.B. die Brustwand aktiv sein, ohne daß Luft die Lungen erreicht.

Apnoe ist ein Atemstillstand für Zeitabschnitte von 10 Sekunden oder mehr, trotz Zwerchfellaktivität. Man unterscheidet obstruktive, zentrale und gemischte Formen. Wenn sowohl die Atemanstrengungen als auch die Luftzufuhr sistieren, spricht man von **zentraler** Apnoe. Wenn die Luftzufuhr trotz fortgesetzter Brustkorb-/Zwerchfellaktivität aufhört, handelt es sich um eine **obstruktive** Form. Sie ist häufiger als die zentrale Apnoe. Bei einer **gemischten** Apnoe folgt einer initialen zentralen Episode eine obstruktive Periode.

Hypopnoe ist eine Reduktion der Luftzufuhr um 30 bis 50% für 10 Sekunden oder länger.

Apnoe-Index (AI) ist die durchschnittliche Zahl von Apnoephasen während des Schlafs. Das entspricht der Gesamtzahl der aufgetretenen Apnoen, geteilt durch die gesamte überwachte Schlafzeit in Stunden (TST = total test time). Der **Atemstörungsindex** (RDI = Respiratory Disturbance Index) oder **Apnoe-Hypopnoe-Index** (AHI) gibt die durchschnittliche Zahl von Apnoen plus Hypopnoen pro Stunde Schlaf an, d.h. die Gesamtzahl der Apnoen und Hypopnoen, dividiert durch die TST in Stunden (Pack, 1994).

Unser wichtigstes Thema soll hier der Einsatz von intraoralen Geräten für die Behandlung von Schnarchen und obstruktiver Schlafapnoe sein. Es ist aber wichtig zu wissen, daß auch andere Schlafstörungen auftreten.

15.2 Klassifikation der Schlafstörungen

Die internationale Klassifikation der Schlafstörungen umfaßt:

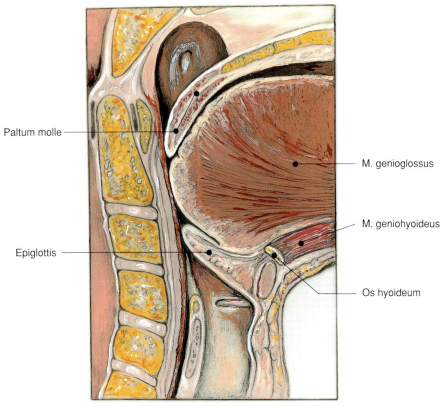

Abb. 15-1. Oberer Atemweg mit weichem Gaumen, Zunge, Epiglottis und Zungenbein, das bei OSA beteiligt sein kann.

▶ *Dyssomnien:* intrinsische, extrinsische und Zirkadian-Rhythmus-Schlafstörungen, d.h. Störungen der Einleitung und Aufrechterhaltung des Schlafs (Insomnie = Schlaflosigkeit) und übermäßige Schläfrigkeit, z.B. Narkolepsie, Schlafapnoe, alkoholabhängige Schlafstörung und Jet-lag-Syndrom.

▶ *Parasomnien:* Wachzustände, Störungen des Schlaf-wach-Übergangs, Parasomnien im Zusammenhang mit REM-Schlaf, z.B. Schlafwandeln, nächtliche Beinkrämpfe, Alpträume, Schlafbruxismus, Syndrom des plötzlichen Kindstods.

▶ *Medizinisch-psychiatrische Schlafstörungen:* Schlafstörungen im Zusammenhang mit mentalen, neurologischen und anderen medizinischen Problemen, z.B. Angststörungen, Alkoholismus, Demenz, schlafassoziierter gastroösophagealer Reflux.

▶ *Vorgeschlagene Schlafstörungen:* eine Gruppe von Schlafstörungen, deren Existenz bisher nicht zweifelsfrei nachgewiesen werden konnte, z.B. Menstruationsschlafstörungen, schlafassoziierter Laryngospasmus, furchterregende Einschlafhalluzinationen.

15.3 Ätiologische Faktoren für OSA

Die Auswirkungen von OSA sind umfassend beschrieben worden, aber die Ätiologie ist noch nicht ausreichend geklärt. Die Zahl der möglichen ätiologischen Faktoren deutet aber gegenwärtig auf eine multifaktorielle

Ätiologie der OSA hin. Einige Patienten haben anatomische Normabweichungen und kein deutliches Übergewicht, andere sind krankhaft fettsüchtig, haben aber nur wenig auffällige kephalometrische Werte, und wieder andere weisen sowohl einen erhöhten BMI (Body-Mass-Index = Körpermasseindex) als auch eine abweichende Anatomie auf. Die Pathogenese der OSA wird als Kombination einer verringerten Dimension der oberen Atemwege und einer veränderten Aktivität der oberen Atemwegmuskeln inklusive des M. genioglossus beschrieben (Abb. 15-1).

15.4 OSA-Muster während des Schlafs

Während des Schlafs hat der Patient mit OSA-Phasen, in denen die Muskelrelaxation des Dilatormuskels des oberen Atemwegs ausreichend tief ist, daß sich die posterioren, anterioren und lateralen Anteile des Luftwegs während Bemühungen zur Einatmung schließen. In solchen Fällen erreicht der Kohlendioxidpartialdruck im Blut ein Niveau, das ausreicht, den Patienten aufzuwecken. Die Person öffnet den Atemweg, inhaliert tief und schläft normalerweise wieder ein, ohne sich an das Geschehnis zu erinnern. Die Apnoephasen dauern 20 bis 30, manchmal auch bis zu 90 Sekunden. Mit einem Schema von Einatmen, Verlegung des Atemwegs und Erwachen, das viele Male pro Stunde und Hunderte von Malen in einer Nacht auftreten kann, ist es nicht überraschend, daß OSA-Patienten unter exzessiver Tagesschläfrigkeit leiden.

15.5 Lokalisierung der Obstruktion

Der Kollaps bzw. die Obstruktion des oberen Atemwegs bei OSA kann auf ungünstigen anatomischen Proportionen im Bereich zwischen Nase und Kehlkopf, auf vermindertem Tonus der Muskeln des oberen Atemwegs (Schlaffheit des Gaumensegels) sowie auf einem erhöhten Atemwegswiderstand beruhen, der zu negativem intrapharyngealem Druck führt. Die Verlegung des oberen Atemwegs kann an folgenden Stellen lokalisiert sein (s. Abb. 2-6a und b):

▸ Nase: nasale Obstruktion, z.B. Septumdeviation, Polypen, beidseitige Hypertrophie der unteren Nasenmuschel (Concha nasalis inferior)
▸ weicher Gaumen und Uvula: Verlängerung
▸ Tonsillen: Hypertrophie, Verlagerung nach medial
▸ Zunge: vergrößerte Zungenwurzel, Makroglossie
▸ Kiefer: Retrognathie
▸ Zungenbein: Tiefstand
▸ Larynx: Polypen, Stimmbandlähmung.

15.5.1 Anatomische/physiologische Korrelate der Funktionsstörung

Folgende anatomische Proportionsstörungen können als ursächliche Faktoren auftreten: langer, weicher Gaumen, großer Zungengrund, enger Unterkieferzahnbogen, unterentwickelter Unterkiefer und verminderte anterior-posteriore Ausdehnung des gesamten Gesichts. Schädelbasis, Oberkiefer und Unterkiefer sind eher kürzer als normalerweise bei Erwachsenen vorzufinden. Neben der **Rücklage des Gesichtsskeletts** ist die **oropharyngeale Ausdehnung** zwischen weichem Gaumen, Zunge und Pharynxwand deutlich vermindert.

Während der untere Atemweg durch Knorpelspangen und elastische Rückstellung offengehalten wird, ist zur Offenhaltung des oberen Atemwegs Dilatormuskelaktivität erforderlich. Ob der obere Atemweg kollabiert oder durchgängig bleibt, hängt von dem Unterdruck im Luftweg und dem entgegenwirkenden Muskeltonus der Dilatoren des Oropharynx (insbesondere M. genioglossus) ab.

Messungen zwischen der hinteren Pharynxwand und dem weichen Gaumen ergeben nur etwa zwei Drittel der Normwerte. Der weiche Gaumen ist etwa 20% länger als beim durchschnittlichen Individuum und verkleinert so den effektiven Luftweg. Selbst bei normaler Zungengröße drängt der kurze Unterkiefer die Zunge zurück in den Pharynx und verkleinert entsprechend den Luftweg. In Liegeposition und im Schlaf sind die Abmessungen des Luftwegs von Lage und und Muskeltonus abhängig, sowohl beim Gesunden als auch bei einem Patienten mit OSA, allerdings ist der Effekt größer bei OSA, der effektive Luftweg ist kleiner und kollabiert dementsprechend leichter.

15.5.2 Anzeichen und Symptome der OSA

Die folgenden Befunde sind klinische Anzeichen und Symptome der OSA:
- intermittierendes Schnarchen
- exzessive Tagesschläfrigkeit (EDS = excessive day-time sleepiness)
- Erwachen und Keuchen/nach Luft schnappen; Erstickungsgeräusche
- fragmentierter, nicht-erholsamer leichter Schlaf
- Kopfschmerzen am frühen Morgen
- schlechtes Gedächtnis
- Persönlichkeitsveränderungen, Reizbarkeit, Paranoia
- verminderte sexuelle Appetenz, Impotenz.

15.5.3 Ein bedeutsamer Indikator für OSA

Ein bedeutsamer Indikator für OSA ist die **Epworth Sleepiness Scale** (Epworth-Schläfrigkeits-Skala; Johns, 1991). Ein Punktwert zur Quantifizierung der Schläfrigkeit ergibt sich aus einem Fragebogen. Es soll dabei die Wahrscheinlichkeit eingeschätzt werden, mit der der Patient in bestimmten Situationen einschläft (0 = unmöglich, 1 = geringe Wahrscheinlichkeit, 2 = mittlere Wahrscheinlichkeit, 3 = hohe Wahrscheinlichkeit). Es handelt sich um folgende acht Situationen:

- Sitzen und Lesen
- Fernsehen
- inaktiv sitzen, z.B. in einem Vortrag
- als Mitfahrer in einem Auto für eine Stunde sitzen
- nachmittags zum Ausruhen hinlegen
- sitzen und mit jemandem sprechen
- ruhiges Sitzen nach dem Mittagessen (kein Alkohol)
- Auto fahren, wenige Minuten im Verkehr anhalten.

Werte von mehr als 12 Punkten (50%) weisen auf eine über dem Normalen liegende Schläfrigkeit hin Der durchschnittliche ESS-Wert für Nichtschnarcher liegt bei 6; für Schnarcher ohne OSA bei 8; bei mäßiger OSA (durchschnittliche RDI 12) bei 11; bei mittelstarker OSA (durchschnittliche RDI 35) bei 13; bei schwerer OSA (durchschnittliche RDI 57) bei 16 mit einer Streuung zwischen 10 und 23. Man sollte aber berücksichtigen, daß eine OSA durch polysomnographische Beurteilung diagnostiziert wird.

Ergänzend kann ein **Screening-Fragebogen** verwendet werden. Dabei gilt folgende Punktwert-Skala:

0 = niemals in normalen Nächten; 1 = weniger als einmal in der Woche; 2 = einmal pro Woche bis etwa jede zweite Nacht; 3 = jede zweite Nacht bist fast immer; 4 = fast immer oder jede Nacht; ? = unbekannt/wurde dem Pat. nicht mitgeteilt.

Die Fragen lauten:

Haben Sie bemerkt, oder ist Ihnen mitgeteilt worden, daß Sie:

	(0–4)
– laut schnarchen	___
– aufhören zu atmen	___
– keuchen, nach Luft ringen	___
– sich häufig drehen und herumwerfen	___
– mit Kopfschmerz erwachen	___
– Stunden Schlaf pro Nacht	___
– Zahl der Toilettengänge pro Nacht	___

15.6 Diagnose der OSA

Das Standardschema zur Diagnose der OSA schließt die Beurteilung eines Patienten mit vermuteter OSA durch einen Arzt und die Überweisung an ein Zentrum für Schlafstörungen ein. Dort werden Schlaflabor-Untersuchungen mit einer **Übernacht-Polysomnographie** (McGregor, 1985) durchgeführt. Diese beinhalten EEG (Elektroenzephalogramm), EKG (Elektrokardiogramm), EMG (Elektromyogramm) und EOG (Elektrookulogramm) zur Aufzeichnung der Aktivität von Gehirn, Herz, Muskulatur und Augen.

Außerdem werden mit Sensoren der **orale** und **nasale Atemluftstrom**, die **abdominale** und **thorakale Atmung** gemessen. Schnarch- und Erstickungsgeräusche werden ebenso aufgezeichnet wie Körperposition, Schlafphase, und Körperbewegungen. Durch Pulsoxymetrie wird kontinuierlich die **Sauerstoffsättigung des Blutes** kontrolliert.

Aufgrund dieser verschiedenen Meßdaten kann eine OSA-Diagnose gestellt werden, abhängig von der Gesamtzahl und der Dauer von apnoischen Phasen, der minimalen Sauerstoffsättigung, der Zeitdauer bis zum Absinken der Sauerstoffsättigung unter 90%, dem Umfang des REM-Schlafs, der Häufigkeit des Erwachens.

> **Ein kritischer Wert bei der Einschätzung der Wirksamkeit von dentalen Geräten zur Erhöhung der Durchgängigkeit des Atemwegs ist die Zahl der Apnoe- und Hypopnoe-Episoden pro Stunde im nächtlichen Polysomnogramm (Hypopnoe = Senkung der Sauerstoffsättigung um mehr als 4%).**

In verschiedenen Schlafzentren werden leicht voneinander abweichende Kriterien angewendet, um die Diagnose einer OSA zu stellen. Ein üblicher Indikator ist eine **RDI > 5**, kombiniert mit zwei oder mehr der folgenden Merkmale:

- übermäßige Tagesschläfrigkeit
- lautes Schnarchen
- gestörter Schlaf
- sekundäre Polyzythämie oder Knöchelödem ohne bekannte Ursache.

> **Ein RDI > 20, d.h. mehr als 20 Apnoen und Hypopnoen während des Schlafs pro Stunde, hat Einfluß auf die Mortalität (He et al., 1988).**

Beim Schlaf-Hypopnoe-Syndrom, kommen möglicherweise keine vollständigen Obstruktionen vor. Beim Widerstandssyndrom der oberen Atemwege treten weder Apnoe noch Hypopnoen auf, allerdings immer lauter werdendes (Crescendo-)Schnarchen, bis der Patient davon erwacht.

15.6.1 Multiple Sleep Latency Test (MSLT)

Dieser Test wird durchgeführt, um das **Ausmaß der Tagesschläfrigkeit** zu quantifizieren und die Möglichkeit des Vorliegens von **Narkolepsie** einzubeziehen. Von Narkolepsie spricht man bei zwei oder mehr REM-Phasen während einer Phase von vier bis fünf aufeinanderfolgenden „Nickerchen" (Tagesschlafphasen) mit einem Abstand von etwa 2 Stunden. Eine durchschnittliche Schlaflatenz (Zeit, die zum Einschlafen benötigt wird) von bis zu 5 Minuten deutet auf übermäßige Tagesschläfrigkeit hin.

15.7 Behandlung des Schnarchens

Eine präzise Diagnose zur Unterscheidung des einfachen Schnarchens und der obstruktiven Schlafapnoe (OSA) ist zur Verordnung der geeigneten Therapie erforderlich. Schnarchen gilt medizinisch nicht als Krankheit, OSA wegen der potentiell sehr gravierenden pulmonalen und kardiovaskulären Folgen hingegen schon. Ergibt sich bei geeigneter Diagnostik kein Anhaltspunkt für OSA, sollte der Behandlung des

Schnarchens eine Untersuchung von Nase und Pharynx einschließlich des weichen Gaumens und der Uvula durch einen Oto-Rhino-Laryngologen vorausgehen. Eine verstopfte Nase, vergrößerte Gaumen- und Rachentonsillen sowie Fettgewebe in der Pharynxregion sind prädisponierende Faktoren für Schnarchen.

Wie OSA ist Schnarchen nicht nur auf ein flatterndes Gaumensegel zurückzuführen, sondern kann auch Folge von Obstruktion sein. Den weichen Gaumen zu stabilisieren, ohne Anstrengungen zur Offenhaltung des Atemwegs zu unternehmen, wird von einigen Klinikern als unangemessene, ja sogar gefährliche Behandlung angesehen. Sie halten zur Vorbeugung des Schnarchens die Apparatur für am geeignetsten, die sich auch zur Vermeidung der OSA am besten bewährt hat (George, 1994).

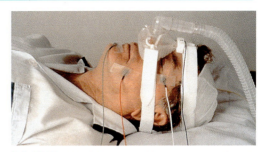

Abb. 15-2. Vorrichtung zur Versorgung mit kontinuierlich positivem Atemwegsdruck (CPAP) unter Anwendung einer Nasenmaske und einer Motorpumpe.

15.8 OSA-Behandlung

Wegen der Heterogenität in der Pathogenese des OSA-Syndroms muß die Behandlung individuell auf den einzelnen Patienten abgestimmt sein. Gegenwärtig werden folgende Strategien zur Kontrolle der OSA angewendet:

▸ Verminderung von verschlimmernden Faktoren wie Asthma, Hypothyreoidismus, Konsum von Alkohol und anderen zentral dämpfenden Substanzen, Schlafmitteln, Korrektur ungünstiger Schlaflagen, Gewichtsreduktion
▸ Pharmakotherapie, z.B. Acetazolamid, Medroxyprogesteron, Protriptolin, Sauerstoff
▸ Korrektur von nasalen Obstruktionen, z.B. Septumdeviation
▸ n-CPAP (nasal continuous positive airway pressure), stetige Beatmung mit positivem Atemwegsdruck durch eine Nasenmaske, die während des Schlafs getragen wird (Abb. 15-2)

▸ intraorale Geräte, z.B. Zungenretainer, Geräte zur mandibulären Repositionierung
▸ Chirurgie, z.B. Osteotomien zur Vorverlagerung der Kiefer, Tracheostomie, Exzision der Uvula, der Tonsillen und eines Teils des weichen Gaumens, Zungenbeinaufhängungsmyotomie.

Die unterschiedlichen betroffenen Regionen erfordern einen koordinierten Ansatz eines zahnärztlich/ärztlichen Teams. **Gewichtsreduktion** ist oft wirkungslos, insbesondere wenn der Patient einen großen Halsdurchmesser (bzw. große Kragenweite) hat.

Der **Einsatz von Pharmaka** bei OSA hat bisher nicht zu befriedigenden Ergebnissen geführt. Das Beruhigungsmittel Protriptolin ist häufig bei OSA eingesetzt worden, da es die REM-Schlaf-Phasen, in denen Apnoen relativ länger dauern, verkürzt.

Aktuelle Ansätze beschränken sich hauptsächlich auf **n-CPAP-Apparaturen,** intraorale Geräte und Chirurgie. Die Standardinitialtherapie der OSA ist die häusliche Anwendung von n-CPAP, allerdings ist die Compliance wegen Unbequemlichkeit und Nebeneffekten u.U. eingeschränkt. Unabhängig von der Pathogenese des OSA-Syndroms kann sich n-CPAP positiv auswirken. intraorale Geräte einschließlich solcher zur Repositionierung von Unterkiefer, Zunge, weichem Gaumen und Zungenbein werden später näher erörtert.

Als **chirurgische Methoden** sind u.a. Korrekturen von Septumdeviationen, Entfernung vergrößerter Rachenmandeln und Gaumenmandeln sowie die Uvulopalatopharyngoplastie (UPPP) zu erwähnen. Laserchirurgie ist die Methode der Wahl für UPPP. Es gibt einige Patienten, die durch chirurgische Techniken geheilt werden können, aber es scheint nicht vorhersehbar zu sein, welche Patienten gut darauf ansprechen.

Ein zweiphasiger Ansatz für Oberkiefer- und Unterkieferchirurgie wird bei manchen Patienten angewendet (Riley et al., 1993). Wenn die Lokalisation der Obstruktion auf der Höhe des oralen oder nasalen Pharynx vermutet wird, wird eine UPPP durchgeführt. Wenn sich die Obstruktion in Höhe des Hypopharynx befindet, werden eine Unterkieferosteotomie und eine Zungenbeinaufhängung ausgeführt. Sind beide Ebenen von Obstruktion betroffen, schließt die Behandlung alle drei genannten Maßnahmen ein. Tritt anschließend ein (kurativer) Erfolg ein, ist ein RDI von weniger als 20 in mehr als 50% der Fälle möglich. Andernfalls kann eine zweite Phase mit Vorverlagerungsosteotomien des Oberkiefers und des Unterkiefers angeschlossen werden. Allerdings lehnen viele Patienten, die sich der ersten Phase ohne Erfolg unterzogen haben, die zweite Pase ab. Die Wirksamkeit dieser Maßnahmen ist unsicher. Laser-Uvuloplastie und -Zungenverkleinerung werden ebenfalls angewendet. Eine Tracheotomie bleibt den schwersten Fällen von OSA vorbehalten, verursacht jedoch andere gesundheitliche und soziale Probleme für den Patienten.

15.9 Bildgebende Techniken, Therapie und Lokalisation der Obstruktion

Wenn möglich, sollte die anatomische Ebene der Obstruktion vor Beginn der Therapie einer OSA festgestellt werden (Abb. 15-3). Die Volumina von Zunge, weichem Gaumen und Nasopharynx können recht genau geschätzt werden, sind aber kein verläßlicher Indikator für die Größe von Oro- und Nasopharynx (Lowe und Fleetham, 1991). Eine Verlegung des Atemwegs findet meist im leicht kollabierenden Oropharynx statt (s.a. Abb. 2-6a). CT (Comutertomographie) und MRI (Kernspintomographie) scheinen zur Beurteilung dieser Struktur besser geeignet als die zweidimensionale Kephalometrie (Lowe et al., 1995). Der Einsatz dreidimensionaler MRI ist vorgeschlagen worden (Smith, 1996), um die Bereiche von Hypopharynx, Oropharynx und Nasopharynx, die von einer Therapie mit Geräten positiv beeinflußt werden können, von solchen zu unterscheiden, die wahrscheinlich eher therapieresistent sein werden. Wenn die Obstruktion in Höhe des Oropharynx liegt und die Zunge ein großes Volumen aufweist, kann eine Laser-UPPP indiziert sein.

Intraorale Geräte, die den Unterkiefer vorverlagern, werden gelegentlich als diagnostische Hilfe eingesetzt, da sie eine reversible Therapie darstellen. Ihre Wirkung ist bei retropalatalen Obstruktionen geringer als bei Obstruktionen des Hypopharynx am Zungengrund. Dementsprechend sind Mißerfolge bei Einsatz von Geräten zur Unterkieferrepositionierung meist durch eine Lokalisation der Obstruktion in der velopharyngealen Region begründet. Wenn die Zunge überproportional groß ist, können Geräte, die die Zunge vorziehen, wirksam sein. Bei einem nachweislich kleinen Oropharynx kann ein Gerät hilfreich sein, das den Luftweg durch Vorverlagerung

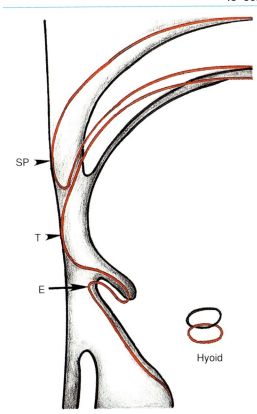

SP

T

E

Hyoid

Abb. 15-3. Die roten Markierungen zeigen die möglichen Positionen von weichem Gaumen (SP), Zunge (T), Epiglottis (E) und/oder Zungenbein während des Schlafs bei obstruktiver Schlafapnoe.

des Unterkiefers und/oder der Zunge erweitert.

15.10 Typische Patienten für eine Behandlung mit Geräten

Zahnärzte, die Patienten mit Schlafstörungen behandeln, werden sowohl von Patienten konsultiert, die hauptsächlich eine Schnarchproblematik haben, die meist erfolgreich mit einem dentalen Gerät behandelt werden kann, als auch von Patienten mit leichter bis mittelschwerer OSA, die in einigen, aber nicht in allen Fällen durch intraorale Geräte positiv zu beeinflussen ist. Patienten mit schwerer OSA, die keine

CPAP-Behandlung ertragen oder bei denen chirurgische Maßnahmen erfolglos geblieben sind, werden eventuell ebenfalls mit Geräten behandelt. In manchen Fällen handelt es sich auch um eine Form von Ersatz- oder Ergänzungstherapie für CPAP, wenn die Umstände (z.B. Reisen) diese stark erschweren. So kann ein Gerät das Mittel der Wahl für die Behandlung in folgenden Fällen darstellen:

▸ Schnarchen ohne OSA
▸ leichte bis mittelschwere OSA
▸ CPAP-Intoleranz
▸ chirurgischer Mißerfolg
▸ CPAP-Ergänzungstherapie
▸ Substitutionstherapie (gelegentlich, kurzzeitig)
▸ gute Motivation des Patienten.

In der Regel ziehen Patienten die Behandlung mit intraoralen Geräten der CPAP trotz geringerer Wirksamkeit vor. CPAP ist eine sehr effektive Therapie der OSA, aber die Compliance unter optimierten klinischen Bedingungen liegt lediglich bei 60–70% (Reeves-Hoche et al., 1994).

15.11 Kontraindikationen für die Behandlung mit Geräten

Es gibt verschiedene Kontraindikationen für den Einsatz von dentalen Geräten zur Behandlung der OSA. Diese ergeben sich aus dem Ursprung der Schlafapnoe, bestehender erheblicher Kiefergelenksprobleme, der Motivation des Patienten und dem Gerätetyp. Geräte, die den Unterkiefer lediglich nach unten und hinten rotieren lassen, können bei einem Patienten mit einer prädisponierenden Konstriktion des Unterkiefers eine Verschlimmerung der OSA bewirken. Es bestehen folgende Kontraindikationen:

▸ zentrale Schlafapnoe
▸ schwere Formen der OSA

▶ unzureichende Verankerung an den Zähnen für ein bestimmtes Gerät

▶ Bestehen einer erheblichen Kiefergelenks- und Muskelfunktionsstörung

▶ übermäßiger Würgereflex (Patient kann Berührung des weichen Gaumens oder der hinteren Zungenabschnitte nicht tolerieren)

▶ unmotivierter Patient.

15.12 Gestaltung von intraoralen Geräten

Es gibt viele Formen von intraoralen Geräten, die bei der Behandlung des Schnarchens und der OSA eingesetzt werden; nicht alle besitzen aber eine Zulassung der FDA (Food and Drug Administration, zentrale Arzneimittelbehörde in den USA) als Gerät zur Behandlung von Schnarchen und/oder OSA. Manche haben eine Zulassung in bezug auf Schnarchen, nicht aber für OSA. Einige Geräte sind patentiert, z.B. der Klearway™, und nur ausgewählte zahntechnische Labore besitzen die Lizenz zu ihrer Anfertigung.

Die Konstruktion intraoraler Geräte zur Behandlung des Schnarchens und/oder der OSA kann verschiedene Ziele verfolgen: Repositionierung des Unterkiefers, der Zunge, des weichen Gaumens und des Zungenbeins; Stabilisierung des Unterkiefers, der Zunge und des Zungenbeins oder Steigerung der Grundaktivität des M. genioglossus. Ordnet man die entsprechenden intraoralen Geräte nach funktionellen Gesichtspunkten, ergibt sich folgende Einteilung:

▶ *Mandibuläre Repositionierung*, z.B Klearway™, PM Positioner, Herbst®, Gerät zur nächlichen Offenhaltung der Atemwege (NAPA®= Nocturnal Airway Patency Appliance), Esmarch, Snore-Guard, Elastomer-Gerät

▶ *Zungenbeeinflussung*, z.B. Zungenretainer (TRD = tongue retaining devices) und

Snor-X; Gerät zur Vorverlagerung (Snor-Ex®); Zungen-Positioner und -Exerciser (TPE = tongue positioner and exerciser)

▶ *Anhebung des weichen Gaumens*, z.B. einstellbarer Elevator für den weichen Gaumen (ASPL = adjustable soft palate lifter)

Eine andere Einteilung unterscheidet vorgefertigte Geräte, spezialangepaßte Geräte, einstellbare Geräte und Zungenretainer (TRD = tongue retaining devices).

15.12.1 Angenommene Wirkungsweise

Nicht in allen Fällen konnte ermittelt werden, auf welche Weise ein Gerät funktioniert, um einen durchgängigen oberen Atemweg zu schaffen und zu erhalten. Es gibt aber Belege, daß die Repositionierung und Stabilisierung des Unterkiefers, der Zunge und des Zungenbeins sowie die Anhebung des Gaumens die anatomischen Strukturen beeinflussen, denen eine Rolle bei der Verursachung der verminderten Atemwegsdurchgängigkeit zugeschrieben wird. Eine weitere mögliche Funktion ist eine Erhöhung der Grundaktivität des M. genioglossus, was in einer geringeren Muskelrelaxation der Zunge während des Schlafs resultiert. In letzter Zeit sind Übersichtsarbeiten über den Forschungsstand zu diesen Geräten erschienen (Rogers und Lowe, 1996; Schmidt-Novara et al., 1995; Lowe, 1994)

5.12.2 Nebenwirkungen und Komplikationen

Die meisten Nebenwirkungen durch den Einsatz von oralen Geräten sind geringfügig und verschwinden meist durch Anpassung. Verstärkter Speichelfluß oder trockener Mund und okklusale Veränderungen können vorkommen, klingen aber in der Regel ab, wenn das Gerät am Morgen herausgenommen wird. Komplikationen treten nicht häufig auf, es handelt sich um Kiefergelenkbeschwerden oder -funktionsstörungen und Veränderungen der Okklusion, die nicht durch die Entfernung des Geräts abklingen. Dementsprechend sollten die Patienten regelmäßig auf initiale Symptome dieser Komplikationen hin untersucht werden. Dies gilt auch für unerwünschte Veränderungen der RDI, deren Auftreten zwar unwahrscheinlich, aber wie in einer Pilotstudie (Jamieson et al, 1994) gefunden wurde, durchaus möglich ist.

15.12.3 Verankerungsmechanismen

Die meisten Geräte werden auf den Zähnen mit Einrasten in Unterschnitte (snap fit) und verschiedenen Klammern verankert. Manche Zungenretainer, z.B. TRD, sind zur Verankerung nicht von Zähnen abhängig, sondern liegen passiv auf den Zähnen oder auf einem zahnlosen Kieferkamm. Verankerung ergibt sich aus dem „Einfangen" der Zunge in einer Aushöhlung des Geräts, die wie eine Unterdruckkammer wirkt. Auch eine Apparatur zur Repositionierung des Unterkiefers für zahnlose Patienten ist beschrieben worden (Meyer et al., 1990).

15.12.4 Werkstoffe

Eine große Bandbreite von Werkstoffen wird zur Herstellung von Geräten zur Behandlung des Schnarchens und der OSA eingesetzt. Das Spektrum reicht von flexiblen Kunststoffmaterialien zu starren Metallschienen über flexibles Polyvinylmaterial (TRD), medizinisches Silikon (Snor-X); starrer Kunststoff oder thermoplastisches Material (NAPA), starres, thermoplastisches oder weiches Material (Herbst); starrer Kunststoff (SNOAR, Esmarch); halbstarres thermoplastisches Material (Klearway™). Variationen bezwecken leichtere Einstellung, einfachere Reparaturen und bessere Patienten-Compliance.

15.12.5 Einstellung

Die Einstellbarkeit eines Geräts kann mit der Notwendigkeit zusammenhängen, den Unter-

kiefer in eine therapeutische Position zu bringen. Einige Geräte können chairside (am Behandlungsstuhl) eingestellt werden, um die Unterkiefervorverlagerung zu kontrollieren, bei anderen ist eine Trennung von Oberkiefer- und Unterkiefersegmenten, Remontage und Neufixierung erforderlich. Beim Klearway™-Gerät kann die Vorverlagerung des Unterkiefers durch den Patienten verstärkt werden. Die Verankerung der Geräte ist wichtig, um den Unterkiefer in einer protrudierten Position zu halten. Mit der Zeit neigt Friktionsverankerung zur Verminderung, und zusätzliches Material muß zur Erneuerung der Verankerung nachgetragen werden. Klammern können regelmäßig nachgestellt werden.

15.12.6 Bißregistrat/Konstruktionsbiß

Die interinzisale Vertikaldimension und das Ausmaß der Protrusion des Unterkiefers, die durch das Gerät zur mandibulären Repositionierung erreicht werden soll, wird durch einen Konstruktionsbiß festgelegt. Dies kann mittels eines Frontzahn-Jigs geschehen (z.B. George Gauge® [Abb. 15-4] oder ExactoBite® Registrierhilfe) mit einer arbiträren vertikalen Öffnung von entweder 2, 4 oder 5 mm. Manche Geräte (z.B. SNOAR) arbeiten mit einer vertikalen Öffnung von 13–17 mm mit verschiedenen Vorschubpositionen des Unterkiefers.

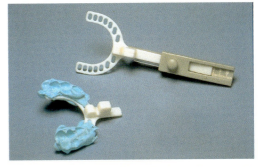

Abb. 15-4. George-Meßlehre®. Vorrichtung mit einer einstellbaren Bißgabel, um verschiedene Grade von Protrusion und Öffnung zu registrieren.

15.12.6.1 Vertikale Öffnung

Geräte zur mandibulären Repositionierung und Zungenretainer bewegen sich in einem Bereich zwischen 2 und 10 mm interinzisaler Öffnung. Es gibt aber keine Untersuchungen, die darauf hindeuten, daß eine bestimmte Vertikaldimension im Mittel am besten geeignet ist. Da die Protrusion von Unterkiefer und Zunge als entscheidender Faktor gilt, wird von vielen Klinikern bei der **Konstruktionsbißnahme** eine voreingestellte, arbiträre vertikale **Dimension von 2–4 mm** angestrebt.

15.12.6.2 Protrusion

Einige Kliniker empfehlen, den Unterkiefer bis zu einer Position vorzuverlagern, die 75% der maximalen Protrusion entspricht. Für Geräte, die mit einer fixierten Beziehung arbeiten, erscheint eine arbiträre Position notwendig, obwohl es keine eindeutigen Belege zur Unterstützung des 75%-Wertes gibt.

15.12.7 Bewegung des Unterkiefers

Einige Geräte lassen Bewegungen des Unterkiefers in unterschiedlichem Maße zu. Manche Kliniker glauben, daß solche Geräte zu einer besseren Compliance des Patienten führen.

15.13 Wirksamkeit der Geräte

Es ist nicht vorhersagbar, ob ein bestimmtes Gerät sich bei einem Patienten mit OSA nennenswert positiv auswirken wird; die Maßnahme ist jedoch grundsätzlich reversibel, und Einstellungen dieser Geräte zur Festlegung einer therapeutischen Position sind möglich.

Die Wirksamkeit von intraoralen Geräten hängt ebenso von der Compliance wie auch von anderen Faktoren ab, die die leichten bis mittelschweren Formen der OSA bestimmen. Zahnärzte stellen fest, daß 10% (0–37%) der Patienten nicht in der Lage sind, langzeitige (mehr als sechs Monate dauernde) Anwendung eines intraoralen Geräts zu ertragen (Loube und Strauss, 1997).

Der spürbare (subjektive) Effekt einer Therapie kann vom Zahnarzt subjektiv aufgrund der Angaben des Patienten und seines/ihres Bettpartners eingeschätzt werden. Die Veränderung des Geräts oder ein Wechsel des Gerätetyps kann indiziert sein, z.B. ein Zungenretainer, wenn das Gerät zwar subjektiv wirksam, aber unangenehm zu tragen ist. Letztendlich kann die Feststellung über die objektive Leistungsfähigkeit durch einen OSA-Schlafspezialisten mittels Polysomnographie und/oder MSLT (Multiple Sleep Latency Test) als notwendig erachtet werden.

Wenn ein Patient bereits n-CPAP angewendet hat (diese Methode hat als Vergleichsstandard zu gelten), aber Schwierigkeiten mit der Anwendung hatte, kommt er vielleicht mit einem intraoralen Gerät besser zurecht. Das Behandlungsziel einer Therapie mit einem Gerät sollte aber über Annehmlichkeit des Tragens hinaus auch einen realen und vorteilhaften Effekt auf die im Schlaf gestörte Atemfunktion ausüben. Die Wirksamkeit eines Geräts kann verbessert werden, wenn zusätzliche Faktoren berücksichtigt werden, z.B. die Körperposition während des Schlafs. In verschiedenen Studien wird über eine Reduktion von RDI und AI von bis zu mehr als 75% berichtet. Die jeweiligen Werte sind detailliert in den Übersichtsartikeln von Lowe (1994) und Straus (1994) zitiert.

Der Haupteffekt eines Geräts tritt an einer oder mehreren anatomischen Strukturen auf, d.h. repositionierter Unterkiefer, Zunge oder weicher Gaumen. Geräte, die den Unterkiefer vorverlagern, beeinflussen auch die Zunge.

15.14 Klinisches Behandlungsschema für die Gerätetherapie

Der folgende Ablauf ist ein kurzer Abriß des Behandlungsablaufs, der von der Sleep Disorders Dental Society (Rogers und Lowe, 1996) für die Anwendung von intraoralen dentalen Geräten zur Behandlung von Schnarchen und oder OSA vorgeschlagen wird:

▸ Beurteilung durch den behandelnden Arzt/Schlafspezialisten
▸ Übernacht-Polysomnogramm, falls erforderlich
▸ schriftliche Überweisung, Verordnung, Befundbericht zum Zahnarzt
▸ vollständige zahnärztliche Untersuchung einschließlich Gelenken, Parodontium, Weichgewebe, Okklusion, Restaurationen, Zähne, einartikulierte Situationsmodelle, Röntgenaufnahmen und andere bildgebende Techniken, falls indiziert
▸ Konstruktion und Anfertigung von dentalen Probegeräten
▸ Probetragen für 3 bis 7 Nächte und subjektive Bewertung (Aufnahmen, falls nötig)
▸ Konstruktion, Anfertigung und Eingliederung des endgültigen Geräts
▸ subjektive Beurteilung des endgültigen Geräts, 2 bis 3 Monate
▸ Überweisung zum behandelnden Arzt oder Schlafspezialisten für eine Übernacht-Schlafuntersuchung, soweit indiziert
▸ laufende Neubewertung, Korrektur oder Neuanfertigung des Geräts
▸ regelmäßige Einschätzung durch den überweisenden Arzt
▸ fortgesetztes Recall und Unterstützung nach Bedarf.

Die American Sleep Disorders Association Practice Parameters für die Behandlung von Schnarchen und OSA weisen darauf hin, daß nach der Behandlung die nächtliche Polysomnographie (NPSG) bei leichter OSA nicht indiziert ist. Allerdings gibt es weder eine bestimmte Definition für eine leichte OSA-Form noch allgemein anerkannte Kriterien zur Bestimmung des Schweregrades von OSA. Subjektive Kriterien, Kephalometrie und/oder nächtliche Pulsoxymetrie werden manchmal anstelle von NPSG verwendet, um die Wirksamkeit von Geräten bei der Nachuntersuchung zu bewerten.

15.15 Geräte zur Repositionierung

Geräte zur anterioren Repositionierung, von modifizierten Vorschub-Stabilisierungsschienen bis zu modifizierten Herbst-Geräten, sind zur Behandlung von OSA eingesetzt worden. Ein Gerät zur Behandlung von OSA soll durch Öffnungs- und Vorschubbewegung des Unterkiefers die Abmessungen des Atemwegs vergrößern. Typischerweise wird der Unterkiefer um etwa 75% der maximalen Protrusion vorverlagert. Manche Patienten zeigen jedoch bei maximaler Protrusion keine Veränderung der Ausmaße des Atemwegs (L'Estrange et al., 1996). Ein Wert von 4 mm wird für die vertikale Öffnung der Schneidezähne empfohlen. Die wirksame vertikale Dimension variiert jedoch von Patient zu Patient (4–8 mm). Da Protrusion mit der Zeit zunehmend besser toleriert wird, können Geräte von Vorteil sein, bei denen eine kontinuierliche Steigerung in kleinen Schritten möglich ist, so z.B. Klearway™ und der einstellbare PM-Positioner®. Dies bedeutet aber nicht, daß andere Geräte weniger erfolgreich wären, wohl aber weniger vielseitig als dieser Gerätetyp.

Verschiedene Geräte sind umfassend untersucht worden, andere nicht. Einige sind von der FDA (US Food and Drug Administration) für die Anwendung als Geräte zur Behandlung des Schnarchens (NAPA, ASPL, SNOAR, Snore-Guard, TLD) und der OSA (Equalizer, NAPA and SNOAR) zugelassen worden. Auch neue Zulassungen werden noch erteilt.

Eine Zulassung als solche ist allerdings kein Hinweis auf die Wirksamkeit eines Geräts bei der Verminderung von AI oder RDI.

Die Erwähnung eines Geräts hier ist keine Empfehlung gegenüber einem hier nicht genannten Gerät. Zur Zeit liegen für einige der Geräte noch nicht genügend Untersuchungsergebnisse vor, um ihre Wirksamkeit zu belegen. Auch können auf beschränktem Raum keinesfalls alle in der Literatur beschriebenen Geräte aufgeführt werden. Es werden mindestens 25 verschiedene intraorale Geräte eingesetzt. Die hier behandelten sind repräsentativ für die drei Klassen von Geräten, die zur Behandlung von Schnarchen und OSA eingesetzt werden. Spezialangefertigte Geräte zur Protrusion des Unterkiefers werden häufig verwendet, aber vorgefertigte und regelmäßig eingestellte Geräte sind ebenfalls in allgemeinem Gebrauch.

15.15.1 Klearway™-Gerät

Das Alan-A-Lowe-Klearway™ (Abb. 15-5a bis c) ist ein patentiertes[2] Gerät zur Behandlung von Schnarchen und/oder obstruktiver Schlafapnoe. Die mechanischen Vorschubmöglichkeiten erlauben es dem Zahnarzt und dem Patienten, die Protrusion in Schritten von 0,25 mm über einen längeren Zeitraum allmählich zu erhöhen. Das Konstruktionsbißregistrat für Planungsmodelle wird mit Hilfe der 2-mm-Bißgabel der George-Meßlehre und einer Protrusion von zwei Drittel der Distanz von der zentrischen Okklusion zur vollen Protrusion erstellt. Diese Registration läßt etwa **44 mögliche Vorschubbewegungsschritte** zu.

Das Gerät ist aus **thermoplastischem** Material hergestellt, das der Patient in warmem bis heißem Wasser erwärmt, um die Eingliederung zu erleichtern. Klammern dienen der verbesserten Verankerung. Great Lakes Orthodontics, Ltd. besitzt eine Lizenz zur Herstellung des Geräts. Eine Untersuchung

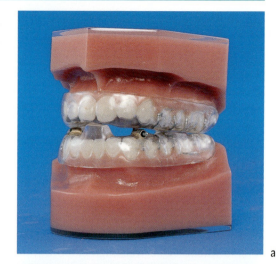

a

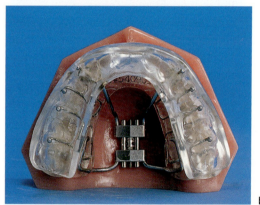

b

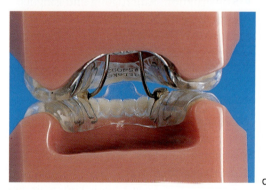

c

Abb. 15-5. Klearway™-Gerät.
a) Seitenansicht.
b) Palatinale Ansicht.
c) Linguale Ansicht.

---

2 US No. 5, 409, 017

der Wirksamkeit eines Unterkiefer-Ante-
rior-Positioners im Vergleich mit n-CPAP
kam zu dem Ergebnis, daß es sich um eine
wirkungsvolle Behandlungsmöglichkeit von
leichten bis mittelschweren Formen der
OSA handelt und mit einer größeren Zufrie-
denheit als bei n-CPAP verbunden ist (Ferguson, Ono, Lowe, et al., 1997).

15.15.2 Adjustierbarer PM-Positioner

Der Jonathan-Parker-PM-Positioner (Abb. 15-
6a bis c) ist ein laborgefertigter Anterior-Po-
sitioner, der zur leichteren Eingliederung
nach Erwärmung aus thermoplastischem
Material angefertigt wird. Er wird durch
Klemmpassung und **Einrasten in den appro-
ximalen Unterschnitten** zwischen den
Seitenzähnen verankert.

Das gängigste Gerät ist der *Adjustable PM
Positioner*®, ein einstellbarer Unterkiefer-Positioner (s. Abb. 15-6b und c). Der Patient
kann die Protrusion mit beidseitigen Dehn-
vorrichtungen im Molarenbereich regulieren.
Aufgrund der Positionierung der Einstellvor-
richtungen im posterioren Bereich sind gewisse vertikale und laterale Bewegungen
möglich. Einige auf SDDS-Konferenzen vor-
getragene Referate deuten darauf hin, daß
sich die erfolgreiche Anwendung des PM-Po-
sitioners ebenso bei anderen einstellbaren
Geräten, die den Unterkiefer nach unten und
vorne bewegen, erwarten läßt. Er wird hergestellt von der Dental Services Group.[3]

15.15.3 Herausnehmbares modifiziertes Herbst-Gerät

Das Herbst®-Gerät (Abb. 15-7a und b) wurde
für die Behandlung einer gestörten Schlaf-
atemfunktion modifiziert. Die bilaterale Stift-
Röhrchen-Konstruktion nach Herbst verlagert den Unterkiefer nach unten vorne. Es
wird aus starrem, thermoplastischem oder
weichem Material laborgefertigt und an den
Zähnen mittels **Klemmpassung** und diversen
Kugelknopfankern sowohl in den oberen als

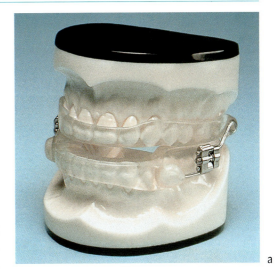

a

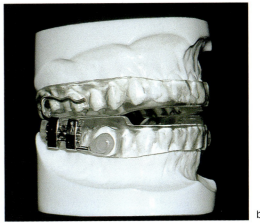

b

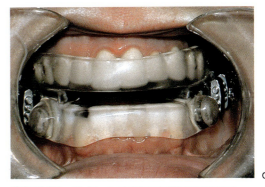

c

Abb. 15-6a.   Nicht-einstellbarer PM-Positioner.
b) und c) Einstellbarer PM-Positioner.

---

[3] Minneapolis, MN 55411

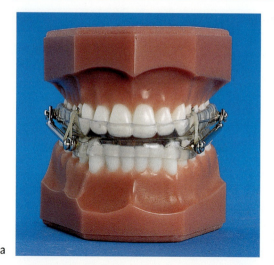

a

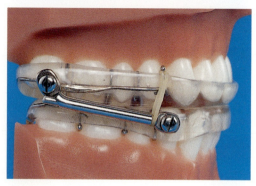

b

Abb. 15-7. Modifizierter Herbst.
a) Frontalansicht.
b) Detailansicht von Stift und Röhrchen mit Elastic.

auch in den unteren Teilen des Geräts befestigt. Die oberen und unteren Teile des Geräts sind auf vollständigen Kontakt eingeschliffen. In der Eckzahnregion werden beidseitig vertikale Elastics (Gummizüge) verwendet, um die Unterkieferposition während des Schlafs zu erhalten. Die Veränderung der Stift-Röhrchen-Konstruktion erlaubt die **Einstellbarkeit der Protrusion**. Die Lateralbewegung wird begrenzt. Der Konstruktionsbiß wird mit einer Unterkieferposition bei 75% der Strecke zwischen maximaler Interkuspidation und der maximal möglichen Protrusion genommen. Verschiedene Untersuchungen haben dieses Gerät in bezug auf die Ver-

minderung von AHI eingeschätzt, es ist bei vielen, aber nicht bei allen Patienten wirksam (Eveloff et al., 1994; Clark et al., 1993).

15.15.4 Gerät zur nächtlichen Offenhaltung der Atemwege (NAPA = Nocturnal Air Way Patency Appliance)

Das Peter-George-NAPA-Gerät (Abb. 15-8; s. a. Abb. 9-22) ist ein Unterkiefer-Anterior-Positioner aus starrem Kunststoff, der durch **Klemmpassung** und/oder **Adams-Klammern** verankert wird. Das Gerät hat eine **extraorale Extension zur Mundatmung,** wenn eine nasale Obstruktion vorliegt. Die vertikale Öffnung beträgt 5–10 mm. Es gibt keine Bestimmung für die Einstellung der Protrusion. Der Konstruktionsbiß sollte einer Unterkieferposition bei 75% der Strecke zwischen maximaler Interkuspidation und der maximal möglichen Protrusion entsprechen. Durch Polysomnographie vor und nach dem Einsatz von NAPA konnte eine durchschnittliche Verminderung der RDI von 77% (49–100%) nachgewiesen werden (George, 1993).

15.15.5 Snore-Guard

Das Thomas-Meade-Snore-Guard[4]-Gerät (Abb. 15-9) ist ein Unterkiefer-Repositioner aus einem **heißpolymerisierenden Kunststoff** oder einem flexiblen thermoplastischen Material. Es wird durch **Klemmpassung** an den Zähnen verankert. Der Unterkiefer wird 3 mm hinter der maximal möglichen Protrusion positioniert, bei einer Öffnung von 7 mm zwischen den Schneidekanten. Das Gerät kann chairside aus einem vorgefertigten „boil and bite"-Block hergestellt und am Patienten etwas angepaßt werden. Das Gerät bedeckt nur die vorderen Zähne und ist mit weichem Polyvinyl beschichtet. Der Snore-Guard ähnelt dem Snore-Free[5]-Antischnarch-System, das ebenfalls chairside an-

---

[4] Hays & Meade, Inc, Albuquerque, NM

[5] Space Maintainers Laboratory, Chatsworth, CA

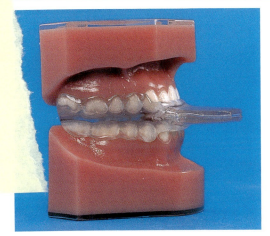

Abb. 15-8. Gerät zur nächtlichen Offenhaltung der Atemwege (NAPA = Nocturnal Air Way Patency Appliance).

gefertigt werden kann. Eine Untersuchung der Wirksamkeit des Snore-Guard im Vergleich mit n-CPAP kam zu dem Ergebnis, daß es sich um eine wirkungsvolle Behandlungsmöglichkeit von leichten bis mittelschweren Formen der OSA handelt und mit geringeren Nebenwirkungen und einer größeren Patientenzufriedenheit als bei n-

CPAP verbunden ist (Ferguson et al., 1996).

15.15.6 Snoring & Nocturnal Obstructive Sleep Apnea Reducer (SNOAR)

Der Kent-Toone-SNOAR-Positioner[6] (Abb. 15-10) ist ein Gerät zur **Offenhaltung der Atemwege,** das den Unterkiefer 6–9 mm nach vorne bewegt und die Vertikaldimension an den Schneidekanten um 7–10 mm erhöht. Das Gerät ist aus **starrem Kunststoff** gefertigt und an den Zähnen mittels **Klemmpassung** und oder Klammern befestigt. Für die Behandlung von Schnarchen und OSA wurde eine FDA-Zulassung erteilt. Über die Wirksamkeit des Geräts wurde von Viscomi et al. berichtet (1988).

15.15.7 TheraSnore™

Das Thomas-Meade-TheraSnore™-Gerät (Abb. 15-11) hat die Funktion eines Unterkiefer-Positioners.[7] Es wird chairside aus einem „boil-and-bite"-Block hergestellt. Die

---

[6] Micro Labs, Dublin, CA
[7] Distar, Albuguergue, NM

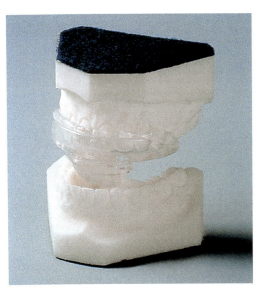

Abb. 15-9. Snore-Guard, Unterkiefer-Repositioner (SDDS, 1996).

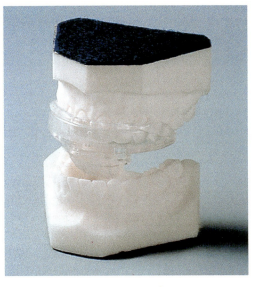

Abb. 15-10. Schlaf- und nächtliche obstruktive Schlaf-Apnoe-Verminderer [Sleep & Nocturnal Obstructive Sleep Apnea Reducer (SNOAR)]

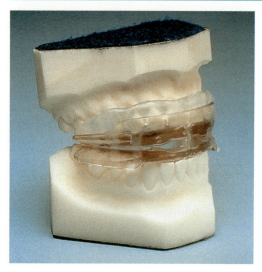

Abb. 15-11. TheraSnore™-Unterkiefer-Positioner (SDDS, 1996).

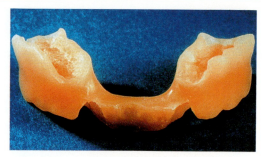

Abb. 15-12. Esmarch-Unterkiefer-Repositioner (SDDS, 1996).

15.15.9 Elastomer-Gerät

Das Edward-Lyon-Elastomer-Gerät (Abb. 15-13) ist ein Unterkiefer-Positioner, hergestellt aus sehr **geschmeidigem Material** mit guter Elastizität. Die vertikale Öffnung beträgt 5–10 mm. Es gibt eine FDA-Zulassung für die Behandlung des Schnarchens und der OSA. Eine veröffentlichte Studie über die Wirksamkeit ist verfügbar (Rogers and Lowe, 1996).

Protrusion wird durch das **formbare thermoplastische Material** aufrechterhalten. Eine Zulassung zur Behandlung des Schnarchens wurde erteilt. Angaben über die Wirksamkeit des Geräts wurden bisher nicht veröffentlicht (Rogers und Lowe, 1996).

15.15.8 Gerät zur Unterkiefer-Repositionierung

Ein starres Gerät zur prothetischen Unterkiefervorverlagerung, ursprünglich beschrieben von Meier-Ewert, Schafer and Kloss (1984), bewegt den Unterkiefer um 3–5 mm vor. Wie in verschiedenen Untersuchungen gezeigt werden konnte, führt das Esmarch-Gerät zur Unterkiefer-Repositionierung zu einer deutlichen Verminderung von AI und RDI (Mayer, 1990; Miyazaki und Meier-Ewert, 1990).

Das Meier-Ewert&Schafer-Esmarch-Gerät (Abb. 15-12) wird aus **starrem Kunststoff** hergestellt und durch **Klemmpassung** verankert. Bei Variationen des Geräts werden Klammern verwendet.

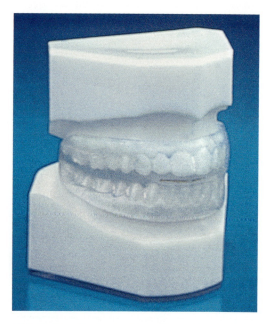

Abb. 15-13. Elastomer-Unterkiefer-Repositioner (Great Lakes).

15.16 Zungengeräte

Das Hauptziel der Behandlung mit Geräten für die Zunge ist die **Vorbewegung des Zungenmuskels**, z.B. mit Geräten zur Halterung der Zunge (TRD = Tongue Retaining Device), Geräten zur Stimulation der oralen Propriorezeptoren (TOPS = Tepper Oral Proprioceptive Stimulator), Geräten zur Fixierung der Zunge (TLD = Tongue Locking Device), Geräten zur Zungenpositionierung und -übung (TPE = Tongue Positioner and Exerciser); die Zunge wird aber auch durch Geräte beeinflußt, die den Unterkiefer vorverlagern. Diese Geräte verändern die Unterkieferposition auch durch eine rotierende Öffnungsbewegung.

15.16.1 Geräte zur Zungenhalterung
(TRD = tongue retaining device)

Das Charles-Samelson-TRD (Abb. 15-14) soll die Zunge **vorwärts** halten. Dies wird durch einen Kolben erreicht, der einen **Unterdruck** erzeugt und die Zunge während des Schlafs vorwärts hält. Das TRD ist wirksamer, wenn es in Verbindung mit Verhaltensmodifikationen eingesetzt wird. Wenn die Nase verlegt oder die Nasenatmung erschwert ist, wird ein modifiziertes TRD mit seitlichen (kleinen oder großen) Atemwegsröhrchen eingesetzt.

Eine **Volumenmeßlehre** (Abb. 15-15) dient zur Messung der Zungengröße und zur Bißregistrierung (standard oder weit). Die Meßlehre wird auf die Zunge in einer extendierten, aber angenehmen Position aufgesetzt, und es wird festgestellt, in welcher Rille die Oberkiefermolaren aufsetzen. Dann wird Silikon- oder Vinyl-Bißregistrierungsmasse auf die Bißflügel der Meßlehre aufgetragen. Die Meßlehre wird auf die Zunge aufgesetzt, der Patient muß die Zunge bis zur vorher festgehaltenen Position extendieren und in das Bißregistrationsmaterial beißen. Dieses Registrat wird mit den Pa-

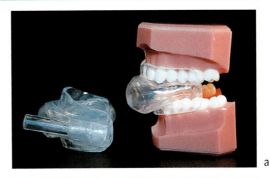

a

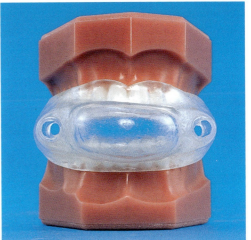

b

Abb. 15-14. Zungenhalterungsgerät (TRD = tongue retaining device).
a) Seitenansicht mit Kolben und Luftröhrchen.
b) Frontalansicht (PRO).

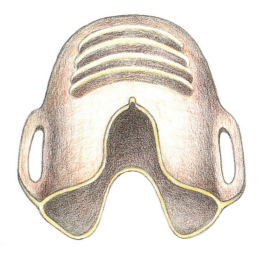

Abb. 15-15. Volumenmeßlehre zur Messung der Zungengröße und -lage für das TRD-Gerät.

tientenmodellen zur Herstellung des Geräts ins Labor gesandt[8].

Eine vorgefertigte Version des TRD, die in der Behandlung an die Zähne des Patienten angeformt werden kann, ist erhältlich. TRD wurde untersucht und erscheint nützlich, entweder allein oder zusammen mit anderen Behandlungen, z.B. Training der Schlafposition und Gewichtsreduktion, zur Verbesserung bei Patienten mit mehr oder weniger schweren Apnoen, vorausgesetzt, die Apnoen sind gravierender in der Rückenlage und das Gewicht des Patienten übersteigt das Idealgewicht um nicht mehr als 50% (Lowe, 1994). Verschiedene Untersuchungen über die Wirksamkeit dieses Geräts sind von Cartwright et al. (1991) durchgeführt worden. Das TRD wird für 7% der Patienten mit OSA eingesetzt.

15.16.2 SNOR-X

Der Michael-Alvarez-SNOR-X (Abb. 15-16) ist ein Zungenretainer, erhältlich in den Konfektionsgrößen „mittel" und „groß". Er ist aus **medizinischem Silikon** hergestellt. Die Zunge paßt in den vorderen Kolben und wird durch den erzeugten Unterdruck vorne gehalten. Der **extraorale Lippenschutz** vermeidet einen Prolaps der Zunge während des Schlafs. Eine FDA-Zulassung für Schnarchen ist erteilt worden. Angaben über die

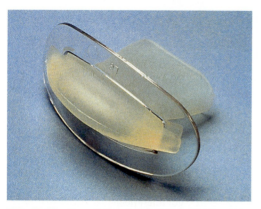

Abb. 15-16.   Snor-X-Zungen-Retainer (SDDS, 1996).

Wirksamkeit wurden bisher nicht veröffentlicht (Rogers und Lowe, 1996).

15.16.3 SnorEx®-Prothese

SnorEx[9] ist eine Prothese mit dem Ziel, die Obstruktion des oberen Atemwegs durch **Herunterdrücken der Zunge** zu vermindern. Nach Schönhofer et al. (1997) ist der aktive Teil des Geräts ein Depressor, verbunden mit einem Kolben, der Druck auf den Zungengrund ausübt und so die Vorverlagerung der Zunge bewirkt. Die Untersucher kamen zu dem Ergebnis, daß die **hohe Rate von Noncompliance** und die **geringe Wirkung** der SnorEx®-Prothese eine breite Anwendung dieser Behandlungsform bei Patienten mit gestörter Schlaf-Atemfunktion und Schnarchproblematik ausschließt, da die lokalen Nebenwirkungen der Hauptgrund für die Noncompliance sind. Sie schlugen vor, eine Verschreibung nur durch einen erfahrenen Spezialisten für Schlafstörungen, lediglich in ausgewählten Fällen vorzunehmen.

In mancher Hinsicht ähnlich ist der **Tepper Oral Proprioceptive Stimulator** (TOPS)® [10], der eine hintere Zungenextension besitzt, die mit einem elastischen Band unten gehalten wird. Lingual der Schneidezähne befindet sich eine gepolsterte Stange, um eine korrekte Zungenposition zu steuern. Veröffentlichte Untersuchungsergebnisse über die Wirksamkeit sind noch nicht vorhanden.

15.17 Einstellbares Gerät zur Anhebung des weichen Gaumens (ASPL = adjustable soft palate lifter)

Das Paskow-Gerät zur Anhebung des weichen Gaumens (Abb. 15-17) ist eine herausnehmbare Oberkieferapparatur mit zwei

---

[8] PROfessional Positioners, Racine, WI 53404
[9] Depita, Nienhagen, Germany
[10] Great Lakes Orthodontic Laboratories

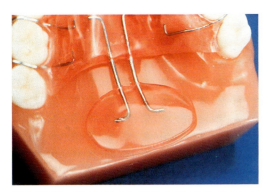

Abb. 15-17. Einstellbarer Heber für den weichen Gaumen (Space Maintainers).

Adams-Klammern auf den Molaren[11]. Dieses Gerät hat einen Knopf aus Kunststoff, der nach distal zum Mittelpunkt des weichen Gaumens reicht und diesen leicht anhebt, um Vibrationen während des Schlafs zu verhindern. Jede Nacht wird das Gerät weiter nach distal eingestellt, bis der wirkungsvollste Punkt erreicht ist. Wenn der Patient würgt, kann er sich selbst „desensibilisieren" indem er einen Löffel oder eine Zahnbürste fünf- bis sechsmal pro Tag verwendet. Für Patienten mit sehr starkem Würgereiz ist dieses Gerät nicht geeignet. Es besitzt eine FDA-Zulassung lediglich für den Einsatz bei Schnarchen. Es gibt nicht genügend Informationen, um die tatsächliche Wirksamkeit beurteilen zu können, allerdings ist es als wirksames Mittel zur Behandlung des Schnarchens beschrieben worden (Paskow und Paskow, 1991).

15.18 Untersuchungen von dentalen Geräten zur OSA-Behandlung

Prospektive Studien über orale Geräte zur Behandlung von OSA sollten als kontrollierte Studien ausgelegt werden, um Wirksamkeit, Nebenwirkungen und Patientencompliance

vergleichen zu können und eine vergleichende Bewertung zwischen einem oralen Gerät und n-CPAP zu ermöglichen. Im übrigen sollten Beurteilungen mittels nächtlicher Polysomnographie (NPSG) vor und nach der Behandlung durchgeführt werden. Demgegenüber wird eine prätherapeutische NPSG zwar bei 95% der Patienten ausgeführt, aber nur in 18% der Patienten mit bestehender OSA, vor allem wegen der Zahnärzte (37%), die der Überzeugung sind, Pulsoxymetrie sei ein adäquater Ersatz für posttherapeutische NPSG (Loube und Strauss, 1997).

Bei Patienten, die auf die Anwendung eines intraoralen Geräts unzureichend ansprechen, kann eine Verbesserung der gestörten Schlaf-Atemfunktion auch durch Gewichtsreduktion und andere nichtchirurgische Ansätze der OSA-Behandlung erreicht werden. Aus der Übersicht der Geräte in den vorstehenden Abschnitten ist deutlich geworden, daß nicht für alle Geräte Untersuchungsergebnisse in der am Anfang dieses Kapitels beschriebenen Qualität vorliegen. Das soll nicht heißen, daß anders angelegte Studien, die als Nachweis der Wirksamkeit angeführt wurden, fehlerhaft und demzufolge die Geräte nicht wirkungsvoll wären. Es hat über 40 verschiedenartige Untersuchungen gegeben, die die Wirksamkeit von intraoralen Geräten zum Gegenstand hatten. Es ergaben sich beträchtliche Unterschiede zwischen verschiedenen Geräten und bei ein und demselben Gerät in verschiedenen Untersuchungen von verschiedenen Gerätetypen. Offensichtlich besteht ein Bedarf für weitere vergleichende Untersuchungen, zumindest mehr von solchen, die bestimmte Geräte direkt miteinander und mit einem „Standard", z.B. mit n-CPAP, vergleichen.

---

[11] Space Maintainers Laboratory, Chatsworth, CA

15.19 Zusammenfassung

Die Pathogenese der OSA ist ein komplexes Zusammenspiel zwischen einer Änderung der Muskelaktivität und einer räumlichen Verkleinerung der oberen Atemwege. Zur Zeit geht man davon aus, daß dentale Geräte einige der Interaktionen durch Protrusion von Zunge und Unterkiefer oder Anhebung des weichen Gaumens umkehren oder reduzieren. Die Anwendung intraoraler dentaler Geräte zur Behandlung von Schnarchen und OSA bietet verschiedene Vorteile gegenüber anderen Ansätzen, sogar obwohl sie unter idealen Bedingungen weniger effektiv sind. Ihr Einsatz ist reversibel, sie sind relativ preiswert, nichtinvasiv und leicht herzustellen.

Sie sind nicht so geräuschvoll wie n-CPAP und im allgemeinen leichter zu akzeptieren als chirurgische Maßnahmen. Obwohl es immer noch viele offene Fragen bei der Behandlung von OSA mit dentalen Geräten gibt, insbesondere bezüglich der korrekten Handhabung bestimmter Geräte, gibt es ausreichend klinische Belege, um ihren wirkungsvollen Einsatz für viele Patienten mit leichter bis mittelschwerer OSA zu begründen. Wenn es eine angemessene Zusammenarbeit zwischen dem behandelnden Arzt und dem Zahnarzt gibt, erhält eine nicht unbedeutende Anzahl von Patienten eine Option auf irreversible Therapieformen, insbesondere wenn andere Therapieformen nicht erfolgreich waren.

Literatur

American Psychiatric Association: Diagnostic and statistical manual of mental disorders (DSM-IV-R).Washington D.C. 1994.

American Sleep Disorders Association Standards of Practice Committee: Practice parameters for the treatment of snoring and obstructive apnea with oral appliances. Sleep 19, 501 (1995).

Andresen, V: The Norwegian system of functional orthopedics. Acta Gnathol 1, 5 (1936).

Ash, C. M., O. F. Pinto: The TMJ and the middle ear: structural and functional correlates for aural symptoms associated with temporomandibular joint dysfunction. Int J Prosthodont 4, 51 (1991).

Ash, M. M. et al.: Current concepts of the relationship and management of temporomandibular disorders and auditory symptoms. J Mich Dent Assoc 72, 500 (1990).

Ash, M. M., S. P. Ramfjord: Reflections on the Michigan Splint and other intraocclusal devices. J Mich Dent Assoc October (1998).

Ash, M. M., S. P. Ramfjord: Occlusion. W. B. Saunders, Philadelphia 1995.

Boas, L., M. P. Schieroni, G. Ribero et al.: Complex regional pain syndrome: Symptoms, signs, and differential diagnosis. In: Janig, W., M. Stanton-Hicks (eds.): Reflex Sympathetic Dystrophy: A Reappraisal. IASP Press, Seattle, WA 1996.

Cane, L. et al.: Effectiveness of the Michigan Splint in reducing functional cervical disturbances: A preliminary study. Cranio 15, 132 (1997).

Carlsson G. E.: Long term effects of treatment of craniomandibular disorders. Cranio 3, 337 (1985).

Cartwright, R. et al.: A comparative study of treatments for positional sleep apnea. Sleep 14, 546 (1991).

Clark, G. T. et al.: Effect of anterior positioning on obstructive sleep apnea. Am Rev Respir Dis 147, 624 (1993).

Clark, W. J.: Twin Block functional therapy. Applications in dentofacial orthopedics. Mosby-Wolfe, London 1995.

Costen, J. B.: A syndrome of ear and sinus symptoms dependent upon disturbed function of the temporomandibular joint. Ann Otol Rhinol Laryngol 93, 1 (1934).

de Leeuw, R. et al.: Radiographic signs of temporomandibular joint osteoarthrosis and internal derangement 30 years after nonsurgical treatment. Oral Surg Oral Med Oral Path Oral Radiol Endo 79, 382 (1995).

Dolwick, M. F., B. Sanders: TMJ internal derangement and arthrosis. Mosby, St. Louis 1985.

Dolwick, M. F., G. Dimitroulis: A re-evaluation of the importance of disk position in temporomandibular disorders. Austr Dent J 41, 184 (1996).

Dworkin, S. F.: Illness behavior and dysfunction: Review of concepts and application to chronic pain. Can J Physiol Pharmacol 59, 662 (1991).

Ericson, S., M. Lundberg: Alterations in the temporo-mandibular joint at various stages of rheumatoid arthritis. Acta Rheumatol Scand 13, 257 (1967).

Eveloff. S. E. et al.: Efficacy of Herbst mandibular advancement device in obstructive apnea. Am J Resp Critical Care Med 149, 905 (1994).

Farrar, W. B., W.L. McCarty: The TMJ dilemma. J Alabama Dent Assoc 63, Winter (1979).

Ferguson, K. A. et al.: A randomized crossover study of an oral appliance vs. nasal-continuous positive airway pressure in the treatment of mild-moderate obstructive sleep apnea. Chest 109, 1269 (1996).

Ferguson, K. A. et al.: A short term controlled trial of an adjustable oral apliance for the treatment of mild to moderate obstructive sleep apnea. Thorax 52, 362 (1997).

Gale, E. N., D. C. Dixon: A simplified psychologic questionnaire as a treatment planning aid for patients with temporomandibular disorders. J Prosth Dent 61, 235 (1989).

Gausch, K., S. Kulmer: The role of retro-disclusion in the treatment of the TMJ patient. J Oral Rehabil 4, 29 (1977).

Geering, A. H., N. P. Lang: Die Michigan-Schiene, ein diagnostisches und therapeutisches

Hilfsmittel bei Funktionsstörungen im Kausystem. Schweiz Mschr Zahnmed 88, 22 (1987).

George, P. T.: Treatment of snoring with a nocturnal patency appliance (NAPA). Functional Orthodontist Jul/Aug; Sept/Oct (1993); Jan/Feb (1994).

Gerber, A.: Die funktionelle Gebißanalyse als Grundlage der occlusalen Rehabilitation. Dtsch Zahnarztl Z 21, 28 (1966).

Glass, E. G. et al.: Myofascial pain dysfunction treatments by ADA members. Cranio 11, 25 (1993).

Goodfriend, D.: Symptomology and treatment of abnormalities of the mandibular articulation. Dent Cosmos 75, 844; 947; 1106 (1933).

Graff-Radford, S. B., D. Soyka: Headache related to oromandibular structures. In: Oelsen, J. et al. (eds.): The Headaches. Raven Press, New York 1993.

Haden, J. L.: Occlusion finalization following TMJ therapy. Cranio 1, 14 (1982-83).

Hardgreaves, K. M. et al.: Pharmacologic rationale for treatment of acute pain. Dent Clin N Am 31, 675 (1987).

Häupl, K.: Textbook of functional orthopedics. Mosby, St. Louis (1952).

Hawley, C. A.: A removable retainer. Int J Orthodont 5, 291 (1919).

He, J. et al.: Mortality and apnea index in obstructive sleep apnea; experience in 385 male patients. Chest 94, 9 (1988).

Headache Classification Committee of the International Headache Society: Classification and diagnostic criteria for headache disorders, cranial neuralgias and facial pain. Cephalalgia 8 (Suppl. 7), 1 (1988).

Horner, R. I.: Sizes and sites of fat deposits around pharynx in obese patients with obstructive sleep apnea and weight matched controls. Eur Respir J 2, 613 (1989).

Jamieson, A. O. et al.: Progressive mandibular protrusion during sleep apnea: a pilot study with adjustable anterior mandibular positioner. Sleep Res 23, 445 (1994).

Johns, M. W.: A new method for measuring daytime sleepiness: The Epworth Sleepiness Scale. Sleep 14, 540 (1991).

Karolyi, M.: Beobachtungen über Pyorrhoea alveolaris. Oesterr-Ungar Vrtjschr Zahnheilk 17, 279 (1901).

Kerns, R. E. et al.: The West Haven-Yale Multidimensional Pain Inventory (WHYMPI). Pain 23, 345 (1985).

Kingsley, N. W.: Treatise on oral deformities as a branch of mechanical surgery. Appleton, N.Y. (1880).

Kirveskari, P. et al.: Occlusal adjustment and the incidence of demand for temporomandibular disorder treatment. J Prosthet Dent 79, 433 (1998).

L'Esrange, P. R. et al.: A method of studying adaptive changes of the oropharynx to variation in mandibular posture in patients with obstructive apnea. J Oral Rehabil 23, 699 (1996).

Lillie, J. H., B. Bauer: Sectional anatomy of the head and neck. Oxford University Press, New York, 1994.

Loube, D. I., A. M. Strauss: Survey of oral appliance among dentists treating obstructive sleep apnea. Chest 111, 382 (1997).

Lowe A. A.: Dental appliances for the treatment of snoring and obstructive sleep apnea. In: Kryger M. et al. (ed.): Principles and practice of sleep medicine. Saunders, Philadelphia, 1994.

Lowe, A. A., et al.: Cephalometric comparisons of craniofacial and upper airway morphology by skeletal subtype and gender in patients with obstructive sleep apnea. Am J Orthod Dentofac Orthop 110, 653 (1996).

Lowe, A. A. et al.: Cephalometric and CT predictors of apnea index severity. Am J Orthod Dentofac Orthop 107, 589 (1995).

Lowe, A. A., J. Fleetham: Two- and three-dimensional analysis of tongue, airway and soft palate size. In: Norton M. L., A. C. Brown (eds.): Atlas of the difficult airway. Yearbook Medical Publishers, Chicago 1991.

Lundh, H., P.-L. Westesson: Long term followup after occlusal treatment to correct an abnormal temporomandibular joint disk position. Oral Surg Oral Med Oral Pathol 67, 2 (1989).

Marbach, J. J. et al.: „Phantom bite": Classification and treatment. J Prosthet Dent 49, 556 (1983).

Mayer, G: Efficacy evaluation of Esmarch prosthesis and cephalometric analysis. Sleep Res 19, 251 (1990).

McGregor, P. A. et al.: Polysomnographic recording techniques used for the diagnosis of sleep disorders in sleep disorders center. Am EEG Technology 21, 1 (1985).

McKenna, S. J.: Biologic basis for modified condylotomy in the management of temporomandibular joint degenerative diseases. In: Stegenga, B., L. G. M. Bont (eds.): Temporomandibular joint degenerative diseases. Birkhäuser, Basel (1996).

McNeill, C. (ed.): Temporomandibular disorders:

guidelines for classification, assessment and management. American Academy of Orofacial Pain. Quintessence, Chicago, 1993.

Meier-Ewert, K., H. Schafer, W. Kloss: Treatment of sleep apnea by a mandibular protracting device. Berichtsband 7th European Congress on Sleep Research, München 1984.

Meller, S. T.: Thermal and mechanical hyperalgesia: A distinctive role for different excitatory aminoaid receptors and signal transduction pathways? I Am Pan Sec 3, 215 (1994).

Merrill, R. L.: Orofacial pain mechanisms and their clinical application. Dent Clin N Am 41, 167 (1997).

Meyer, J. R. Knudson: Fabrication of a prosthesis to prevent sleep apnea in edentulous patients. J Prosthet Dent 63, 448 (1990).

Meyersjo, C., G. E. Carlsson: Long term results of treatment of temporomandibular joint dysfunction. J Prosthet Dent 49, 809 (1983).

Miyamoto, K. et al.: Effect of body posture on awake patients with obstructive sleep apnea. Thorax 52, 255 (1997).

Miyazaki, S., K. Meier-Ewert: Cephalometric indications for successful prosthetic treatment of sleep apnea. Sleep Res 19, 260 (1990).

Monson, G. S.: Impaired function as a result of closed bite. Nat Dent A J8, 833 (1921).

Motsch, A.: Die Vorbehandlung des funktionsgestörten Kauorgans mit Schienen. In: Druke, W., B. Klent (Hrsg.): Kiefergelenk und Okklusion. Quintessenz, Berlin 1980.

National Institutes of Health: Management of temporomandibular disorders: NIH Technology assessment of conference statement. J Am Dent Assoc 127, 1595 (1997).

Nickerson, J. W. jr.: The role of condylotomy in the management of temporomandibular disorders. In: Worthington, P., J. Evans (eds.): Controversies in oral and maxillofacial surgery (4th ed.). W. B. Saunders, Philadelphia 1994.

Niemann, W. W.: The bicuspid buildup as a diagnostic aid in TMJ and mandibular dysfunction. CDS Review, April (1981).

Oakley, M. E. et al.: Screening for psychological problems in temporomandibular disorder patients. J Orofacial Pain 7, 143 (1993) .

Pack, A. I.: Obstructive sleep apnea. In: Advances in Internal Medicine. Mosby Year Book, St. Louis, 39, 517 (1994).

Pae, E.-K. et al.: A cephalometric and electromyographic study of upper respiratory structures in upright and supine position. Am J Orthod Dentofac Orthop 106, 52 (1994).

Paskow, H., S. Paskow: Dentistry's role in treating sleep apnea and snoring. N J Med 66, 815 (1991).

Piere, R.: Observations sur une nouvel apparail de redressement. Review of Stomatology September (1902).

Posselt, U.: Physiology of occlusion and rehabilitation. 2nd. ed. Blackwell, Oxford 1968.

Rees, L. A.: The structure and function of the mandibular joint. J Brit Dent Assoc 96, 125 (1954).

Reeves-Hoche, M. K. et al.: Nasal CPAP: An objective evaluation of patient compliance. Am Rev Respir Dis 149, 149 (1994).

Riley, R. et al.: Obstructive sleep apnea syndrome: a review of 306 consecutively treated surgical patients. Otolaryngol Head Neck Surg 109, 117 (1993).

Rogers, R. R., A. A. Lowe: Oral appliances for the management of snoring and sleep apnea. 2nd ed. Sleep Disorders Dental Society, Wexford, PA 1996.

Schmidt-Nowara, W. et al.: Oral appliances for the treatment of snoring and obstructive sleep apnea: a review. Sleep 18, 501 (1995).

Schönhofer B., M. Wenzel, T. Barchfeld, et al.: Wertigkeit verschiedener intra- und extraoraler Therapieverfahren für die Behandlung der obstruktiven Schlafapnoe und des Schnarchens. Med Klin 92, 167 (1997).

Schumacher, G.-H.: Anatomie, Lehrbuch und Atlas. Bd. 1. Edition Zahnheilkunde. Barth, Leipzig 1991.

Sears, V. H.: „Occlusal Pivots". J Prosthet Dent 6, 332 (1956).

Sessle, B. J.: Recent developments in pain research: central mechanism of orofacial pain and its control. J Endodontics 12, 435 (1986).

Simmons, C. H., J. Gibbs: Recapture of temporomandibular joint disks using anterior repositioning appliances: An MRI study. Cranio 13, 227 (1995).

Smith, S. D.: A three dimensional airway assessment for the treatment of snoring and/or sleep apnea with jaw repositioning intraoral appliances: A case study. Cranio 14, 332 (1996).

Spahl. T. J.: The Spahl split vertical eruption acceleration appliance system. Functional Orthod 10, 10 (1993).

Stegenga, B. et al.: Temporomandibular joint pain assessment. J Orofacial Pain 7, 23 (1993).

Strauss, A. M: Oral devices for the management of snoring and obstructive sleep apnea. In: D. N. F. Fairbanks (ed.): Snoring and obstructive sleep apnea. 2nd ed. Raven Press, New York (1994).

Summer, J. D., P.-L Westesson: Mandibular repositioning can be effective in treatment of reducing TMJ disk displacement. A long term clinical and MR imaging follow-up. Cranio 15, 107 (1997).

Sved, A.: Changing the occlusal level and a new method of retention. Am J Ortho Oral Surg 30, 527 (1944).

Tasaki, M. M., P.-L Westesson, A. Isberg et al.: Classification and prevalence of temporomandibular joint disk displacement in symptom and symptom-free volunteers. Am J Orthodont Dentofac Orthop 109, 149 (1996).

Truelove, E. et al.: Classification of the temporomandibular disorders. J Am Dent Assoc 123, 47 (1992).

Tucker, M. R., P. M. Thomas: Temporomandibular pain and dysfunction in the orthodontic surgical patient: rationale for evaluation and treatment sequencing. Int Adult Orthod Orthognath Surg 1, 11 (1986).

Turvey, T. A., T. J. Hall: Intraoral self-threading screw fixation for sagittal osteotomies: early ex-periences. Int J Adult Orthod Orthograph Surg 4, 243 (1986).

Viscomi, V. et al.: Efficacy of a dental appliance in patients with snoring and sleep apnea. Sleep Res 17, 266 (1988).

Werther, J. R. et al.: Disk position before and after modified condylotomy in 80 symptomatic temporomandibular joints. Oral Surg Oral Med Oral Path Oral Radiol Endod 79, 668 (1995).

Westesson, P.-L. et al.: Reliability of a negative clinical temporomandibular joint examination: Prevalence of disk displacement in asymptomatic temporomandibular joints. Oral Surg Oral Med Oral Path 68, 551 (1989).

Westesson, P.-L., H. Lundh: Temporomandibular joint disk displacement: arthrographic and tomographic follow-up after 6 months' treatment with disk-repositioning onlays. Oral Surg Oral Med Oral Path 66, 271 (1988).

Williamson, E. H. et al.: The effect of bite plane use in terminal hinge axis position. Angle Orth 47, 25 (1977).

Young, T. et al.: The occurrence of sleep-disorder breathing among middle-aged adults. N Engl J Med 328, 1230 (1993).

Register

261